雨霁花香

与甲癌共生三十年

风吹海棠阵阵香 著

河北出版传媒集团

河北教育出版社

图书在版编目（CIP）数据

雨霁花香：与甲癌共生三十年 / 风吹海棠阵阵香著
. -- 石家庄：河北教育出版社，2021.8
　ISBN 978-7-5545-6426-4

Ⅰ.①雨… Ⅱ.①风… Ⅲ.①甲状腺疾病－腺癌－诊
疗－普及读物 Ⅳ.①R736.1-49

中国版本图书馆CIP数据核字(2021)第073178号

雨霁花香
——与甲癌共生三十年

YUJI HUAXIANG YU JIAAI GONGSHENG SANSHINIAN

作　　者　风吹海棠阵阵香
出 版 人　董素山
策　　划　王艳荣　符向阳
责任编辑　王　磊　姬璐璐　付宏颖　石　姮
责任校对　张　怡　张柳然
装帧设计　于　越
营销推广　李　晨
出版发行　河北出版传媒集团
　　　　　河北教育出版社　http://www.hbep.com
　　　　　（石家庄市联盟路705号，050061）
印　　制　石家庄联创博美印刷有限公司
开　　本　787mm×1092mm　1/16
印　　张　25
字　　数　330 千字
版　　次　2021年8月第1版
印　　次　2021年8月第1次印刷
书　　号　ISBN 978-7-5545-6426-4
定　　价　88.00元

序 一

　　初识海棠，源于我的一个患者推荐。大概4年前，在北京的一个咖啡馆，我终于见到这位身材瘦弱却满面微笑、洋溢着无限活力的"晚期"甲状腺癌患者。她带来一本自己的著作——《风舞胡杨》。回到家后，我当晚就看完了这本书。此后，我更加习惯称呼她"胡杨"。在后来的多次深入交谈中，我渐渐感到，她的个人经历简直就是一部书写传奇的书。

　　她是一本中国医疗发展的见证书。32年前的中国，改革开放才不过10年，我国临床医疗和国际接轨才刚刚开始，家长医疗知识的匮乏，加上医院患者随访制度的不成熟，造成了她的甲癌治疗极不规范。她患癌、带癌、抗癌32年，先后手术2次，碘治疗8次1500毫居。由于父母隐瞒病情，海棠错过最佳复查时机，复发时再治疗已经太晚，虽然挽救手术成功，但留下喉返神经麻痹、副神经麻痹、严重低钙、肺转移、碘治疗后的过敏症和干燥症等，她的身体几乎记录着甲癌治疗过程中所有的并发症。

　　她是一本自强不息、励志奋斗的教科书。得知自己的病属晚期甲状腺癌，在历经短暂的抑郁康复后，发现有更多的患者需要心理治疗和医学帮助，她就自学心理学，并获得国家心理咨询师资格。在《风舞胡杨》和《雨雯花香》这两本书中，可以清晰地看到她循循善诱的心理辅导。尽管在治疗过程中出现了各种并发症，但是她没有怨天尤人，还将自己的痛苦治疗经历以文字的方式客观再现，以胡杨的坚强和不屈，鼓舞着那么多素不相识的患者与疾病斗争！

　　她是一本编制着人生哲理、洋溢着包容大爱的励志书。患上甲癌后，她反复思考自己的人生意义，不断重塑自己的人生哲学，从自我的痛苦中寻求解脱和突破。终于，她找到了冲破牢笼的方法——责任和使命，为自己也为他人！她爱身边的一切：深爱着理解自己的爱人和儿子，爱父母，爱和她一样患病的病友，甚至爱上"甲癌"——感恩生活中的"彩蛋"带给她的意外收获！随着医学发展，人们对甲状腺癌的认识也不断深入，绝大部分甲状腺癌不再是不治之症。甲状腺癌术后长期生活的自我管理极其重要，积极向上的阳光心态是一切治疗和康复的基础。对疾病的客观认识、对生活的深层理解、对人生的深刻思考，在这本书中我们都可以寻觅到她的倩影。

　　作为一名专注技术的外科大夫，因为海棠的出现，丰富了我对甲状腺癌治疗的认识，改变了我对甲状腺癌学术框架由医者构筑的单边理解。未来，我和我的团队将花更多的精力关注和帮助国内甲状腺癌患者的术后管理。借此，感谢海棠和所有甲状腺癌患者对医学的贡献！你们是我们医务工作者最好的老师！

　　这本书内容全面充实，几乎涵盖了甲状腺癌术后的方方面面，对甲状腺癌术后康复提供了非常实用的指导；年轻的医务工作者也可以通过读这本书，体验到甲状腺癌治疗的长期性和复杂性，逐步完成从看"人生的病"过渡到看"生病的人"的转换。当然，海棠不是医生，这本书也不可能替代专业教材，同时医学本身知识也在不断更新，大家不要将书中的具体指导当作一成不变的绝对权威。

"没有比人更高的山，没有比脚更长的路。"生命在，征程就在，希望亦在！

陈晓红

北京同仁医院耳鼻咽喉头颈外科

序 二

　　癌症，当这两个字突然出现在一个人生命里的那一刻，当确认这个恶魔真真切切地出现在自己身体的那一刻，无论你在平日里是多么淡定甚至超脱，你的思维会很快地变得极其敏感、敏捷。一系列问题像幽灵一样突然钻进你的大脑里。我的病还能治吗？我还能活多久？我的孩子谁来管？我的爱人怎么办？我还能上班吗？这一堆的工作交给谁？我还有许多许多的事情没有做……这些幽灵侵入你的世界，挥之不去，焦虑、不安、恐惧、抑郁接踵而至。我认识的绝大多数病人，从那一刻起，他的心情、生活、工作真的是一落千丈了。

　　初识海棠，是2016年的夏天。阳光、知性、活力、欢笑，如果不是听她亲口讲出自己的经历，完全看不出也感受不到她是一位与甲癌病魔抗争且共生了32年的病人。起初，她也毫不例外地陷入"癌症"这两个字的泥潭。2012年，海棠在微博上分享《万蚁噬心的感觉——甲状腺癌肺转移碘-131治疗的感受》《当魔鬼住进你的身体——甲状腺癌患者术后后遗症总揽》等，引起甲状腺癌患者和家属的广泛关注，阅读量超过百万。2016年8月，她的第一本书《风舞胡杨》面世。这本书帮助众多甲癌患者走出癌症阴霾，被众多患友奉为心灵禅语。

在《雨霁花香》这本书中，作者通过一个个鲜活、真实的事件，详细讲述了甲状腺患者从确诊、手术、碘-131治疗、TSH抑制治疗全程所遇到的各种各样、形形色色的身体和心理等方面的问题，以自己历经数次手术、碘-131治疗但最终又不得不无奈地选择与癌共生32年的曲折、坎坷、痛苦的患病经历为实例，视所有同病相怜的甲状腺癌患者为好友，把自身的体会、感悟和经验真诚、耐心地讲给病友们听。面对越来越多的病友对自己的信任，她深知病友们在想什么、需要什么以及医生无法提供什么。海棠重新审视自我、定位自己，制定了新的目标，在与自身病魔战斗的同时，以顽强的毅力自学了心理学、医学等方面的专业知识，用科学通俗的语言无私地为成千上万的病友答疑解惑，以自己坚韧的精神鼓舞成千上万的病友战胜疾病、笑对人生，重新鼓起生活和工作的勇气，点燃未来的希望。

海棠在与甲癌的抗争中，与医生也建立了良好的沟通渠道，架起了医患之间理解、信任和友谊的桥梁，弥补了医患之间交流不足、信息不畅的缺憾。她告诉患者如何与医生在短暂的交流中进行高效的沟通，同时也提醒医生尚有许多问题需要去关注和解决。

在《雨霁花香》这本书中，海棠通过本人的经历和大量的实例，全面、系统地提出了从疾病诊治到康复全过程的合理建议。无论您处在疾病的哪个阶段，面对何种问题，即便您是甲癌患者家属，甚至非癌症读者，本书都将使您受益良多。

一个癌症患者、一个文弱女子、一个寻常百姓，是什么力量让她能做到这一切，就是海棠自己所说的："爱与被爱。"

　　"平生不借春光力，几度开来斗晚风。"她就像海棠树一样不畏严寒酷暑，枝繁叶茂，并不断地延展着自身发达的根系，成就强大的生命力，展现给人们多姿多彩、玉堂富贵般的美丽。我想这也是爱的给予和对被爱的报答。

邵玉军

北京核工业医院核素诊疗中心

序 三

　　癌症是典型的生活方式病。癌症是情绪异常、生活无规律、饮食不合理、抽烟、酗酒以及慢性炎症等长期作用于身体所造成的疾病。癌症是人类的第一杀手，夺走了很多人的生命。然而有一些癌症的恶性度很低，几乎不会迅速对生命构成直接威胁。高分化甲状腺癌就是一种恶性度很低的"恶性肿瘤"。它的恶性度与良性肿瘤非常接近，即使出现了淋巴结转移，对生命也没有多大影响。如果病友能够积极配合医生治疗，用阳光的心态对待它，那么依然能够"健康"地带病生存，它对生活质量影响并不大。

　　1987年，海棠被确诊为甲状腺癌，并进行了第一次手术。这一年我从医学院毕业成了为患者解除病痛的医生。虽然我们未曾谋面，我也未曾参与她的诊疗过程，但是这一年的机缘巧合铸就了海棠和我之间各自抗病和治病的情愫。

　　海棠以自己的亲身感受诠释了甲状腺癌诊疗的全过程，针对每一个细节都给予了正确的指引。不良生活方式是引发身体患癌的外在因素。海棠呼吁大家改变生活方式，也就是改变外在因素。愉悦的心情、充足的睡眠、均衡的营养和适度的运动是预防和治疗癌症的四大法宝，从这四个方面入手解决问题就能够让我们远离癌症，即使得了癌症，也能够与癌长期共存，快乐地、高质量地生活。

我认为本书有四个特点：第一，海棠告诉那些刚刚被诊断为甲状腺癌的病友如何正确面对突如其来的"坏消息"；树立自信心，在治病的道路上如何克服心理障碍，心态平和地配合医生治疗。心态平和地树立起战胜疾病的信心是治疗的首要因素。第二，海棠对治疗过程中的每一个细节都进行了详细阐述，让病友知道哪些事该做，哪些事不该做。第三，海棠将自己和病友以前走过的弯路告诉大家，让新病友能够有的放矢地关注甲状腺癌诊断和治疗过程的每一个细节，避免新病友误入歧途和被旁门左道欺骗，真正走上治病正途。第四，海棠对甲状腺癌的每一种治疗方法和过程进行了详细描述，这就能够帮助病友选择适合自身的、个体化的诊疗方案，同时也帮助年轻的全科医生和甲状腺专科医生为患者制定诊疗方案提供了参考依据，做到医患双方相互理解、相互支持、共同努力，从而达到最佳治疗效果。

本书从患者角度以科普形式，全方位阐明了甲状腺癌的诊疗过程。这就更接近病友的实际情况，处处为患病者着想，更接地气，更适合广大病友和家属学习、参考和借鉴。与此同时，年轻医生阅读后能够真正走进病人的现实世界和内心世界，制定出更接地气、更适合于病人的诊疗方案，从而达到医患共赢的目标。

张景义

华北理工大学附属开滦总医院内科教研室主任、内分泌科主任

目 录

治疗中的苦恼

康复是自己的责任

写给亲爱的病友们

2017年9月2日，是我患甲状腺乳头状癌第一次手术整整30周年的纪念日。1987年9月2日，在我的同学们初一开学的第二天，我在北京进行了甲状腺癌第一次手术。那年我11岁。之后的23年，我亲爱的爸爸妈妈为了保护我的健康成长，善意地隐瞒了病情。到2010年体检确诊复发并严重肺转移，已经是23年之后的事情了。那时我已经结婚生子。于是在2010年做了甲状腺全切及淋巴结清扫手术，又连续做了8次碘-131治疗，累积剂量1500毫居。由于前面的不规范治疗，目前我已经不摄碘，且未治愈，仍有转移灶，但暂时不考虑进行靶向治疗，属于带癌生存的状态。关于我详细的看病治疗经历，我写了《风舞胡杨》一书，2016年9月由河北教育出版社出版，在此就不讨多赘述了。

虽然我自己的医学治疗基本结束了，但是我在后来持续进行的身心调整中，却有了更多的收获。我的心态和心境都有了很好的改善，病情也出乎意料地向好的方向发展。目前我停止了一切医学治疗（仍然在TSH抑制治疗）后带癌生存5年，病情稳定且略有好转，Tg在没有进行医学治疗的情况下出现了逆转，在逐渐下降，已经从100ng/mL多降到了33.76ng/mL。几年前就已经明确性质等待手术时机的颈部的0.7cm×0.4cm的恶性结节，现在也出乎意料地消失了。我越来越认识到心境的好坏直接影响身体状态的好坏，心态的调整是身体康复的一个重要内容和手段。我也在这期间进行了大量心理学习并且通过了国家考试，获得了心理咨询师的资格，同时积累了大量的心灵成长的知识和经验。在抗癌过程中，寻医问药固然重要，但只是抗癌的一部分，另一个重要的部分，就是个人心态的调整。如果患者每天都在惶恐、焦虑、担惊受怕中度过与癌共生的时光，那么不但对病情不利，还严重影响到生活的方方面面，生活品质是极差的。

看过《风舞胡杨》的朋友都知道，我曾经在天涯社区发表过《当魔鬼住进你的身体——甲状腺癌患者术后后遗症总揽》《万蚁噬心的感觉——甲状腺癌肺转移碘-131治疗的感受》等文章，分享我的治疗经验和心得，帮助其他甲癌病友少走弯路。其中"魔鬼住进我的身体"一文在2012年曾经上过天涯社区女人世界版的头条条目二。自那时起，历时五年，我建立了7个QQ群，几千病友，进行了上万人次的病友交流。我和大家一起交流病情，互相扶持，互相帮助，共同抗癌。我在帮助大家的同时，自己的病情也得到了缓解。这是一段虽然波折但却非常温暖的经历。所有看过《风舞胡杨》的朋友，对我的这段经历都给予高度评价，我也在这段经历中成长和成熟。感谢甲癌给了我一个认识自己、证明自己的机会，感谢岁月给予我力量和勇气。所有的经历都是财富，都是礼物，都很珍贵。我此生虽有憾，但始终不悔。

我有幸见过上万病友，我们互相交流过很多治疗和康复期间苦恼的问题，各种在教科书里偶尔提到的病例也都见过了。正是有了这上万的数据，有了宏观的视角，让我对甲癌的病情和发展有了全面而宏观的了解，既对自己病情的发展走向心里有数，又了解了大多数人的心理状态。这本书就是我这几年总结出来的，涵盖诸多大家遇到的治疗和康复时共同的纠结和苦恼。

　　为了提高书的阅读性并更好地说明问题，这几年我搜集整理了大量病友们的聊天对话。为了保护甲癌患者的隐私，文章中涉及的所有病友都是化名，与真实生活里的病友名字没有对应关系，请不要随便对号入座。

　　甲癌圈里流传着这样一句话：如果每个人的一生注定要患一种癌，那么就患甲癌吧，因为甲癌是"假癌"，是幸福的癌。感谢老天对我的厚爱，让我可以带癌生存三十年。我对未来继续带癌生存充满信心，同时也希望所有的甲癌病友们，不仅能活着，还能够快乐幸福地活着，可以快乐地带癌生存一个三十年，两个三十年，三个三十年……

　　谨以此书，送给被命运垂青的、幸运的你和我。

初识甲癌

甲癌患者的幸运还在于，即使出现了远端转移——如肺转移、骨转移等，也有特殊的方法——核素碘 -131 进行治疗。而且只要转移病灶摄碘，大部分患者治疗效果都会很好，有不少病友甚至能够痊愈。

不速之客来敲门

甲癌是个不速之客，是我们生命里根本就没有想到过的"客人"，但是它就这样来了。

好多病友在发现甲癌的时候，根本没有任何体征，不疼不痒，没有任何不适。就是做个常规的例行体检，发现得了甲癌，瞬间就觉得天都塌下来了。

有个病友给我留言，本来他是陪他的哥们儿去检查，他觉得自己健健康康的，他哥们儿非让他也一起查一下B超。盛情难却，查完，结果他哥们儿没事，他患了甲癌。他当时想杀了这哥们儿的心都有，没事做什么检查啊！

好多病友，根本就没有任何不适。连脖子里的结节也是在B超下扫描看到的，一两个毫米的小东西，手根本摸不到。这时候告诉你，你得癌了，你不崩溃了才怪！

太突然了，一点儿思想准备都没有！

WHAT（什么）？我就要死了？我还那么年轻，我还没有活够，我还有好多愿望没有实现，我还有好多事情没有去做！

拿到癌症宣判单的第一周，大家几乎都是这样的反应。随着这张化验单展开了N多联想。我要死了，孩子怎么办？爸妈怎么办？不管男女，不论年龄，几乎都会有肝肠寸断的痛哭和度过几个彻夜难眠的夜晚。

海棠姐，我的已经转移到淋巴了，我是不是要死了？（大哭，

大哭）

我转移到淋巴了，淋巴结突破了包膜，钙化、点状强回声，是不是已经是晚期了？我还能活多久？（抓狂，大哭）

海棠姐，你快帮帮我，我不想死，我的孩子才2岁！（大哭，大哭，大哭）

海棠妹妹，我46岁，男性，是甲状腺癌乳头状癌，已经转移到肺部了。医生让先手术再做碘-131治疗，我还用不用做放化疗？怎么办，是不是没救了？（流汗，抓狂）

海棠姐，我想知道，咱们这病，如果不治，多久会死。我家经济条件不好，如果治了也是死，我就不想花冤枉钱了。（大哭，大哭，大哭，大哭）

我甲状腺双侧都切了，会影响寿命吗？

我家很穷，没存款，我不想拖累我爸妈，我也搞不懂看这病要花多少钱，我想要是需要很多钱的话，我就不治了。走了算了。可能说这话很消极，但是说实话普通家庭存点儿钱不容易。

我今年34岁，刚过生日没多久，前天做了穿刺，确定是双侧甲Ca伴淋巴转移。没确定之前就在看楼主的帖子，每天晚上都睡不着，压力很大，情绪也特别低落。医生让明天手术，全切加淋巴清扫。刚才医生跟我说肺部有结节，问我是不是得过肺结核，我说没有，问他是不是肺转移了，他让我随访。如果转移了，就要做碘-131治疗。感觉坠入地狱了。看了楼主的帖子，如果肺部转移就是晚期的晚期了，感觉生命已经进入倒计时了，我真想明天直接挂在手术台上好了。最近半年一直奔波各大医院，身心俱疲，真的有点儿坚持不下去的感觉。可是我女儿才4岁，父母身体也不好，我也没怎么在跟前好好尽孝！

如果你不巧也是其中一员，那么我就先抱抱你吧。接着告诉你，亲，别急着哭，事情远没有你想的那么可怕。

新病友到群里来，最关心的问题，就是得了甲癌，是不是很快就要死掉。几乎每个甲癌患者脑子里第一时间都会出现这个问题。我们都是从这个疑问中走过来的。当老病友跟新病友说，别瞎想，好好治疗没问题的时候，大部分新人是不相信的，他们认为我们只是给他们一点儿心理安慰，就像大家常说的善意的谎言一样，反而更觉得丈二和尚摸不着头脑。怎么可能呢，癌症不都是要死的吗？

在大家普遍的观念里，得了癌症，就一定会死掉，而且很快就会死掉。其他的癌症，比如肝癌、胰腺癌等，患者术后5年仍然活着的人，凤毛麟角，少得可怜。相当多的人在患癌半年到两年内就去世了。这也是大家为什么"谈癌色变"。我父亲肝癌术后存活了4年零3个月，都已经算是奇迹了。

非常非常幸运的是，甲状腺癌是个特例。甲状腺癌的癌细胞惰性非常强，增殖的速度很慢。这就决定了甲状腺癌的生存期和预后都非常好。分化型甲状腺癌里最常见的两个亚型为乳头状和滤泡状。乳头状和滤泡状甲状腺癌的10年生存率为97%。就是说10年之后，100个甲状腺癌患者，还有97个仍然活着。由此可见甲状腺癌对死亡的威胁并不大，所以甲状腺癌也被归纳为预后良好的小癌种。甲癌分类非常多，未分化癌、低分化甲癌的生存期与其他癌症类似，不容乐观；甲状腺髓样癌的生存期虽然不能与乳头状和滤泡状甲癌相比，但仍然是有一个比较长的生存期的。分化型甲癌有十多种亚型，未来可能还会发现更多的亚型，这些亚型的生存期需要具体亚型具体分析，但总体也比未分化髓样癌的生存期高。甲癌患者里，患未分化癌和低分化癌的凤毛麟角。髓样癌患者的数量也仅仅占甲癌患者的10%。总体来说，虽然甲状腺癌是癌，但是死亡威胁并不高。换句话说，其他癌症患者生存期是以"月"计量，而甲癌患者的生存期是以"年"计量的。

其他类型的癌症患者，一旦发生远端转移，常规手段就是放疗化疗，治疗手段非常不理想。患者常常要忍受非常强烈的治疗副作用，治疗效果却非常有限。因为大部分患者最后都是受了罪、花了钱，人还没有留住，所以病人常常一听说癌细胞转移了，就觉得死亡就在眼前了。

甲癌患者的幸运还在于，即使出现了远端转移——如肺转移、骨转移等，也有特殊的方法——核素碘-131进行治疗。而且只要转移病灶摄碘，大部分患者治疗效果都会很好，有不少病友甚至能够痊愈。即使没有痊愈，相当多的病友，也可以维持甲状腺球蛋白（Tg）在低水平，长期带癌生存。这对于甲癌患者来说，又是一件幸之又幸的事情。

我国2008—2012年甲状腺癌发病率为7.56/10万，死亡率为0.52/10万。甲状腺癌的发病和死亡分别居癌症发病和死亡的第7位和第22位。甲癌的发病率和年龄标准化发病率分别为7.56/10万和6.25/10万，男性甲状腺癌发病率为3.57/10万，发病率位列第16位；女性甲癌发病率为11.64/10万，发病率居第8位。城市地区发病率为9.99/10万，农村地区则为3.77/10万。

甲状腺癌的死亡率相对较低，2008—2012年5年间甲状腺癌死亡约为3280人（其中男性1159人，女性2121人），甲状腺癌死亡率和年龄标准化死亡率分别为0.52/10万和0.34/10万，占所有癌症死亡病例的0.29%。甲状腺癌的死亡率男性为0.36/10万，女性为0.68/10万，城市地区为0.60/10万，农村地区为0.40/10万。甲状腺癌发病率和死亡率女性高于男性，城市高于农村，东部及发达地区发病率最高，其次是中部和西部。

在2003—2012年间，甲状腺癌的年龄标准化发病率呈现明显的上升趋势，但年龄标准化死亡率未呈现明显的上升或下降趋势。

在时间趋势上，甲癌发病率每年处于上升状态，年度百分比变化为20.04%，其中城市地区为20.70%，农村地区为19.26%。[①]

在《中国癌症研究》"Incidence and mortality of thyroid cancer in China，2008—2012"这篇文章中分析了我国甲状腺癌发病、死亡的流行现况并对2003—2012发病、死亡趋势进行了预测。从上面的数据可以看到，甲癌是典型的发病率高死亡率低的病。死亡率只有0.52/10万，就是说差不多20万个人才会出现一个因甲状腺癌死亡的人。带癌生存，成了可能，并且成了相当多甲癌患者的生存方式。

对分化型甲状腺癌（DTC），目前指南上推荐的常规治疗是手术+碘-131+TSH抑制治疗。通常是先做甲状腺手术，再做碘-131治疗，然后通过服用优甲乐抑制TSH，对甲癌进行综合治疗。相当多的病友通过上述治疗可以获得临床痊愈，或者长时间带癌生存。

我患的是甲状腺乳头状癌，大部分患者患的都是乳头状或是滤泡状癌，两者均属于分化型甲状腺癌。甲状腺髓样癌属于神经内分泌肿瘤，与甲状腺未分化癌两者均不摄碘，治疗方式与其他癌症类似。如果不做特殊说明，后面所提到的均指分化型甲状腺癌。

当甲癌患者拿到甲癌诊断书时，先不要急着哭，应该庆幸自己得的是甲癌，一种有机会治愈或者可以长期带癌生存的癌，是对结婚生子都没有太大影响的癌。

经过我30年带癌生存的生活和领悟，我现在发现，虽然甲癌看上去面目狰狞，但是还算是个心地善良的朋友。他的到来，给我提了一个醒，给了我一个改变人生、改变自己、使自己生活得更好的机会。打个比方，我以为来敲门的死神是要硬生生地、不由分说

①《中国癌症研究》英文杂志2019年第一期"Incidence and mortality of thyroid cancer in China, 2008-2012"。

地带我走，其实他只是口渴了，想在这里找我要杯水、歇歇脚而已。不过他顺便告诉我，我家哪些地方的家具陈列出了问题，需要进行一下调整。经过这样的调整，我的房间舒适度更高了，生活变得更好了。患甲癌是一件几乎没有生命危险但是同时也有得有失的事情。

总之，把心态放平和，欢迎这位不速之客——甲状腺癌，也许可以帮助你更从容地面对疾病，面对未来。

从容一点儿，再从容一点儿

> 高高：碰到前面有个28岁的大个子小伙子，感觉他吓得腿都软了，不停地说："我怎么得癌症了。"
>
> 简单：不明白都会被吓个半死。

病友们经常在群里讲起自己拿到甲状腺癌确诊单、面临手术时候的经历，几乎无一例外想的都是自己马上就要死了，可能手术台都下不了。很多人都急着在手术之前给自己安排了后事，有的写遗嘱，有的安排财产分配，有的托付孩子，有的卖了旺铺，有的带全家出游，无一例外都是心情沉重。最夸张的是"上海的蛤蟆"，自己写了8万字的遗言，洋洋洒洒，充分表达自己对生命的留恋和不舍，手术前还带全家出国旅游。我在2010年发现甲状腺癌复发时，也一无所知，我的行为也一样。

但是，只有经历过的病友们才有体会，其实大部分分化型甲状腺癌病友的病情根本没有严重到谈论生死的地步。（弥漫硬化、高细胞、柱状细胞亚型等除外。）分化型甲状腺癌病友，即使是出现了肺转移、骨转移，因为有特殊的核元素碘-131能够进行治疗，也有很多人是可以治愈的，或者是维持在低危的水平上长期带癌生存。大家几年后回看自己当时的表现，都把自己当时的经历当作一种笑谈。只有极少数人是因为发现得太晚了，已经造成大范围骨转移肺转移，或者是低分化未分化甲状腺癌的病友，才面临生死考验。

特别推荐手术前查一下免疫组化的项目，免疫组化项目里有一个重要的指标Ki-67。它是判断肿瘤细胞增殖情况的一个指标，越高表示肿瘤细胞增殖越多，恶性程度越高。通常3%以下视为阴性，5%—10%为弱阳性，>10%的就比较活跃了。其他癌种的患者，Ki-67的指标都非常高，20%—30%都算低的了，有的甚至能达到90%。正是因为这些细胞增殖能力太强了，所以癌症患者的生存期才比较短。而甲癌患者大部分都是在3%以下的，少数在5%—10%，只有极少数患者的Ki-67>10%。即使是Ki-67>10%，它的增殖能力比起其他癌症来说也还是低得多。Ki-67>10%的甲癌患者在治疗策略上相对要更积极，Ki-67 < 3%的患者可以采用相对平和的治疗策略。

因为分化型甲癌是惰性非常强的癌，它的发展非常缓慢，所以大部分病友不会马上面临死亡，反而可以非常从容地选择医院，选择手术医生，等待床位，再去从容地手术。

有一个广东病友，当时一听自己是晚期肺转移了，以为甲状腺癌和其他癌一样，很快就挂了，放化疗受罪又花钱，干脆就不打算治了，回到老家等死。过了半年多，这位病友在网上搜索时发现了我的群，到了群里才知道这病死不了，而且能手术，才又回去手术治疗和碘-131治疗。目前他康复得也不错。

贵州的小媛，因为家庭贫困，发病16年没有进行任何治疗，脖子肿得比脸都大，像在脖子上戴着一个大游泳圈。我们大家集资捐款了8万多元钱帮她去手术，她术后康复依然很好。16年没有进行任何治疗还可以康复得很好，可见甲癌发展之缓慢。

我自己也一样，第一次手术到第二次发现复发，历时23年。我对自己的病情完全不知情，所以23年里没有进行过任何TSH抑制的治疗。23年后我才发现了肺转移，而且这期间我还结婚生子，儿子也很健康。目前，经过7年的治疗，我虽然没有痊愈，但是指标逐年在下降。

因为甲状腺癌发展慢，所以有很多事情都是可以从人生的整体上权衡利弊再决定。甲状腺癌患者治疗之后，也可以结婚生子。我们有很多病友进行碘-131治疗后生下了健康的宝宝，还有很多病友生了二胎。病情轻微的患者，可以手术后先要宝宝，再做碘-131治疗，既不影响病情，又不耽误最佳生育期。一些年轻的甲状腺癌患者以为自己马上就"挂了"，即使"不挂"，为了不拖累别人，也打算终身不娶、终身不嫁、终身不育，其实这些顾虑完全没有必要。经过正规治疗，年轻患者完全可以和正常人一样过正常的婚姻家庭生活。

如果你是刚刚拿到甲状腺癌的确诊单，那么请你先别急着哭，别急着去安排后事，别急着去跟亲人告别，这些都不是你目前最迫切要做的事情。当下最迫切的事情，是拿着确诊单，根据自己的彩超、甲功结果、CT结果等所有的相关检查，找医生去确定自己的病情分期。目前，互联网如此发达，你可以很容易在网上查到相关资料。找到最新的治疗指南，对照自己的分期找到推荐的治疗方式，找到口碑好的医生和医院，进行合适的治疗。

同时甲癌的治疗既不能慌张，又不能大意，应该从容为上。

很多病友都吃亏在一拿到化验单就崩溃了，认为甲状腺癌跟别的癌一样，时间紧迫，分秒必争，一分钟也耽误不得，于是慌不择路，着急手术，导致出现了很多问题。有的该全切的没有全切，该清扫的没有清扫，有的手术后出现了大量的后遗症，给后面的康复和治疗之路设置了很多人为障碍。

2012年，我发表的文章《当魔鬼住进你的身体——甲状腺癌患者术后后遗症总揽》登上了"天涯社区"平台"女人世界"版块的头条。文章里为大家列举了甲状腺癌手术的一些常见后遗症。这篇文章引起了甲状腺癌患者的强烈共鸣。因为甲状腺癌患者的头颈外科手术，术后引起的后遗症非常多。这些后遗症问题在我和病友的交流中都得到了大量的反馈，充分证明颈部甲状腺手术是一个高风险的手术。

之所以说甲状腺癌手术是个高风险的手术，是因为颈部是全身神经经过的地方，手术时非常容易碰到其他重要器官，加上一些人的病情特殊，癌组织包绕气管或大血管等原因，容易导致手术后患者的生活质量大大降低。有些患者手术后喉返神经受损，出现声音嘶哑、失声，严重的会出现双侧声带麻痹，需要切开气管；有些患者的甲状旁腺被损伤或者全部摘除，导致术后需要终身补钙；有些患者做淋巴清扫导致上肢抬不起来；有些患者术后造成眼睑抬不起来，终身大小眼；有些患者清扫面积过大，造成面瘫；还有的患者手术后淋巴漏，禁食禁水20多天。很多病友是在两个月内连续进行两次手术，有的甚至一周内两次手术。有的病友是术中按良性做的，术后病理切片是恶性的，只能又补第二刀；有的该全切的弄了个次全切，本来要做碘治疗，没办法做，要么多受一次罪再开一刀拿掉，要么多喝一次碘水"清甲"。

病人的病情千差万别，医生的水平参差不齐，导致手术的结果有巨大的差异。很多人的命运都会由此而改变。

个体病情特殊导致的问题，病人必须学会接受现实。医生水平差异造成的意外可以避免，当然这些意外所占的比例很小。虽然这些意外在医学统计里只是一个数值，有的甚至是在允许的范围内，但是对于患者本身而言，任何意外都是百分之百。因此特别奉劝刚确诊还没有手术的病友们，切莫急着手术。选择一个医疗水平高的医院和医生手术，哪怕等几个月，都是值得的，况且两三个月的等待对病情的影响微乎其微。

在各种手术失败的例子里，有一个特别的现象需要关注，就是往往那些社会资源特别丰富的人，能轻易找到熟人迅速手术的患者，反而术后手术满意度非常低，甚至后遗症比较多。因为太急切，很多事情都考虑不成熟，没有深入了解和权衡利弊，导致不少后续的治疗困境。

他们都太慌张了，只想抓紧时间躺到手术台上，以为手术之后万事大吉。可事实是，手术才是刚刚开始，而且手术是最重要的一个环节。越是慌乱，托关系找熟人上了手术台，越是手术后发现很多问题，待到康复期对疾病了解得越多，就越后悔自己当初的选择。不可改变的情况已经发生了，只能徒留叹息。

有个叫猴哥的帅小伙儿，26岁的警官。一发现是甲癌，家里人就迅速找人，3天后他就躺到了手术台上。手术给他清理了200个淋巴，但是术后病理显示，只有7枚淋巴有癌变。这是一次过度清扫的手术，导致他术后出现了面瘫、大小眼、上肢抬不起来。一年之后，他的手术恢复程度也很有限，严重影响了他的生活。他说万万没想到，自己从手术台上起来，变成了这副模样。当时一确诊是癌症，整个家里都慌乱了，立刻调动全部的资源，要在第一时间做手术。如果他没有这么强大的社会资源，就不能立刻躺在手术台上，而是像大家一样，按照常规程序，经过一到两个星期，甚至更多一点儿时间的等待。在此期间，好好了解一下甲癌的特性，了解一下相关的好医生、好医院，多找几个医生给参考意见，多找权威专家做一下检查，给自己的手术做一个慎重的选择，手术结果反而会好很多。像他这样的例子还有很多很多。

一位阿姨，原本身体特别棒，75岁什么毛病都没有，耳不聋眼不花，还擅长摄影，是个特别独立、特别时髦的老人。她自己就是省立医院的医生。当查出甲癌以后，她就迅速做了手术。没想到，手术之后，声带麻痹，甲状旁腺缺失，一吃饭就呛水，手麻脚麻，天天要补钙，喉头堵塞感、颈部的压迫感紧缩感、左颈部与左肩部的牵拉疼痛每天都在折磨着她。一提起这个手术她就后悔。其实她的病情，结合她的年龄，连手术都不用动。这台手术不仅没有让她远离疾病，反而增添了特别多的痛苦，得不偿失。

当然手术也并非必须找顶级专家不可。病人分布在全国各地，为了手术都跑北上广，没有什么意义。各地也都有不错的医生，甲癌手术也非常普及，正规的三甲医院都可以进行治疗，关键是找一个值得信赖的、你愿意信任的医生，你愿意把你的生命交到他手上，让他帮你处理一切问题。

在能力范围内尽量找好医生，这会对患者的一生都有好处。要知道，每个人的病情都不一样，病情的复杂程度远超你想象。手术总会出现各种临时情况，影像检查终究是隔着皮肤的，真正的情况，只有打开之后才能了解，也才是最终需要手术医生解决的问题。而且手术过程中，也有很多突发情况需要做临时的决定。这些突发情况的出现，有时候是来不及去跟家属沟通的，医生一定会根据现场情况选择对病人最有利的处置。当然这个过程中，医生的水平和治疗理念的差异也会使手术的结果出现巨大的差别。这些处置对于患者来说，往往是意料之外的，是超出患者心理预期的。所以常常有患者手术之后醒来发现自己种种想不到的情况的时候，有巨大的心理落差。

因此，如果你能够比较从容地进行选择，多一些时间对自己要面对的手术进行一些了解，多进行一些心理建设，那么患者对手术之后的生活，就会比较容易接受。

当然，任何事情都需要具体问题具体分析，每个人的选择都必须依据自己病情的真实情况进行选择。一切治疗行为都请大家以自己的病情为前提和依据。

甲癌的治疗既不能慌张，也不能大意，从容为上。

手术，人生的大转折

目前，在我国的高分化甲癌治疗中，比较规范的就是先手术。根据甲状腺的病变程度进行甲状腺的摘除，有的半切，有的全切，有的次全切（次全切不够规范）。同时根据淋巴结转移的情况，进行相应区域的淋巴结清扫。如果有远端转移的，就要进行甲状腺的全切及较大面积的淋巴结清扫，术后在核医学科进行碘-131的治疗。核素碘治疗通常是分第一次清甲、第二次及以后的清灶治疗，即第一次彻底清除残留甲状腺的功能，第二次开始，进行远端病灶的治疗。有的患者一两次就可以结束，甚至痊愈。而有些患者则需要进行很多次碘-131的治疗。髓样癌和未分化癌的治疗，也是先进行手术，后续再根据病情进行相应的治疗——放疗、化疗或者靶向治疗。髓样癌、未分化甲状腺癌的治疗和分化型甲状腺癌的治疗不同。我这里主要和大家分享的是分化型甲状腺癌。

手术是治疗的第一步，也是非常关键的一步。对于每一个甲癌患者来说，第一次手术，是人生的一个重要转折点。不管进行哪种术式，这都将是你的一次重要人生经历。这次手术将给你未来的生活带来什么，也许是你上手术台之前，根本想象不到的。手术后的一切，都将发生改变。

手术的这个日子，会被你终生牢记。这个不同寻常的日子，未来会被你无数次提起。每次复查看医生以及病友交流时都要重新复习一遍。经历的这场手术会让你刻骨铭心。手术的一切细节，会时常在你的记忆中游走，自己一个人独处的时候，会不由自主地回顾那段经历。每次遇到新的生活境况，不管是好的还是坏的，这段经历也都会被你拿出来做一下比较。就是这次手术，对患者的生活产生了无处不在的影响。这将成为只属于你的、独一无二、不会被模仿和复制的人生特殊体验。

下面是我随意截取的康复群里病友们的对话。

兰兰：刚才医生跟我术前谈话，说那些风险，我好害怕。

鱼苗：手术都会有风险，我术前谈话也说得很吓人的，但是恢复得还挺好。你要清淋巴结吗？

兰兰：说手术时间首次都要七八个小时，而我是第三次就更久。有失声、沙哑、手脚麻痹抽筋，还有术中呼吸困难、昏迷死亡的风险。

木匠：我术前也谈到这些了……吓哭……后来手术实际只做了3个小时……

兰兰：我也吓哭了。他还说这医院就有个跟我这样的在ICU躺着，就是术中出现呼吸困难，他还是第一次手术。我要清淋巴结。

幸福：你会没事的！一切会顺利的！（抱抱）

兰兰：好害怕！（大哭，大哭）

清晨：别害怕，医生谈话都是把最坏的可能告诉你，那个概率是极低的，我们术前谈话都说了这些，事实上绝大多数人没出现那些情况。

幸福：医生会告诉你最差是什么情况，你要放下包袱，我那时吓得直接感冒了，一周后才做的手术。想想没有必要，反正都是手术，轻松上阵吧！

梦：看来大家都被吓过，最后也很淡定。害怕是正常的，但请相信医生。

兰兰：他说出现这种昏迷死亡的概率是一半。

清晨：我那时也吓得体温升高了，平时36℃多的体温术前37.6℃，平时90/60的血压吓到了正常血压120/80。

幸福：看样子，不是我一个人怂呢。

清晨：事后想想也挺好玩的。

燕燕：交代一堆，麻醉师也是说了一堆话。

清晨：群里那么多清淋巴结的，好像没听说这么严重的后果吧，都挺好的。

幸福：别想了！听听音乐，要不你今天会难过一天的！

燕燕：放松心情是最好的，找好笑的电视剧看看。

清晨：别想那么多了，既来之则安之，放松心情，害怕于事无补，还可能影响你的身体状态，你一定会顺利的。

幸福：我是一害怕脑子就茫然了！所以，也没什么想法！

清晨：找点儿轻松的事转移注意力，看看剧、听听歌、打打小游戏什么的，推荐你下个"喜马拉雅"，我有时心烦看不进去书，就去听书。

幸福：想办法转换一下心情，感觉你也是个特别乐观坚强的女人，想想，你马上就可以治愈了！美好的未来生活等着你呢！

兰兰：乐观，听到这样说瞬间疏解了。

　　每个人准备手术之前，都会害怕。提心吊胆夜不能寐真的是非常正常的事情。不管是大老爷们儿还是小女人，担心害怕哭鼻子都没什么丢人的。好多病友手术之前都有过安排后事、写遗嘱等事情，仿佛躺到手术台上就再也起不来一样。毕竟这是人生从来没有遇到过的一个大事件，或者说是一道大关口。医生术前也一定会说一堆风险，这些都有可能发生。医生说的这些也绝对不是危言耸听。任何手术都有风险，这个需要病人提前做好思想准备。如果做足了最坏的打算和思想准备而没有发生，那么麻醉醒来后的喜悦真的可以抵消手术的疼痛；如果没有任何思想准备就躺在手术床上，等术后睁开眼才发现这儿不舒服那儿也难受，就会后悔这个没想到那个也没想到，加上术后的身体疼痛，绝对会让人觉得生无可恋。所以，手术之前的心理建设非常重要。

虽然手术有风险，但是绝大部分人都不会出现这些问题。所以，还是应该给自己信心。找到好医生，调整好心态，手术顺利其实也不是难事。多留些时间准备这次手术，不管是心理上还是生活中，不管是对患者本人还是对整个家庭都有好处。

躺在手术床上再起来的你，跟手术之前的你，就不一样了。这个不一样，将是伴随终生的。每个人的手术过程，都是一次带着痛的难以磨灭的经历。经历过手术这个事件本身，就是一次不会被忽视和遗忘的人生经历。

今日，平静如昨，所以把今日又献给了我的饭碗。

今日，不凡又卯，所以把路边的鲜花又献给自己。

贺其貌不扬却拥有坚韧内心和有趣灵魂的我的1460天。

——米果的术后四周年感言

手术是人生的重大转折，一方面是患者的身体从此以后会有很多不同；另一方面是患者的整个人生轨迹、生活方式和人生走向，都会因此而进行调整，有的是主动调整，有的是被动调整。不管怎样，手术之后的人生和手术之前的人生会截然不同。

有的患者术后改变了自己的生活作息和生活习惯，有的患者术后更新了自己的价值观；有的患者改变了对未来的规划，有的患者放弃了某些方面的追求；有的患者不敢结婚，有的患者不敢要孩子；有的患者被迫分手，有的患者被迫离婚；有的患者家庭因为经历手术不离不弃共患难而历久弥新，感情更上一层楼，有的患者却在疾病缠身的时候爱人出轨外遇，不得不面对家庭的分崩离析；有的患者术后工作被人隐形歧视，有的患者因此失去了升职加薪的机会，有些患者不得不调整工作，有些患者被迫辞职，也有一些幸运的患者术后被领导特殊照顾，加薪还减工作量。在做交流平台的这几年，我看过大量病友的人生轨迹出现改变。这场手术，无形之中都成为我们人生的转折点、分界点和里程碑。手术的影响是深远的，是不可预计的，是超出预期的。不管结果好坏，我们手术后的人生，无一例外都走上了一条少有人走的路。

这次手术之后，我们的人生从此与众不同。

康复是一个漫长的过程

很多病友手术以后，甲状腺全切，需要终身服用优甲乐；有的病友甲状旁腺受损，需要终身补钙；有的病友单侧声带麻痹，好听的声音一去不复返；有的病友胳膊抬不起来；有的病友疤痕体质，脖子上的手术疤痕像蚯蚓一样在脖子上盘旋；还有很多个体康复的特殊表现，不一而足。对于大多数病人来说，手术以后的身体，出现全方位的变化。病友们很多都不适应，因为从来没有想到，身体还可能发生这么多的连锁反应。

　　术后康复是一个漫长的过程，这个过程需要几年，甚至十几年的时间。而这个过程的最后结果就是，有些功能随着时间的流逝会慢慢恢复；有的功能会有一些功能性的代偿，时间长了，也就不是大问题了；还有一些功能可能就不会恢复了，有些不但不能恢复，还会萎缩，甚至完全丧失。这些都是不可预料的，但也不必太介意，一切顺其自然就好。

　　有一天，"小兔"在群里发了一张照片。她第三次手术后一个月，颈部突然出现了一个冬枣大小的包，问大家有没有见到过类似的包。没想到，她的提问，引起了很多人的回应。

　　小兔：我手术一个月了，今天脖子突然起了一个大包，会是积液吗？我想了一下，当时引流管血流量不多，第三天一早就拔了，二次手术时就有点儿淋巴漏，十天。

　　远方：有可能运动过量，我术后7天伤口都崩过，连医生都觉得不可能。

　　小兔：我这边最近天气热，又天天去走路，会不会是积液？

　　文：是积液。我当时也是你这个位置，比你的还大。我手术没用引流管，都压迫气管了，好难受。

　　美好未来：我手术后第十八天伤口感染了，当时主刀医生说不可能，输了十几天液体还是出脓了。我看你的脖子只是水肿了，不红不肿，估计是水肿。

　　禅：那个包没事的，慢慢会被吸收。我也有过这种情况，当时像乒乓球大小。不要着急。

　　猴哥：是积液，我术后就有，我的右脸肿了快一年了，下巴也肿。

　　雷豹：我手术后第三天，拿行李用力，一下脖子的喉结处就针扎一样疼，一直疼了十多天。看来不能大意，我已经上班了，在家里也闲不住。脖子还肿着，木木的感觉，咽东西时好时坏，有时候感觉堵，这症状也不知道多久才能消失！

雷豹：@猴哥 现在还没有彻底恢复？

猴哥：@雷豹 半年恢复了5%。

雷豹：@猴哥 那可烦死了，我现在肿的一个包，这么说半年恢复5%，也太慢了。一直这么木木的感觉，喉咙还有堵的感觉。半年好难过啊！

匆匆：我术后感染，7天没吃饭，住院30天。现在伤口不适感强。那段日子真心绝望。我锁骨腔一个大洞，塞了棉花进去，疼得怀疑人生。

兰花：我淋巴漏，漏了快1个月，不过没禁食那么多天，才禁了3天。我恢复得还不错。

知不足：术后2天发现淋巴漏，术后20天引流管负压改正压后淋巴液从引流口处渗漏。23天时拔管，拔管后于引流口处渗液。2天后停止漏液，引流口闭合。27天出院，出院后3天颈部水肿。B超显示颈部有积液。术后近3个月，今日B超显示未勘查到积液，但颈部略有肿胀。现在脖子左右扭头费力，刀口牵拉感明显，右侧喉返神经切断，声音嘶哑，喝水时有呛咳，一系列的并发症都让我遇到了。

伟伟：我的脖子木、涨、针刺感。现在用手摸，还能感觉到上下两层。

仙人掌：同感，一区胀痛。

沉浸：将来脖子装管子，对生活影响大吗？

小武：说话都说不了，你说影响大不大。

城市英雄：我左侧声带麻痹，有一次躺床上喝水差点儿被呛死，以后喝水一口一口抿。

小不点：看了海棠姐姐的帖子，我都已经做好准备了，可是我没有想到是如此艰难的一段历程。如果我知道是这样，我会选择好好地开开心心地度过剩下的时日，坚决不会做手术。我本来就有变异性咳嗽哮喘，担心下不来手术台，给家里人都留好了遗言。做完手术第二天早晨状态还不错，到了中午做雾化，手脚发麻抽搐，一口痰没吐出来卡在嗓子眼，差点儿过去，从此开启了我的地狱之旅。因为是过敏体质，我以为打针过敏，让姐姐拔掉了针管，医生把我骂了一顿，然后就是气管发炎了。医生说现在对抗生素管理很严，怎么都不说给打消炎针，我对疼痛特别敏感，麻药劲儿过去了，刀口、嗓子、乳腺每天都在疼。手术后第3天发烧了。昨天把引流管拔了，医生给喷了消除疤痕的药，我又差点儿死在昨天晚上，真的生不如死，我宁可死也不想再体会那种痛苦了。今天是第5天，烧了3天了，感觉每天都活在地狱！隔壁床66岁的阿姨昨天做的手术，今天跟同病房的人谈笑风生，同样做手术，为什么我这样？后面还有很多关在等我，可我真的坚持不下去了，有时候会想我上辈子是犯了什么十恶不赦的罪，今生要这样对我？可能我的情况真的很特殊，希望大家不要受我的影响，我只是想说出来发泄发泄，可是我所受的痛苦，用文字连万分之一都表达不出来。

大家可以看到，手术带来的创伤有多严重，很多人的术后康复之路，非常曲折痛苦。其实每天类似的讨论在各个群里都在进行着。

在病友交流群里，每天都听到有病友问，出现这样的症状，还能不能好，这样那样的反应，什么时候能恢复。有的人3个月没有恢复，就觉得心慌，就沉不住气，非常焦虑。这些病友其实完全没有做好接受癌症和手术的思想准备。

　　疾病的痊愈有自己的规律，每种细胞的新陈代谢都有一个周期。皮肤的新陈代谢周期是4—6个月，肌肉的新陈代谢周期是2—3年，肌腱的新陈代谢周期是3—5年，骨的新陈代谢周期是7年以上。理想状态下，细胞新陈代谢的周期也就是疾病痊愈的时间。但是假如不给细胞足够的营养和最佳的生存环境，细胞就无法完成正常的新陈代谢，恢复的周期也会延长。

　　急，并不能把疾病治好，并不能将问题解决好，反而带来更多、更大的麻烦。疾病不会因为你心急就好得更快。面对疾病，你需要的是一个冷静的平常心，这样才不会因为疾病的出现而乱了方寸。

——曾志锋《医生向左，病人向右》

　　那些问"为什么3个月我嗓子还是肿""为什么半年我声音还是嘶哑""为什么6个月我脖子还是木""为什么10个月我上肢还举不起来"的人，我的回答都是你还需要时间。想一想，手上划了一道口子都需要一个星期才能好，颈部这么大面积的创伤，当然需要一个漫长的恢复过程。因为细胞的工作是很缓慢的，神经的工作更是缓慢，所以康复就是一个非常漫长的过程。我们必须塌下心来，精心护理的同时，耐心等待。时间是治疗创伤最好的良药。

　　不管清扫范围多大，颈部手术都是一种创伤性手术，而且损伤绝不仅是你眼睛看到的那一个刀口。因为颈部神经密集，很多病友又都需要做淋巴结清扫，所以颈部打开以后，是非常大的手术创面。很多人手术后都出现了后遗症。手术就是一个人为的损伤过程。我们必须学习接受手术前后的你是两个人，接受手术之后的身体功能，有些能恢复，有些永远都不可能恢复这个事实。只有做好这个最坏的打算，才能让你对康复期间的每一点功能恢复，都感到喜出望外，否则就会总是处于沮丧之中。

我第一次手术距今30年了。第一次手术后的声带麻痹问题，经过了五六年时间的代偿，现在基本上问题不大了。可是因为手术后颈总静脉的结扎，到现在我左上肢都没有抽出来过血。而且我也知道，我这辈子都不可能从左上肢抽出血来了。第二次手术后，我的颈部皮肤一直往外渗液，渗了四五年才好。手术后我的左耳从耳根到耳郭都没有了感觉，完全是麻木的，虽然有听觉，但我感觉自己是没有了一个耳朵的人。从头顶正中间划线，左侧头部的头皮，从耳朵到颈部都是麻木的，仿佛我左侧的脑袋是另外装上去的一样。手术后我经常用手按摩头皮和耳朵，经过漫长的7年，现在我的左耳郭最外面的一条边才有了一点点感觉；头皮的恢复略好一点儿，那种特别明显的中间分印的感觉没有了，但是仍然没有一个完整一体的头皮的感觉。第二次手术之后的第一年，我的左上肢是抬不起来的，左侧肩膀和肩胛骨一直是麻木酸胀的，夏天不能穿套头衫，只能穿开衫。现在我左上肢的功能恢复得还算不错，仍然不能提重物，颈部到肩胛骨麻木酸胀的感觉仍然没有完全消失，但是已经比第一次手术时好多了。神经的恢复也是非常漫长的。其他咳嗽呛水、深度睡眠时出现窒息等小症状都不详细列举了，都随着时间的推移慢慢改善了，适应了。

在《风舞胡杨》那本书里，我已详细说明了第一次手术带给我的创伤性损伤和漫长的手术康复过程，在此不过多赘述。正是因为有了第一次手术康复的经历，我深知手术之后有很多东西都不可能康复，也清楚了身体需要多久才能好转，因此在我23年后做第二次手术的康复期间，我一点儿都不焦虑。我知道，时间会让我慢慢好起来的，但是这个过程非常漫长，我只需要耐心等待。

鱼：我老公刚手术完8天，就着急要去锻炼增强体质，你们说妥不妥，我怕他累着了。晚上我们在小区快步走3公里左右，把我累着了。以前不一起出去走路的。

佳佳：循序渐进，量力而行。

有很多病友，好多年没运动过，手术后刚出院一个星期就打算长跑，有的手术后一个月就要游泳、打网球。时不我待，只争朝夕，迫不及待要康复。这其实是非常违背康复规律的。手术之后，手术的创伤面需要愈合，身体还非常脆弱，不能进行剧烈的运动，只可以适当地做做操、散散步。游泳、打网球之类的运动，都太剧烈了，也太功利了。病不是一天得的，身体也不是一天就恢复好的。而康复的时间，需要用年来计算。即使是身体体质极好的人，也需要根据身体情况，慢慢地、循序渐进地进行锻炼和康复。体质的改善不在一天，也不急一时。

石家庄有个病友，他妈妈得的是甲癌。他是大孝子，为了妈妈的病，他已经严重焦虑抑郁了。他特别发愁妈妈康复得太慢，说因为妈妈的手臂6个月了还抬不起来，就给妈妈找了一个健身教练天天举铁，举了好几个月，还是一点儿效果都没有，问我什么时候能好。我赶快制止了他让妈妈举铁的行动。手术后身体功能的康复非常漫长，我们必须接受这个漫长。术后的康复运动必须是在身体允许的情况下，温和地运动。只有经过相当长时间的康复之后，才能逐渐接受有强度的训练。否则不仅不能康复，反而会给身体带来意外的伤害。而且老人的身体康复就是比年轻人慢，即使不手术，老人的身体也是在走下坡路。这是人的年龄和生理结构、身体结构综合决定的。如果无视这些基本规律，片面盲目追求身体功能恢复，可能会更加伤害自己。

身体的恢复必须经历一个过程，但是很多人都没有足够的耐心让身体完成康复过程。只有把自己急着康复的心放下来、慢下来，不着急、不焦虑，你才能有更多的精力，放在怎样让自己更好地康复上来。你的关注点，才能从焦虑烦躁转移到如何加强营养，怎样进行康复运动上来。很多时候，慢慢来反而比较快。

所以，先接受身体康复需要一个漫长的过程这个事实，放平心态，放下焦虑，根据自身体质和康复情况，循序渐进，找到适合自己的有效方式，促进身体的康复。

终身服药

心海：刚刚同事打电话说，他妈妈20年前做过切除甲状腺CA细胞的手术，20年间没有吃药，现在72岁了，复发了，准备全切。所以一定要吃药，按时吃药！

小兰：当时医生没叮嘱需要长期吃优甲乐吗？

柠檬：总是抱着一线希望，手术前大夫曾经说过，半切的话，5年后有大约一半的人可以停药。

卡尔：心里有障碍，对药物有错误性认识，这病不好治，费劲。

荷花：半切甲功正常也可以不吃药，没切甲功不正常也要吃药。

柠檬：从小几乎不生病，长这么大没吃过几片药，没想到，得了个天天吃药的病。

荷花：吃不吃取决于你的甲状腺能不能正常工作。

卡尔：你天天吃粒优甲乐都受不了，那我们这些甲癌甲旁减的是不是活不下去了。你这是心理问题，你对药物本身有错误性认识。

卡尔：你嫌天天吃药麻烦，你怎么不嫌天天吃饭麻烦？

西门：我们要明白比起生命，吃药简直就是简单得不能再简单的事情了。

风：我同事的妈2年前甲瘤全切，医生让她每天服优甲乐一粒半。今天她告诉我她妈私自停药半年了，她让她妈吃，她妈不吃。

月：为什么不吃？赶紧去医院看看，药是代替甲状腺功能的，不吃不行啊！

风：她妈跟她吵，坚决不吃，认为没事。

青菜叶：没事？等甲减得走不动路、全身发冷、肥胖的时候就后悔了。

水：优甲乐的作用是补充甲状腺素，抑制肿瘤复发。

倾城之恋：我的朋友甲状腺结节，医院给他右切了。术后也不用吃药，现在10年了。我在想难道甲癌即使右切也要终身服药吗？是否过个五六年，我们也可以停药了？！不吃药是我的理想。

佳佳：不可以。

小米：良性不用长期吃药，甲癌才要终身吃的。

倾城之恋：一想到终身吃药，突然想到小岳岳说的那句"我的天哪！"

上面的对话，隔三岔五就会有人提一遍。是不是永远不能停药了，一辈子吃药好麻烦啊，我们老病号的耳朵真的都听出茧子了。

手术后，甲状腺就被拿掉了，不管是拿掉了一部分还是全部，患者都将变成一个终身服药的人。我们需要靠药物来行使拿掉的那部分甲状腺的功能。只有极少数甲状腺是半切的患者，剩余部分的甲状腺产生了功能代偿，可以不用服药；绝大部分的患者，都是需要终身服用甲状腺素钠片的。通常我们大家用的左甲状腺素钠片，有德国的优甲乐和雷替斯，有国产的加衡。

对成为一个终身吃药的人，有很多人都接受不了，心里特别抵触。有的病人一遍又一遍地问，能不能不吃药，有没有可能吃一段时间之后停药。可见让患者接受自己成为一个总是离不开药的人有多难。

每过一段时间，就会有病友说，某某某得甲癌之后停药了，多少年都没事，等等，然后就激起一群人的幻想。但是这样的多少年之后不吃药的人，往往只有两种可能，一是手术只切除了很少一部分甲状腺，剩下的甲状腺出现功能代偿了，但是大部分患者都是全切、次全切，几乎不可能完全代偿，所以仍需终身服药；二是可能他严重甲减而不自知，又因为病情发展缓慢，没有查出来，这种情况其实是非常危险的。一些患者，常常有一个不好的习惯，就是觉得自己好了，吃一段时间药就自行停药了。有相当多这样的患者，都是多年之后发现复发严重远转的。还有相当多的患者，严重甲减不自知。协和医院原基础外科的医生曾经跟我说过，有非常多患者自行停药，因严重甲减不自知而去世。因此，在此告诫所有的患者，一定不可以随意停药。

甲状腺是身体的重要器官，甲状腺的缺失会导致严重的全身性的身体反应。短时间停药感觉不太明显，因为左甲状腺素钠片有28天的代谢衰减期，但是长期停药对身体的影响就非常严重了。典型的甲减表现为出现皮肤被黏多糖浸润而产生的特征性非凹陷性水肿，如特征性黏液性水肿面容、表情淡漠、反应迟钝、皮肤粗糙、面色苍白、眼睑和脸面浮肿、眼裂狭窄、睁眼费力、唇厚舌大、毛发稀疏干枯脱落、眉毛外三分之一脱落、声音嘶哑单调如蛙声、听力下降、畏寒肢冷、智力减退、嗜睡或失眠、眩晕、动作迟缓、食欲减退、大便秘结、气短乏力、指甲脆而增厚、双下肢非凹陷性水肿、体重增加、跟腱反射迟缓、性欲减退、男子阳痿、女子月经不调或闭经不孕等代谢降低之症状。

严重甲减对心脏也有影响，如心率缓慢、心音低弱、心脏呈普遍性扩大，常伴有心包积液，也有久病后心肌纤维肿胀、黏液性糖蛋白（PAS染色阳性）沉积以及间质纤维化，称甲减性心肌病变。患者可出现明显脂代谢紊乱，呈现高胆固醇血症、高甘油三酯血症以及高β-脂蛋白血症，常伴有动脉粥样硬化症，冠心病发病率高于一般人群。但一般不发生心绞痛与心衰，有时可伴有心包积液和胸腔积液。重症者发生黏液性水肿昏迷，累及心脏可出现心包积液和心力衰竭等一系列全身性的症状，会有生命危险！

因此，补充甲状腺激素是维持生命正常运转的必须手段。通俗点儿说，就是只有吃上药，而且剂量合适，患者才有可能维持正常的生命运转。因此，药不能停！

甲癌患者需要使用TSH抑制治疗，就是服用左甲状腺素钠片来抑制甲癌的发展。因此，不管是维持正常体征还是控制甲癌发展，左甲状腺素钠片都是不可或缺的重要药品。

不管你愿意不愿意，手术之后的你，都需要终身服药。因此，按时吃药是需要变成术后患者生活的一部分的。

养成晨起第一件事就是吃药的这个习惯，对于很多人来说，都是极其困难的。刚开始确实需要花费相当多的精力来记住和养成这个习惯。比起养成习惯，接受自己要终身吃药这件事，对于很多病友来说更困难。因为他是从心里拒绝这件事的，认为吃药是极其痛苦的。每次吃药都在提醒他，他是一个病人，是一个癌症患者。这时吃药对于他就是心理折磨。这也是很多患者不愿意面对的事情。因此，按时吃药，就成了一个很难完成的事情。总是忘，经常忘。

时常有人来问，今早又忘了吃药，怎么办？

和"我总是忘记吃药怎么办"比起来，更重要的是解决需要接受必须终身服药这个事实。只有接纳这个事实了，明白和了解了自己必须终身吃药才能好好活着，没有了一提吃药心理就腻歪这样的心理负担，那么怎么解决按时吃药，就完全是小事一桩了。

另外，还有很多病友对服左甲状腺素钠片有错误认识。他们往往认为只要是药，就是不好的，所以大量的病友备孕的时候，就想停掉一切药物。但是左甲状腺素钠片和其他的药物完全不同，其他的药物是吃了可能会对孩子不好，需要停药，而左甲状腺素钠片是不吃反而对孩子不好。如果想生下一个健康宝宝，不但绝对不能停左甲状腺素钠片，而且还需要定期检查甲功，调整药量。停了左甲状腺素钠片，不仅不能有健康宝宝，可能连受孕都困难，即使受孕，孩子也不健康。这是非常大的认识误区。只有好好吃药，才能让自己像正常人一样怀孕生子。

总之，一句话，甲癌患者术后要想让自己健康，左甲状腺素钠片不能停。

重新认识自己的身体

甲状腺是内分泌系统的重要器官，对人体的新陈代谢、情绪调节都有着至关重要的影响。当我们的手术全切或者半切，拿掉全部或者部分甲状腺之后，身体各方面都会出现相应的变化。因此，我们需要重新认识自己的身体。

半切和次全切患者，因为自身的残留甲状腺还有部分功能或可以代偿部分功能，所以对身体的影响不是很大。但大部分患者都是全切患者，全切患者需要终身服用左甲状腺素钠片，来替代正常甲状腺的激素功能，完成正常的生理代谢。不过药物毕竟是药物，不能精确地替代原有的甲状腺功能。

打个比方，就像原来我们开的都是自动挡的车，在日常生活中，甲状腺就自动为你搭配了合适的挡位配合你的日常生活。但是现在甲状腺出问题了，我们被迫换成手动挡，速度快了要升挡，速度慢了要降挡，一些操作都需要我们自己观察速度进行手动调节。

由于药物不能精准地替代甲状腺的功能，必然会出现甲状腺激素过量或者不足的情况，很少有人能够服药到刚好适合自己的药量。同时甲状腺指南还建议进行TSH抑制治疗，就是要抑制TSH，使甲状腺功能水平处于亚临床甲亢的状态下帮助抑制甲癌细胞。所以，药物对身体的影响是必然存在的。

萍聚：我的中医大夫说TSH太低对大脑有影响，我自己的体会也是这样，药量大了影响睡眠。

乐语：我TSH0.0038偏低，由于Tg刚调下来所以没敢减药。我过了10点睡眠质量就不好。

水墨：不知道我们吃优甲乐的人有多少人体重下降的，我瘦了10多公斤，都不成人样了。天天想胖就胖不了，这药救人又害人！我们一个群有七八个吃优甲乐体重都下降很多的。

凡尘：甲亢会瘦点儿。

伤城：对啊，一般甲亢了才会瘦。

水墨：不是瘦点儿，瘦了很多。估计是优甲乐吸收太好。但有人怎么吃也不瘦，反而发胖。搞不清。吃药效果也不一样，一个病友一天吃3粒优甲乐，TSH只能达到0.5，再加优甲乐，心脏又吃不消了。

伤城：我有优甲乐3.5片经历，最近TSH一直很高，现在又加了1/4粒。

水墨：看来你对优甲乐不敏感，我2粒就达到0.02—0.03。

平安：优甲乐要空腹吃，隔一个小时再吃东西，这样吸收效果好。

伤城：男女也有别，身高体重也有别。

蕾丝：海棠你好，今天孩子突然晕了，是不是和停药后加药有关系？孩子前两周从100微克开始吃优甲乐，每周加50微克，上周三加到150微克，今天是第二次加药，加到200微克！又出现和上次突然停药一样的情况，又晕了！上次你提醒过，恢复吃药时慢慢加药！现在这个情况是否可以明天减半片，3天后再加1/4？孩子停药前吃的4片，TSH0.07，心电图检查提示心肌缺血。孩子24岁，体重117公斤。

海棠：孩子的药吃得太多，加得太快了！现在的药TSH压得太低，对身体和甲癌并没有更多受益。现在已经严重甲亢状态，所以会心肌缺血了。不能那么吃药，会出人命的。

有的人药量稍微一大，就会出很多汗，手抖得厉害，心慌，脾气大，半夜会饿醒。如果长期出现这样的情况，就需要及时调整药量，这是典型的甲亢症状。所以，即使可能甲功验血值上面符合标准，长期出现这样的情况，也需要及时减药量。遗憾的是，大量病友害怕甲癌复发，即使已经术后5年了，在各项指标都很好的情况下，已经受严重甲亢困扰了，也不敢减药。有的人恨不得TSH压到0才高兴，化验总是小数点后面好几个0。他们不知道，甲亢也是病，长期过量服药，身体并不受益，而且近年来治疗指南对于低危全切患者控制TSH的要求都进行了大幅度调整：低危患者TSH在0.5mIU/L左右就足矣，高危患者TSH在0.1mIU/L以下即可。长期过量吃药，导致心脏和骨质疏松等问题，只会更严重。还有患者长期吃药之后，眼睛开始变形，眼睑不能闭合。在这些时候，更应该倾听自己身体的声音。身体不能自己说话，但是它会用各种症状和疼痛来告诉你，它不舒服了。所以，手术之后要多觉察自己的身体感受。

还有的患者即使吃的药量看似很大，但是也还是甲减状态。可能是他的肠胃消化吸收功能不好或者是体重过大，尤其是做过肠胃手术的人，他们的药量就比普通人更大一些。甲减的症状会表现为没有原因的疲劳，乏力，贪睡，无精打采，没有食欲但体重仍然增加等。所以，不能完全依赖化验单的数值，一定要结合自己的身体感受，去体会哪种是合适的舒服的药量。需要长期大量的细微观察，才能对自己的状态有清醒的认识。

有一个病友，他是原发性甲减，吃优甲乐之后，化验结果正常，但是总是觉得浑身乏力。我看他的甲功化验单，TSH4mIU/L，在正常范围内，医生也一直跟他说正常，以致他受浑身无力全身水肿的折磨四五年。其实他是很明显的甲减了。即使化验结果在正常范围内，但是对于他个人而言药量是不足的。于是我建议他逐渐增加药量，把TSH调整到2mIU/L左右。几个月后他再见到我，跟我说他现在终于活过来了，之前那些年半死不活的，太痛苦了。

还有可能是吃药的方法错误。优甲乐要求晨起空腹服用。有的人胃不好，饭后服用；有的吃完药就吃饭，空腹时间不长；还有的吃饭时吃了豆浆、牛奶或者维生素类药物，影响了药物的药效。如果总是发现自己的TSH降不下去，也要反思一下自己的服药方法是否正确。

手术之后，身体会有很多不适。术后的休养时间，我们需要经常观察自己的身体情况，也要重新适应新的身体机能，接纳身体新的运作规律。

纤尘：有没有人说话多了脖子会发紧发胀？

阳光：我受凉或者阴天，脖子会发紧。

纤尘：我每次跟人说话说多了，脖子就紧得很或者很累。

老树：我就这样，嗓子也哑了。

万秀：下雨、阴天，脖子就紧。

纤尘：我说话多了嗓子就变声了。

月满西楼：我说话多了嗓子就变声，天气冷的话，颈部就僵硬。

666：树大哥，嗓子哑了影响您正常工作吗？

老树：还行，提前用设备，问题不大，但是完了就不想说话了。说的时候声音小点儿，能说半天。

有不少病友术后出现了声带麻痹和声音嘶哑的状况，很多病友的声音变得非常沙哑，有的不仅沙哑，发声的时候还有杂音，说话还费力。因为只有一侧声带振动，振幅变小，声音不能打远，说话的音量很小，但是很多病友为了能让别人听清楚，就不得不使劲儿说。尤其是在嘈杂的环境下，他们的声音，即使是发出来了，也很难被人听到，一天下来，嗓子极其疲劳。上面这些对话的病友，都是在不断观察自己的声音，不断重新寻找声音的新规律，寻找新的应对策略。

2016年10月底，我在石图讲堂做完讲座之后，出版社的朋友请我和几个特意从外地赶来的病友们一起吃饭。出版社的符主任发现，我们每个病友都把脖子捂得很严实，女士都围着围巾，男士都穿着高领衫。符主任说："你们还都挺重视保护脖子的，是害怕别人看到伤痕吗？"我们几乎是异口同声地说："不是的，是因为手术之后颈部皮肤变薄了，脖子这里很容易受凉。遇到凉风刺激，容易咳嗽。"我们几个病友说完，都相视而笑。我们都已经学会认真照顾颈部的感受了。

致远：甲状腺全切后，服用优甲乐，大家的月经正常吗？

清秋：正常。

小辉：正常。

等风来：我推迟过，50多天，后来正常了。

小兔：我也不准，有30多天，有时40多天。

婷：碘是会影响月经的。甲亢甲减都会影响月经。

小豆豆：大家手术完月经有没有不正常的啊？我术后第一年有一次两三个月没来，到处看没看出什么，后来自己来了。这快两年了，最近又两个月不来了，唉！

九条命的猫：我原来一直很正常，但是这个月已经推迟一个星期了。

芳：手术吃优甲乐后，这两年觉得身上的病多了一样。前面没有子宫肌瘤的，两年中检查了三次，肌瘤一次比一次多，今天去查变成多发了。

顺其自然：生病了心情不好精神紧张，所以就感觉更不好了，哪哪都是病了。

老董：我们不体检到现在也不知道有甲状腺癌。

江湖传说：吃优甲乐，真的会长子宫肌瘤，副作用这么大啊？太恐怖。

老董：胡扯。

甲癌患者的身体变化是全方位的，包括情绪、食欲、体重、身体的疲劳程度、女性的月经周期、性欲，等等。不得不说甲状腺真是影响全身的强大器官，失去了甲状腺，对生活的影响真的太大了。不过，在这个观察的过程中，不要做没有任何根据的胡乱猜测，不要把任何问题都归罪于甲癌或者碘-131或者优甲乐。

一方面，找到自己身体的规律才能重新适应新的生活，这是我们每个人手术之后都需要做的功课；另一方面，手术让我们重新把视线拉回到自己的身体，认真倾听身体发出的呼救，对我们，其实是大有裨益的。它让我们重新学习觉察，觉察自己的身体，觉察自己的感受。人只有用心开始对自己的身体有了觉察与关注，才能更好地呵护自己的身体。

现在社会的生活节奏非常快，人们的生活压力又很大，很多人完全失去了觉察自己身体的能力。这样的人，不是不生病，而是生了病而不自知，直到身体的疼痛严重到不能忽视的时候，再去看病，往往悔之晚矣。那些其他癌种的患者，常常是一发现就是晚期远转，就是很大一部分原因对自己的身体严重缺乏觉察。而甲癌给了我们一个必须觉察自己身体的机会，所以领会甲癌带给我们的这份苦心，接纳自己的新的身体机能，寻找身体新的运作规律，才能使我们更快地适应手术后的新生活，开始新的人生旅程。

碘-131 的辐射不用慌

甲癌手术之后，通常有淋巴结转移突破包膜的患者和有远端转移的患者，都需要进行碘-131治疗。

碘是甲状腺合成甲状腺激素的主要原料。治疗甲癌就是利用甲状腺吸碘这个特性。治疗用的放射性碘和稳定性碘具有相同的理化特性，所以甲状腺同样对放射性碘具有选择性地高度吸收和浓聚能力。碘-131是元素碘的一种放射性同位素，为人工放射性核素（核裂变产物），符号为^{131}I，半衰期为8.3天。碘-131在衰变时主要释放β射线（占99%）和γ射线（占1%）。因此，甲状腺组织摄取碘-131后，可受到β射线较长时间的集中照射。由于其射程仅有几毫米，故不会损害周围的器官和组织。碘-131能找到身体的甲癌细胞，被甲癌细胞吸收然后将其杀死。碘-131治疗后数小时，在β射线集中照射后甲状腺发生肿胀，滤泡细胞出现空泡，核不正常，数天后即死亡。所以有人称碘-131治疗为"液体刀"，约6个半衰期（48天）后放射性碘才能衰变完而消失，正常情况下自然界是不会存在的。因为碘-131的精准，所以被称为"分子靶向治疗"。

碘-131属高毒性核素，具有辐射性，所以喝碘-131治疗后需要进行隔离。原本治疗没什么，但它的辐射特性，却让患者纷纷陷入恐慌。

蒲公英：请问碘-131治疗后10天，我从书店买了两本书给孩子，书是我挑的，摸过。孩子读书影响不大吧？我是携带辐射，我手指头能有碘-131吗？我每天洗手好多遍，摸过没多大关系吧？

茉莉：如果不放心，可以把书放在阳台上晒几天。

Love：服碘第三天，可以刷牙洗脸吗？

书香：服碘能带手机吗？带出来后还能用吗？

佳佳：可以。

蓝翔：我还要带笔记本进去。

书香：不是说带进去的东西都不能要了吗？

暖暖：碘-131治疗隔离的时候用的手机，回家坐的车啥的不会有辐射吧？

老周：辐射有啊。可以丢了，也可以寄到群里来。

暖暖：我不是担心我自己，家里小孩是经常接触坐的车和手机。

静悄悄：现在医院做碘-131，自己用过的物品会有辐射吗？拖鞋脸盆什么的要扔了吗？

小脚丫：都扔掉。

静悄悄：那回家用的呢？也一个月后扔掉吗？回家想自己住满一个月。

帅哥：不用扔，过一段时间，晒晒太阳就可以了。

静悄悄：家里有一个五个半月的宝宝，现在不住在一起，我住过的地方，宝宝什么时候可以搬进来呢？是不是一个月可以正常抱宝宝？

帅哥：不能，也得三个月以后。

静悄悄：三个月才可以抱宝宝？天哪！不是说一个月体内已经没有任何辐射了吗？

菲儿：记住，三个月后再抱孩子！！！

静悄悄：那就是三个月体内辐射才会消失？三个月不抱宝宝这个太残忍了吧。

北斗：一般一个月后就没什么了，孩子多大了？

静悄悄：五个半月。

北斗：婴儿？那还是远一点儿吧。

静悄悄：短时间的呢？好吧。

小草：感觉碘伤身体比手术多得多。

花环：特别抵触喝碘。

小妞：我在隔离期间，实在是想孩子了。已经15天了，刚才给他买了个瓜吃，没事吧。

霞：我隔离完了用过的东西都扔了。

鱼：锅也扔了？人是辐射源都回家了，还用纠结用过的东西？

霞：锅没扔，别的都扔了。身份证、公交卡不能换，就带回来了。

大圣：我第一次碘-131治疗自己住了一套两居室，到现在一年了，那套房子除了我，没人去住过。

霞：一年没事了吧，医生都说半年就没事了。

鱼：我感觉大家都有点儿过。

霞：回家时你可以测测随身的东西还有没有辐射。

延年益寿：昨天终于可以出院了，大家都是归心似箭，早早收拾好了自己的物品。我当时是以为都有辐射，准备带去的东西全部扔掉，包括手机。后来医生说不用，晒晒太阳可以继续使用。

Lucy：德国这里复查都是在核医学科，我害怕去那里复查，因为那里有辐射，怕那个辐射伤害到我，使我的病复发，我每次去医院回来穿的衣服都不敢要，就因为甲状腺癌的主要诱因之一是辐射。我买东西的时候，收银员脖子上有刀疤，怕他刚从医院碘-131治疗出来，如果是这样，东西我都不敢要，回家都扔掉。我去看过心理医生了，但是语言上有障碍，也吃药了，但是没用。

像这样的讨论还有很多很多。总结下来，大家对碘-131认识的惶恐大概有几类。

一种是把电离辐射和电磁辐射混淆。

守望：各位大神，问个小白问题，我妈术后一个月，微波炉、电磁炉能用吗，怕不怕辐射？

卡布：微波炉、电磁炉是电磁辐射又不是电离辐射，没啥关系。

守望：也就是说电磁辐射没关系，那我做饭，她能和我聊天？

面对：为什么不能？

辐射是不以人的意志为转移的客观事物。在我们赖以生存的环境中，辐射无处不在。按照辐射作用于物质时所产生的效应不同，人们将辐射分为电离辐射与非电离辐射两类。电离辐射是指携带足以使物质原子或分子中的电子成为自由态，从而使这些原子或分子发生电离现象的辐射，包括宇宙射线、X射线和来自放射性物质的辐射等。电离辐射的特点是波长短、频率高、能量高。对电离辐射的最大担忧来源于它可能会使受到照射的人患上致命的疾病，以及可能会在后代中出现遗传缺陷。由于电离辐射是看不见摸不着的，所以其危害更加令人恐惧。碘-131就是电离辐射。

非电离辐射包括紫外线、热辐射、无线电波和微波。日常用的手机、微波炉、电磁炉产生的都是非电离辐射。

所以我们碘-131治疗之后，身体就有了电离辐射，电离辐射是对身体有影响的。而微波炉、电磁炉和手机的辐射对人基本没有影响，所以该怎么使用就怎么使用，不要为此焦虑和纠结。

另一种是把碘的辐射混同为传染。

传染源是指体内有病原体生长、繁殖并且能排出病原体的人和动物，包括病人、病原携带者和受感染的动物。病原体就是能引起疾病的微生物和寄生虫的统称。传染是指病原体从有病的生物体侵入别的生物体，当这些病原微生物侵入机体后，在一定条件下它们会克服机体的防御机能，破坏机体内部环境的相对稳定性，在一定部位生长繁殖，引起不同程度的病理过程，通常传染是指传染病的病原体可以从一个人经过一定的途径传染给另一个人。比如，A是传染病传染源，B经常和A近距离接触，或者使用共同的生活用品，B会传染上A患有的疾病。所以通常对待传染源A，需要单独处理A用过的生活物品。

辐射源不是传染源。辐射源是能发射电离辐射的物质或装置。辐射的能量从辐射源向外部所有方向直线放射。我们服用碘–131之后，就是碘–131的辐射源。

辐射源不是传染源，别人不会通过接触辐射源使用过的物品被传染。接触过辐射源的物品，只要远离辐射源之后，也都是安全的。服用过碘–131的病人摸过的东西，不会影响其他人使用。比如辐射源A看过的书、用过的锅、拿过的手机，离开A以后，都不影响别人使用。

但是因为碘通过尿液、唾液、汗水代谢排出体外，所以服用过碘–131的病人的唾液和尿液里有比较高的残留辐射。所以碘–131病人用过的马桶、喝水吃饭的杯子和碗、穿过的衣服、用过的床单被罩，都容易残留碘的辐射，所以需要单独处理。单独处理只需要搁置一小段时间就可以正常使用了，完全没有必要都扔掉，都扔掉真的是太夸张了。

很多人不理解我们为什么要隔离？

辐射源带有看不见摸不着的强能量射线，这些射线可以穿过人体组织，穿透过程中遇到阻碍就会与阻碍物质之间形成碰撞并且释放能量。高能量对被碰物质就会造成伤害，对人体细胞而言，最直接的伤害就是导致人体的DNA发生断裂，随后产生一系列的后续反应，如细胞表达异常、细胞变性或者坏死，或长时间细胞异化后形成恶性肿瘤。

有些人体细胞尤其是平时增殖快的细胞，对射线特别敏感，被照射后立刻代谢异常或死亡，如眼睛的角膜细胞、卵巢、睾丸内的性腺细胞、胃肠道细胞以及骨髓细胞等。这些细胞在接受了轻度到中度的照射后就可能出现变性或坏死，如果人体没有及时自我修复，就可能会发病，表现为视力模糊、恶心呕吐、虚弱易生病、性功能下降等。

另外，如果人体的DNA表达被打断后没有正确修复，那么也可能会将坏的DNA遗传给下一代，造成子代的畸形，但上述现象只是在直接受到大剂量辐射时才会出现。

用碘-131治疗甲状腺癌转移灶时，由于剂量较大可能会出现的不良反应有：胃肠道反应（恶心和呕吐），一过性骨髓抑制，放射性唾液腺炎，急性甲状腺危象，治疗后3天左右发生颈部疼痛和肿胀，吞咽时疼痛，喉部疼痛以及咳嗽，用止痛药后往往不易生效，治疗后2—3个月发生头发暂时性脱落等。

碘-131的半衰期为8天，也就是每过8天放射物质会衰减一半，30个半衰期过后，辐射已减至原来的十亿分之一，基本无法被探测到，也就没有危害了。

人体一旦经过轻度和中度的辐射之后，机体所受到的损伤就出现了，医疗只能缓解人体受到的这种损伤，通过对出现的特殊症状和体征进行针对性处理，帮助人机体自身康复或减轻痛苦，或防止严重后发的疾病（即并发症）。

在临床上，我们可以注意到正常人被辐射后损伤最快会在几个小时左右出现，有些人慢一些可能会在几天后出现，通常即便不经过治疗，自身机体也会在几周或几个月的时间里慢慢康复。比如辐射破坏了胃肠道细胞，产生了腹泻，那么医院可以帮助病人克服脱水等严重的并发症。

随着时间的流逝，这些被照射过后的人都会慢慢痊愈。当然，这也不排除有些人可能会发生随机性反应——就是DNA断裂产生的后遗症，下一代致畸和肿瘤患病率的提高。

——上海六院核医学科陆汉魁

我们服用碘-131是治病的，但是我们巨大的辐射威力会对靠近我们的正常人的身体有比较严重的危害，所以为了使无辜的人免于被伤害，我们喝碘之后需要进行隔离。即使医院没有隔离设施，我们也需要自己自觉进行隔离。

风中的云：甲癌术后服碘-131需要住院，一个人去医院行不行？

老周：自己一个人去，千万不要与家人同行。记得群里有个病友带她女儿去，是女儿送她，后来，她女儿回去病了一个月。

隔离，就是要远离人群。有的病人把隔离理解为不让我的家人受伤，所以我远远地躲开家人，但是他挤公交、坐火车、跟团旅行，或者跑到电影院里去消遣，到商场逛街。带着强大的辐射到人群密集的地方，就是对广大民众的伤害，这些行为都是要严格禁止的，这样隔离的患者也是极其自私的。

有的患者确实是住院隔离了，但是他们之间，却进行着相互照射，这是对身体的二次伤害，这样的做法也是要避免的。

淡然：我们隔离住院时天天都在一起聊天，斗地主，聚众外卖！特别开心！

　　彩虹：如果是我去进行碘-131治疗肯定天天睡觉。

　　嘻嘻：你们病房几个人啊？不隔离吗？

　　淡然：隔离呀，跟外面的人隔离，里面都是蓝光人啊！

　　小谢：你们碘-131治疗的还有那么多人啊？

　　幸福：里面也要隔离，要不相互辐射也不好。

　　嘻嘻：挺热闹的，可以摆两桌麻将了。

　　淡然：他们是说应该带麻将来的，怕被赶出去，所以忍住了！

　　旅程：@淡然　你们是互相伤害！

　　杨柳：碘-131治疗隔离时尽量别聚在一起，身上都是放射线，互扫强度大。我是爱热闹的，当时他们斗地主我看都不看，就躺床上。

　　淡然：我前两天都躺着！后面实在是受不了他们的诱惑……

　　杨柳：少在一起，真的！

　　像"淡然"这样的病友，他们完全不了解辐射的危害，拿自己当普通住院一样度假了。打牌时间通常都比较长，这样长时间大剂量地相互照射，对身体其他部分的健康都埋下了隐患，要绝对避免。

　　通常住院的隔离病房，两个床之间都有巨大的铅板隔着，就是要防止互相照射。所以请病友们治疗时，乖乖地独居，哪怕是同在病房里也不要扎堆。

　　旅程：我家娃2岁，所以我没住家里，我给我老公说隔离两个月。我看有人说餐具也不能共同使用。

　　猴哥：我喝了30毫居，怕辐射对孩子不好就自己一个人住了两个月，结果把我隔离抑郁了。

我们服用碘-131后需要隔离，但是又不是无休止地随意增加隔离时间。只需要按照自己的服药剂量进行一下估算，就可以知道自己大概需要隔离多久。通常在一个星期（大剂量的十天）后残留的辐射几乎都是在身体表面几个毫米的强度了，基本对成年人没有伤害。对于成年人来说，这点儿辐射已经不影响其他人了，可以进行有节制的社交。请注意是有节制的社交，比如快速地和熟人打个招呼、寒暄两三分钟就离开的社交没有问题，但促膝谈心两三个小时之类的还是要避免。此时仍然不能抱孩子，不能与孩子同床而卧。对于家里有婴幼儿和孕妇的，则需要保证隔离够一个月的时间。而那些无缘无故把自己关两三个月的，实在是没有任何意义。

这些把自己关好几个月的病友们说得最多的一句话就是：我担心对孩子不好，保险起见，我要把自己彻底隔离起来，以防万一！这种爱子之心完全可以理解，但是没有任何根据地无限扩大隔离时间，对自己对孩子都没有好处。通常这样做的病友都是家里有年龄比较小的婴幼儿的。可对于婴幼儿来说，父母的陪伴非常重要，此时的他们还都不能明白什么是告别。父母无缘无故消失几个月，会让孩子产生严重的分离焦虑，有严重的被抛弃感，这种分离焦虑会给孩子心灵造成更大创伤，甚至直接影响孩子的性格和行为模式。严重的心理创伤，需要将来花费更多的时间和精力去弥补和改善。所以，没必要给自己和孩子都增加无谓的心理和精神负担，隔离一个月就足够了。

碘隔离期间的种种

甲癌最特殊的治疗，就是核医学科的碘-131治疗。这个治疗因为碘-131有放射性而需要病人进行隔离。隔离生活对于病人来说，有很多与众不同的痛苦和煎熬。

碘-131本身带来的副作用并不大，大部分人服用碘-131治疗之后都能够耐受，有的人会连续几天的腹泻，有的会出现呕吐。部分患者服用碘-131几天后出现脖子的水肿，通常医生都给开强的松缓解水肿，坚持服药即可缓解。但是有一部分患者，盲目认为只要是激素类的药就有害，强的松是激素类药，他就不吃，所以他做碘-131治疗的痛苦和伤害就比较大。强的松在此时是非常必要的药，必须吃，而且需要循序渐进地停药才可以降低身体的不适。大部分人由于服用碘-131的剂量比较小而毫无不适。当然这些也都是因人而异的。手术后进行第一次碘-131治疗的，如果刀口愈合还不太好就服用碘-131，会出现比较严重的疼痛。而且碘-131易引起放射性白细胞降低，会导致伤口久久不能愈合。因此通常建议手术后的患者一个月到三个月内服第一次碘-131即可。适当给刀口留出愈合的时间，既可以保证刀口尽快愈合，也可以减轻因刺激刀口而产生的痛苦。

刚做完手术的病友，手术的创伤还在，生活还不能完全自理，刚刚经历了生死的考验，又在手术台上过了一道鬼门关，还没回过味儿来。这时再急匆匆地做碘-131治疗，喝完碘-131之后，又突然进入一个需要完全独处的空间，这对人的精神影响是非常大的。在隔离前的一段时间里，大家都是处于高度紧张的生活状态中，精神一直是高度紧绷的，并且手术做完，病人不管是身体还是精神都是虚弱的。之前一直是被别人围绕着、照顾着，此时突然被隔离，很多人都会情绪失控。

另外，碘-131治疗需要病人停用左甲状腺素钠片一个月左右，TSH达到30mIU/L以上，才能满足碘-131治疗的条件。病人此时的状态是严重的甲状腺功能减退，会引起身体诸多不适，而严重甲减状态本身就很容易导致抑郁，再突然隔离，处于幽闭空间，更容易诱发病人孤独无助的感受。所以，很多病人会在此时把压抑了很多天的情绪集中释放，痛哭不止。

隔离生活，看起来没什么大不了的，就是喝完药自己一个人住着。可是对于很多人来说，隔离却是极其痛苦的经历。隔离的这段时间，是很多人的痛苦、迷茫、寂寞集中显现的时刻，和服碘-131引起的副作用比起来，隔离时的孤独更让人煎熬。

蚊子：喝了100毫居，在家太无聊，要疯了，想上班。

红天鹅：有时候老天就是这么折磨人，隔离期过的那是什么日子，不只是身体不舒服，还牵挂孩子。

翠翠：隔离最痛苦的是不能看孩子，比较揪心。

Sun：今年2月份做完碘-131治疗后，医生告知有肺转移，这会儿正在医院准备第二次碘-131治疗。这是我第三次住院，第二次服用碘-131了。每次住院对我来说都是煎熬和考验，特别是心理承受能力的锻炼和快速加强。最大的体验就是：未知的才是最可怕的，恐惧源于无知。看了您的帖子，心里踏实了不少，看到的希望也很多了，不再是之前惶惶不可终日的感觉。我今年34岁，女儿5岁多。我的愿望是能够陪着女儿长大成人，能为父母尽人子孝道！相信随着医学技术的进步，我们的愿望都会达成！

隔离强迫大家进入一个独处的空间中，必须承受寂寞和孤独，尤其是，此时的孤独伴随着对未来的恐惧和身体的无助，巨大的精神压力也就随之而来。

一是"癌症"一词带来的死亡恐惧，本来就让人害怕，隔离时又没有人陪伴开解，就更会加重隔离时的落寞和痛苦。隔离之后，几乎无一例外，都会思考人生。相当多的病友，都是感慨颇多。那些平时没有想过的人生意义之类的宏大命题，都会在隔离期间不由自主地反复思索。有的人会陷入自己想象的可怕情景当中无法自拔，导致情绪严重崩溃。

二是有的人生病之前，忙得手脚不着地，现在突然让他抽身事外，很多迫在眉睫的事情，都必须放下另行安排，或者重做规划，如果遇到非患者不可的事情，可是患者又不得不隔离，大家都会感觉非常抓狂。也有很多家人，对患者依赖惯了，离开了他，工作和家庭的运转也出现了问题。被迫隔离的人，就更觉得隔离煎熬难耐了。隔离最常见的煎熬就是妈妈隔离，孩子生病了好几天见不到妈妈，妈妈着急又出不去，孩子又迫切需要妈妈的陪伴。不知有多少妈妈在隔离期间哭得稀里哗啦的。

还有很多患者，隔离之前就极其焦虑，但是因为有事情做，他可以把时间用各种事情填充起来，隐藏或者打发掉这些情绪。但是隔离之后，突然的大块的时间，没有事情能帮他填充，反而让他陷入一种虚无停顿的状态，更像是一种折磨。

三是对独自生活的不适。有很多人从小到大，没有独自生活的经验，现在突然让他自己生活，会感觉非常不适。

伴随着这些寂寞和恐惧，相当多的病友会发生比较严重的失眠。有的是因为寂寞而失眠，有的是因为对自己的未来惶恐而失眠，还有的是因为思念孩子而辗转反侧。有的人不失眠，但是熬夜，借助大量刷剧或和朋友网上聊天打发时间。总之隔离期间，相当多的人无法安然入睡。而深夜的失眠也更容易让人的思维陷入负面的思考方式里，所以越失眠越绝望。这些都是甲癌碘-131治疗的患者需要克服或者说是需要面对的挑战。

不管是失眠还是情绪崩溃，都会让身体处于一种消极的不健康的状态，碘-131的吸收效果必然会受影响。所以隔离期间，为了让碘-131更好地吸收，最重要的事情，就是要情绪稳定和保证睡眠。

大家可以在隔离时带上一些自己喜欢的书籍、手工制作或其他物品，不要剧烈运动，最重要的是不要在夜晚思考未来的人生大事，夜晚不适合思考，夜晚要用来好好睡觉。

其实能够有时间静下心来，在没人打扰的情况下好好思考人生，是一件非常棒的事情。认真思考过死亡，会让我们更加珍惜现在活着的时光，更能体会到生活里的幸福。凤凰涅槃的华丽蜕变，都需要经过这些深刻思考和醒悟才能实现。但是这些思考要放在白天，而不是夜晚。

隔离期间要多喝水，多去厕所小便，加快碘-131的代谢，减少脏腑对碘-131的吸收。为了防止碘-131对腮腺、泪腺等其他腺体的刺激和辐射，还要多喝柠檬水，吃富含维生素C的水果或者维生素C片。有相当多的患者对腮腺保护不够重视，导致碘-131治疗之后腮腺损伤，不能分泌唾液，有的严重到需要吃饭时吃一口饭喝一口水，没有水饭就咽不下去，生活质量极其低下；有的腮腺两侧肿大好几年消不下去。还有的泪腺堵塞，不管春夏秋冬，不管喜怒哀乐都在不停地流眼泪。

流云：我喝完碘10天了，昨晚跑了10公里。

小五：前几天住医院，后来自己住了几天宾馆，半个月基本上辐射消除了。现在在外面玩，家里面有孩子，所以多待一段时间再回家。平时上班都没时间玩，生病了有时间不知道上哪儿去。

有些患者把碘治疗隔离当作治疗的结束，觉得碘-131喝完了，隔离结束了，这件事就结束了。然后规划着，隔离结束就好好犒劳一下自己，安排远行出游，或者隔离结束就重新投入紧张的工作。这是一个巨大的认识误区。

碘-131治疗此时才刚刚开始。碘-131的治疗是通过照射使癌细胞凋零，这个治疗周期是3个月。隔离只是治疗的一个开始，后面的3个月时间，都在身体的治疗周期里。

正因为碘-131治疗的节奏很慢，需要逐渐吸收、逐渐代谢，所以从碘-131治疗之后有些肺远转患者就会开始不同程度地咳嗽、吐痰。这些都是正常的代谢现象。碘-131把肺上的癌细胞杀死，肺需要通过咳嗽把这些废物排出去。我曾经咳嗽吐出过几个硬硬的组织，还咳出过各种颜色的痰。这些都是漫长的碘-131治疗后3个月里会遇到的症状。

另外，我们服用碘-131时是严重的甲减状态，补充足够的优甲乐，完全恢复成健康的状态，也需要一两个月的时间。所以在自己服碘-131后的3个月里，要尽量使自己的身体处于优质的状态，为细胞代谢提供很好的物质基础。

出了隔离期也不建议立刻进行长途远行，不建议立刻投入高强度的工作，也不建议立刻进行剧烈的体育锻炼。因为患者的身体还处于从严重甲减逐渐过渡恢复的状态，身体机能不佳，不适合远途跋涉和高强度的负荷。这些活动不仅会增加身体的疲劳程度，延长身体恢复到正常机能的时间，使碘-131的治疗效果大打折扣，而且极易因为身体疲劳而导致免疫力低下，引起感冒。感冒是癌症患者的大忌，它会全面破坏癌症患者的免疫系统。

因此隔离结束之后，继续温和的生活节奏，缓慢温和有节制地进行体育锻炼，逐步恢复身体的健康状态，是保证碘-131治疗效果的必要手段。

甲癌复查的相关科室

甲癌是肿瘤领域中最强调多学科协作的一类癌种。这一点从对甲状腺的检查开始体现：首先需要应用超声检查，在经超声引导下的穿刺后需进行活检标本病理检查，接下来是外科强有力的手术治疗及术后的碘-131治疗、内分泌抑制治疗等。当患者出现碘难治的情况时，还需采用外放疗、靶向治疗等多种治疗方式。因此，甲癌患者需要应用多学科协作的治疗模式。

甲癌患者应先到外科手术将甲状腺切除，然后到核医学科进行碘-131治疗，然后再到内分泌科进行日常药量的检测和调整。所以甲癌患者手术后，一般都会在三个科室之间穿梭：头颈外科、内分泌科、核医学科。

首先是头颈外科。头颈外科大多是独立的，但有的医院把它归在耳鼻喉科，有的医院把甲状腺和乳腺合并称为甲乳科，还有的医院直接把甲状腺归为普外科。这要以当地医院的科室设置为准。一般确诊为甲癌后，都是先到这个科进行外科手术。

手术后1—3个月，要到头颈外科进行复查。到头颈外科复查的目的，一方面是给医生反馈手术后康复情况，主要是刀口愈合情况，看刀口有没有发炎感染，有没有水肿、淋巴瘘或者乳糜瘘之类的情况。这些都是手术后需要医生处理的问题；另一方面是看手术后淋巴清扫情况，有没有清扫干净，近期有没有淋巴增生等。对于淋巴结的观察，最好的检查手段是B超。但手术后一个月不建议做B超。此时因手术伤口尚未完全愈合，加上还有手术瘢痕并且容易有淋巴结的应激炎性增生，此时B超给不出有价值的信息。手术后两三个月再做即可。手术后半年，再复查一次。如果不需要再次手术，头颈外科的复查就告一段落。在头颈外科的医生看来，你的刀口愈合得很好，手术中把应该做掉的东西都做掉了，就算是完成了头颈外科的任务了。淋巴结转移的患者需要定期检测是否有新增的淋巴结，需要半年或一年进行一次B超检查。如果发现又长出了新的淋巴或结节，需要进行再次手术，那就进入一个新的治疗流程了。

头颈外科医生不会给你更多关于甲癌预后的建议，这不是头颈外科医生的职责。不要抱怨说头颈外科医生没让你吃药，没告诉你怎样防止复发，或者指责他们的药量不符合要求。他们关心的是做手术。怎样保证手术成功，保证把该拿掉的淋巴结拿掉，是头颈外科医生的职责范围。手术后的甲状腺药量调整，甲状旁腺缺失后的补钙问题等都不是头颈外科的专业。他们通常只能给你一个优甲乐的起始药量和一些最基本的用药通则。当然有些顶级的头颈外科专家可以进行药量的调整，但是毫无必要把调药的事情找需要专心拿手术刀的人做。调整优甲乐药量已经超出头颈外科的范畴。

有个科室是专业治疗甲状腺疾病的科室——内分泌科。专业的事情，要找专业的人去做。

请患者注意，手术后出院来复查，不是只去头颈外科，还要去内分泌科。甲癌患者终生都要跟内分泌科保持紧密的联系。

做了甲状腺切除手术，患者就是甲状腺功能减退患者了，而治疗甲状腺功能减退的专业科室，就是内分泌科。内分泌科，才是处理甲癌术后种种问题的科室。做过手术后，甲状腺就或多或少的缺失了，有的是完全没有了，用什么药物对甲状腺的功能进行补偿替代且达到适合的药量满足身体需要，怎样吃药能避免甲亢引起的心脏并发症，都是内分泌科要解决的问题。随着年龄的增长，你可能会出现高血压、高血脂和高血糖，或者有肝肾功能紊乱等综合症状，那么这些药的吃法和优甲乐有没有冲突、怎样协调，都需要内分泌科医生为你做综合指导。他们比其他医生更明白该怎样吃优甲乐，同时也比其他医生更擅长补钙并兼顾你的血糖、血脂和血压。他们将在你未来的几十年里指导你怎样吃药，怎样调药，怎样预防复发，怎样兼顾其他疾病。

手术后一个月起，你就要开始挂内分泌科进行复查，告诉医生你的术后情况，把手术病例带上，然后验血、查甲功、调药量。调药量时是不长时间停药的，医生就是要看你在目前服药的情况下的甲功情况，然后再调整的。这个不停药和核医学科的停药是相对应的。核医学科的停药通常是一个月，而内分泌科不停药。不过甲功化验当天是否停药，应根据你的医生要求去做。通常要求当天空腹不吃药。为了好参照对比，如果检查当天吃药了，那以后的检查也吃药，同时尽量保证吃药和抽血相隔的时间相同；如果当天没有吃药，那以后的化验也空腹不吃药，保持一致即可。有时吃有时不吃，只会增加调药难度和抽血次数，给调药增加不必要的麻烦。一般是手术后第一个半年，每个月一查，确定好药量，然后三个月一查，渐渐地，变为半年一查。五年以后，一般就可以一年一查了，但必须每年都复查。身体不适时，随时去查。同时，必须监测，不用太频繁，但必须监测。虽然甲癌的发展很慢，但是如果大意，几年不管，出现问题也依然很严重。很多病友，第一年高度重视，第5年似有似无，以后就再也不看，等到想起来复查，发现它已经变得很可怕了。尽管甲癌很温和，但不等于就可以无视它的存在，要把重视的热情平均分配给每一年。

有的病友，还要和一个科室打交道，那就是核医学科。所有要做碘-131治疗的病友，都要和核医学科打交道。

核医学作为应用在外科术后的一项重要治疗方式，它对于中晚期甲状腺癌的治疗，尤其是在手术后的治疗中，起到了减少复发、降低转移率和死亡风险的重要作用。

核医学科对有淋巴结转移和远端肺转移、骨转移的治疗很有效。只要患者吸碘，核医学科的治疗就会很有效。推荐病友进行碘-131治疗之前，先进行一下基因检测，可以帮助初步判断吸碘的情况，确定是否需要用积极的治疗方式。

基因检测是分子特征驱动的靶向治疗中的一个重要组成部分。精准医学是由分子特征来带动的。甲状腺癌跟它相关，BRAF基因有突变的时候，突变率可达到40%—70%，乃至80%。还有一些RAS基因的突变，比如NRAS，还有ret基因的重排检测。临床中常用的是BRAF基因型突变、RAS基因的重排检测，还有EGF等，这都是我们摸索的方向。

最近发现BRAF基因突变的病人，局部复发率明显增高，淋巴结转移率就高，死亡的相关风险也高，这在国际上是一个主流。近期的一个研究显示，如果有BRAF基因突变，这样的病人死亡风险是没有基因突变的2.66倍左右。另外NRAS基因突变，滤泡可能就出现容易转移的情况。BRAF基因突变之后，也不好愈合。研究结果显示，BRAF基因突变的病患，远处转移灶摄碘能力明显下降。这项研究的意义在于，对远处转移的病人，可以通过一次基因检测来发现基因是否突变，如果突变，碘-131在这样的病人转移灶不奏效。一旦这种情况出现，就可以用诱导分化药物预先治疗，为后续治疗争取时间，或尽早改变治疗方式，或加用辅助药物改变摄取状况。

基因检测还能预测一些复发和转移。BRAF基因突变，复发以后，颈部淋巴结转移率也高，复发的能力也强，所以要有BRAF基因突变的人，尽管没有远处转移，也要积极进行清甲治疗。基因检测指导一系列的过程，指导术后辅助治疗，能指导手术的范围，这也是对病人的个体化、精准化治疗的一个指导方向。

——北京协和医院核医学科林岩松

　　上文中的BRAF基因突变指的是BRAFV600E突变，现在也有文献认为这个BRAFV600E的突变很普通，不是高危标志。具体哪些高危，还有待专家们的进一步解读。但是总的来说，通过基因检测可以更科学有效地制定治疗策略。有高危突变的基因，同时Ki67又大于10的患者，显然是需要非常积极的治疗策略的。

　　因为甲癌的嗜碘特性，为了使甲癌更有效地吸收碘-131，通常需要患者先停止服用左甲状腺素钠片1个月。因为优甲乐的代谢周期为28天，停药1个月后，优甲乐的激素影响基本上就消除了。同时需要满足TSH达到30mIU/L以上。有的患者停药3周就可以满足TSH条件，就可以吸碘-131了。碘-131治疗隔离之后，有的医院会进行吸碘率的扫描，以确定患者的吸碘情况，如果不吸碘，碘-131的治疗就结束了；如果吸碘效果不错，会预约下次的治疗时间。碘-131治疗的间隔周期推荐为至少6个月。碘-131的吸收和代谢是缓慢的，发挥作用的时间通常是半年。有些地区3个月一次碘-131治疗，有些过于频繁。碘-131隔离病房的数量很紧缺，碘-131预约通常要提前好几个月进行。

　　因为碘-131治疗的影响，停药和喝碘-131之后，甲功又会经历新一轮的紊乱。因此，碘-131治疗结束之后，还需要重新进行甲功药量的调整，需要又一次到内分泌科进行甲功的检查和调整。此时核医学科的医生也会帮助患者调整药量，但是他们的关注点是碘-131治疗的情况。而且核医对甲功的认识和调整，对甲癌抑制过量压低TSH带来的甲亢问题不擅长，尤其对甲亢引起的心脏问题并不拿手。此类范畴不是核医学科的工作范畴，仍旧是内分泌科擅长的领域，所以服药调药还是要找内分泌科进行。

手术、核医学和内分泌科的医生各有专长，在复查中，切莫单纯地只找一个手术医生或者只找核医学科的医生调药复查，而是根据自己的治疗需求，找到合适的医生去治疗，才能有理想的治疗效果。

甲癌孕期及儿童甲癌

晴朗：我老公20岁时脖子上就有这个结节，这些年一直也没当个事。这两年体检提示不好，去年38岁才做的手术。如果长的时候就是恶性的话，说明细胞也真是挺懒的，可是我们是带着这个结节生的孩子啊，孩子患病的风险是不是就更大了，想都不敢想啊！

约定：孩子9岁手术，今年12岁。她的检查报告上颈上结节有一个已经1.8厘米了，两肺上也有了结节了，我很害怕是否转移到肺上了？我怕过度治疗，也怕耽误了孩子，很矛盾。

所有涉及孩子的问题中，最关心的就是两个问题，一个是遗传，一个是复发。每一个甲癌患者都担心自己有这个病能不能怀孕，孩子会不会被遗传甲癌；每一个儿童甲癌患者的父母操心的就是怎么治疗和会不会复发。

先谈谈甲癌患者怀孕的顾虑。

甲癌患者如果想怀孕，都会考虑有没有遗传给孩子的风险和孕期病情进展的风险。

5%的甲癌患者有同种类型甲癌家族史，遗传性甲癌综合征可能遗传，其中甲状腺髓样癌具有家族遗传性，会遗传给孩子。另有观点认为甲癌是散发的乳头状癌和滤泡癌，无须进行家族性筛查。对于大部分乳头状癌和滤泡状癌患者来说，不会遗传给孩子。有遗传性会代表风险增加但是不代表一定会患病。

有观点说，甲癌患者怀孕期间，由于人绒毛膜促性腺激素和雌激素的作用，可能会刺激甲癌生长，但美国纪念斯隆-凯特琳癌症中心的大样本研究发现，甲癌患者怀孕期间没有发生病情严重进展或复发的情况。因此，可以说怀孕不会对甲癌病情发展产生影响。

医生认为孕前如果被诊断为甲癌，最好孕前处理；如果怀孕期间发现甲状腺癌，可以推迟到产后进行；如果不想推迟，可以在怀孕晚期手术。大多数患者都是推迟到产后，推迟到产后并没有发现比其他患者病情更严重。

甲癌患者都是甲减患者，甲减会对母亲和胎儿产生影响。患者必须按需按时服用甲状腺激素，才可以安全备孕和生产。虽然左甲状腺素钠片是激素类药，但是此激素类药不是一般的激素类药。左甲状腺素钠片是替代甲状腺功能的药，补充的是人体正常代谢所必需的甲状腺激素。甲癌患者全切后，如果没有左甲状腺素钠片的替代补充，会有生命危险。而只有正常吃左甲状腺素钠片，才可能成为一个正常的人，也才有可能正常怀孕生子。停掉左甲状腺素钠片时，身体状态就是严重甲减的状态，这个状态，是根本不可能有健康的卵子和精子的，孕育过程也不可能让孩子有正常的发育，孩子是不可能健康出生的。所以，如果你想有健康的宝宝，就先保证自己的身体状态是健康的，吃左甲状腺素钠片的药量是合适的，绝对不能停左甲状腺素钠片，甲状腺激素能够促进生长发育和智力发育。妊娠甲减可导致母亲妊娠高血压和先兆子痫、胎盘早剥，增加流产和产后出血的风险；对胎儿来说，会导致早产、低体重、增加围生期并发症和围生期死亡率，以及发生神经精神和认知障碍。因此，怀孕期间务必保证左甲状腺素钠片的足量摄入。

怀孕期间，身体是一个波动的过程，因此左甲状腺素钠片的药量必须在孕期得到重视。孕期甲状腺激素需求会增加，此时左甲状腺素钠片需要增加30%—50%。甲减患者在怀孕期间，TSH在孕早期控制在0.1—2.5mIU/L，孕中期控制在0.2—3.0mIU/L，孕晚期控制在0.3—3.0mIU/L，才能保证胎儿很好发育。但甲癌患者需要TSH抑制治疗，TSH通常控制在0.1—0.5mIU/L。在孕期前20周，每4周都要测一下TSH，在孕20周到40周，检测一到两次即可。怀孕期间定期监测TSH，及时调整左甲状腺素钠片药量，是生一个健康宝宝的关键，切莫疏忽大意。调药的过程比较烦琐，需要频繁到妇科和内分泌科调整药量。有大量的甲癌患者全切术后生育了健康的宝宝，所以甲癌病友们无须担心。

碘-131治疗影响内分泌、影响月经、影响卵巢功能，但不影响怀孕成功率。中等剂量的碘-131不会对怀孕的成功率造成影响，因此可以放心备孕。但碘-131治疗通过胃肠道吸收，没有吸收的会通过尿液排泄。卵巢位于盆腔，和肠道膀胱挨得比较近，卵巢不可避免地会受到照射损伤。有一种说法是，碘-131治疗的12个月内流产率增高，但是没有得到证实。为安全起见，推荐碘-131治疗后的6个月可以备孕，12个月后再考虑怀孕。

简单总结一下，虽然甲癌患者的怀孕比普通人麻烦一些，但是只要按时按量服药、积极检查、合理控制TSH，仍然可以生下健康可爱的宝贝。群里有相当多的患者是甲癌术后碘治疗后生产的，宝贝都很健康。甲癌对生育没有严重影响，想孕就孕，想生就生。未婚的甲癌患者也无须对自己结婚怀孕生子产生严重顾虑。

甲癌患者里面还有一个特殊群体，就是儿童甲癌患者。我见过最小的甲癌患者只有4岁。每一个儿童甲癌患者的父母，都是伟大的人，他们都承受着一般人难以承受的压力。

在全球范围内，儿童及青少年甲癌的患病率和成人一样逐年升高。儿童和青少年甲癌大部分是分化型甲癌。高分化甲癌的危险因素有以下几个方面：碘缺乏、既往辐射暴露史、甲状腺疾病家族史、一些遗传综合征。儿童甲癌患者和成年患者不同，他们的腺瘤体积比较大，易出现转移。甲状腺组织中钠碘转运体（NIS）蛋白高表达，复发率比较高，但是碘-131治疗的效果比较好，预后好。

儿童患者发病时比成人严重，容易发生淋巴结转移和肺转移，但是即使发生转移，碘-131治疗的效果也好，预后也很好。但如果出现碘-131难治的情况，就没有什么特别好的方案了，只能通过L-T4（优甲乐）抑制。儿童患者的治疗不同于成年患者，但目前靶向治疗的研究是只对成人开展的研究，没有儿童的相关数据。

儿童的随访也有其特殊性，儿童对甲状腺激素需求量比较大，生长发育快，药物需要及时调整。并且儿童患者治疗依从性差，需要长期随访关注。儿童患者初始治疗40年后还可能复发，所以儿童患者需要做到终生随访。

对分化型甲癌患者来说，遗传的因素比较小，只有髓样癌患者会遗传孩子。分化型甲癌患者生育的孩子患甲癌的概率很低。但是因为甲癌患者的性格特征，孩子的生活环境会是一个高压的、高情绪起伏的生活环境，因此容易诱发癌症。疾病不遗传，但是体质遗传。甲状腺不好的人，他的孩子甲状腺也容易不好，但是否会患癌，还跟他的生活环境、生活方式、脾气性格有很大关系。

孩子的患病年龄小，甲状腺又是身体生长发育的重要器官，所以手术顺利对孩子的一生都有至关重要的影响。如果手术后遗症太多，损伤了声带，损伤了旁腺，损伤了气管，孩子未来人生的生活质量将极其低下。希望家长能够在自己能力范围内尽量找最好的手术医生进行手术，以保证对孩子身体的损伤降到最小。甲状腺和甲状旁腺对生活的影响极其重要。对所有甲状旁腺严重损伤的人来说，生活的困难无处不在，每天都是考验，对孩子来说，甲状旁腺的损伤远比甲状腺的损伤给生活带来的影响大。因此，尽量设法在手术中保证甲状旁腺不受到大的损伤。目前大多数手术有自费的纳米碳，可以在一定程度上保护手术中的甲状旁腺。

儿童患者面临的最大问题是复发。大部分儿童患者的癌细胞都非常活跃，病程发展比成年人快。所以如何避免复发，是家长的重任。

儿童甲癌的死亡率极低，所以有效保证孩子的生活质量是更重要的事情。对于孩子的治疗，一定要把孩子的整个生命进程放到治疗过程中进行考量，切莫过度追求治愈。比如，女童患者如果过分追求治愈，过量使用碘-131治疗，未必痊愈不说，代价也许是她的卵巢受碘-131影响而衰竭，将来可能不能生育。那这样的治疗就是失败的。把治疗放到孩子整个生命进程中去考量，优先保障孩子的生活质量。

在儿童带癌生存完全有可能的情况下，更多地保证孩子未来的人生幸福，尤其重要。

日常生活里的纠结和困惑

　　生存期长，复发率高，大量的甲癌病人都是常年带癌生存的状态，害怕和惶恐就成了常年相伴的挥之不去的梦魇。所以甲癌患者的康复之路比起其他癌症患者，多了一门功课，就是要战胜心魔。

甲癌患者的心魔

海鸥：你们手术后脖子看着肿吗？我半切，术后2个月，我的脖子看起来有一个边长3厘米左右的三角形微肿区，不知道是咋回事？好怕是肌肉浸润啊。

鱼蛋：你想太多了，手术才2个多月……还肌肉浸润？肌肉浸润能给你半切吗？……就是单纯手术伤口造成的肿胀。慢慢就好了。

S设置：我做完手术2个月了，吃着优甲乐不敢抽血，群里的老师谁知道，该减还是该加，请多多指教！

岁月静好：你太可笑了，不检查，不看查血结果，谁知道该加还是该减，大家都不是神仙。

喵喵：亲们，我想请教一下，因为我下午做3毫居的碘–131显像，然后我一早空腹抽了血，抽完血我才想起来胳膊消毒的地方涂的是碘伏，那我下午做显像的时候会有影响吗？

夏日：你已经服用碘–131了，对吗？

喵喵：已经服了，这周二服的。

夏日：应该没有影响，因为碘伏里的碘没有放射性，扫描的时候不会显示。

猪猪：我感冒了，能吃感冒药吗？我是要到核医学科去看感冒还是找普通内科看感冒呢?

忘忧草:各位亲,你们肺转移感觉后背疼吗?我这几天老感觉后背疼,特别是睡觉时。

兔爷:我妈脊椎骨发凉,感觉穿很多还是冷。而且大家肺转移咳嗽吗?是哪种咳嗽?干咳?还是有痰?我妈每天晚上干咳。

聆风:最近几天老感觉吞咽东西有异物感,不会是食道有问题吧?

玉溪:昨夜热得一夜都没睡好,不知是不是复发了?

嘻嘻嘻:嗯,复发了。快去做检查,全身来一遍。真是醉了!

天马行空:不要什么都赖上甲状腺,心宽点儿。

贵港:不要自己吓自己,正常复查就行了。

疯子:吃优甲乐皮肤是不是容易黑?感觉现在不怎么晒也是黑的。

鱼蛋:并没有,这个锅优甲乐不背。

雨夜:我膝盖疼了快一个月了,怎么治疗都不好,不知道怎么了,各种担心。

球球:我脖子上长扁平疣了,是不是跟我们这病也有关系啊?

龙卷风:我脚疼了三四个月,做X光检查没问题,我会不会是骨转移了!

杨:有往脖子后面的肩膀上转移的先例吗?我肩膀疼。

糖糖:我昨天做了螺旋CT胸部平扫,因为没有防护措施,肾结石也做出来了。是不是腹部也给我扫进去了,那是不是辐射加倍了呀？我一整晚都在想这个辐射问题，都快疯掉了。谁能帮我答疑解惑一下啊，这个CT辐射是不是很厉害啊，我乳腺也有一个3类结节呢。

娃娃：你也太纠结了吧！

糖糖：是呀，我也觉得我很纠结，生病生怕了，刚走出甲癌，现在感觉自己掉辐射坑里了。一年做一次CT，应该问题不大吧？

听雨：太纠结的人容易生结节，每年一次没问题的。我肺上也有小结节，每年要查一次。

紫云：辐射无处不在，阳光、电子产品……你无法做到完全不接触，只要注意即可。

蓝天：你的意思是做CT不会有什么影响是吗？我腰疼大夫让做CT，我也没敢做，生怕辐射对咱们不利。

紫云：用个成语形容别生气，你这叫杯弓蛇影，不能因为CT有辐射就恐惧，必要性的检查还是要做的。

鲤鱼：@糖糖　换个角度看问题，就不会纠结了。换作是我，我会很庆幸做这次CT，也感谢医生认真负责，连肾部都做了，而且发现了问题。

小多：所有医用的用于检查的辐射都是安全的。

蓝天：是呀，这个道理我懂，就是心里总是担心，控制不住的。

糖糖：我的主刀大夫说我活得太认真了，看来有时候要糊涂一点儿。

时光：亲们我感觉我复发了，耳下后方长了很大一长条东西，疼得难受。甲状旁腺已经损伤够痛苦了，再次手术不是会把剩余的毁掉吗？

卡尼：想得太多了，不是复发。

老何：先要医生诊断再说，哪能自己判断，自寻烦恼呢，与甲状腺是否有关都还说不定呢。

时光：甲状旁腺损伤打击很大，所以近几年都没去复查。

卡尼：你这症状可以肯定地告诉你，不是甲状腺乳头状癌复发。去查吧，别的病。

老何：压力有时候不是来自疾病，而是来自自己的心理。那不是转移，你放心就是了。

护：我突然觉得好恐怖，我去复查跟医生说我最近呼吸不过来，有什么办法吗？然后医生说没有，说什么我这种情况还是有一部分人可以活10年的。我说那锻炼有用吗，能不能吃东西？他说不行。我觉得好恐怖啊，有没有活了很长时间的例子？我现在满脑子都是这件事，我觉得我很怕死的。

再回首：有活很多年的。

护：骨转移也能活20年吗？

再回首：年纪大做不到，你才19岁，你有很大可能做到。活20年。

护：我的病理报告。2015年手术，乳头状甲癌并淋巴结转移，纵隔、双肺、骨转移。行两次碘-131治疗，分别为160毫居和230毫居。

护：可是我忍不住大哭。这是广西最好的医院了，除了这里我还想去别的地方看看。

再回首：找北京、上海的名医看看。

护：唉，没钱啊，我家里人都想让我不要读书了。活10年的话读三四年的书，我也不知道值不值得。是不是出来工作会好一点儿？

再回首：先看病吧，优先考虑看病。

苍兰：生病都一年了，还对甲状腺如此无知，不会学习吗？

护：可是不治疗感觉生活就没希望了。

苍兰：大学白上了。

再回首：治疗可以活很多年，不治疗就会死。现在Tg多少？

老枫树：@护　不用害怕，这病即使肺转移也有活三四十年的。关键是自己要积极生活，积极治疗。

江门笑：我们跟其他的癌相比，是好很多。我去年做放化疗的同屋病友，看到他生不如死，真的很惨。我们算是幸运的了。开开心心过好每一天吧。

护：上次Tg是18，这次没敢测，忍不住去想。连续几天头痛，就怕是脑转移。看来我心态不太好啊。

类似的对话，我还能整理出至少10页。

上面的这些对话，都有个共同特点，就是"怕"！

各种怕，各种无端的猜测，惶恐。我想大家已经能够非常清晰地感受到，患者被害怕折磨的痛苦。但是遗憾的是，这些怕，都是自己瞎猜的，毫无根据的，没意义的。但是大量的患者，都陷入这样的惶恐当中无法自拔。

毕竟是癌症，大家都有对死亡的恐惧，时刻担心癌症的发展，害怕复发。而甲癌又容易发生远端的肺转移和骨转移。所以只要有点儿咳嗽或者关节痛，都会第一时间想到是不是远端转移了。偏偏甲状腺是影响全身的腺体，激素水平的高低对全身都有影响，身体有反应，这些都让患者尤其是新患者不知所措。有的患者术后甲状旁腺缺失，缺钙对身体的影响更是复杂。另外加上甲癌患者治疗和生活中需要低碘饮食或者一段时间禁碘饮食，可是碘的含量并没有体现在食物的含量表里，所以吃东西就成了一个大包袱，天天害怕吃错了。还有中医提出的不能吃发物之类的讲究，确实让很多人不知道日子该怎么过了。甲癌的治疗又是有辐射的，治疗后还需要隔离，这就使患者更加害怕了。而且我们每次检查，都希望能有好结果，所以在看病过程中，稍微有点儿闪失，就害怕耽误病情，或者影响医生的判断，总是忐忑难安。每一次检查，每一次化验，每一次见医生，都有无数的担心，担心检查失误、担心医生误诊、担心疾病复发、担心出现各种状况。如果偏巧患者同时遇到了上面几种情况的混合局面，他更分不清是什么原因导致的，更是觉得没活路了，任何八竿子打不着的事情，都可以产生丰富的联想，开始焦虑惶恐，所以才有特别多的疑问和担心。

《风舞胡杨》最初的名字叫作《魔鬼住进我的身体》，出版社的编辑担心会吓到读者便改成现在的书名。但在我看来，"魔鬼"住进了我们的身体，正是甲癌患者的真实写照。自从得了甲癌，就有两个"魔鬼"住进了患者的身体，一个是甲状腺癌症这个疾病本身，他对身体的控制和折磨不必多言，另一个就是心魔。

很多很多人，自从得知自己患甲癌之后，就被心魔关进了地狱，永无释放之日。他们时刻都在担心，遇到任何问题都在害怕。死亡和恐惧已经完全笼罩了他们的生活。有些事情，理性分析一下就可以解决的，但是患者已经没有能力分析了，好像得了甲癌，连智商都被清零了。

快乐：亲们，我最近脸色蜡黄和咱们这病有没有关系啊？
大猫：没有。

拿铁咖啡：我是21岁甲癌+甲旁减患者，我们低钙的人运动会容易受伤吗？我生怕跑着跑着骨折了。
艾菲：群里有谁游泳？水凉有事吗？

桂花：甲减可以运动吗？

卡尼：可以。

桂花：打羽毛球、篮球也行吗？

夜色无痕：问的问题稀奇古怪……

芊芊：亲们，甲癌患者能涂唇膏吗？

微笑：当然可以。

芊芊：可以化妆？

海魂：你们的问题，好"可爱"啊！

冰封的记忆：服碘半个月可以洗海水澡吗？

二宝妈妈：我们能吃恰恰瓜子吗？

佳佳：不可以，寄给我。（坏笑）

老何：可以吃。有些事情炒作得有点儿过头，弄得人们诚惶诚恐。

追梦：问一下术后出现吃饭后呕吐，这是正常现象吗？

椰子树：不正常。

追梦：不正常？会不会有扩散？

郴州：珍珠含碘，我们不适合戴。

凤凰：戴淡水珍珠。

大风：珍珠含碘，你又不是吃它，怎么就不能戴了？这理论还挺标新立异的，我这智商理解不了。

汗：早上吃了优甲乐能吃花生米吗？

蜜蜂：可以的，不吃大豆类、高钙类食品就可以了。

Ukyo：可以吃大闸蟹吗？

大猫：可以。

开心：可以喝三七吗？

大猫：这个不知道。

…………

　　群里整天都会有一些匪夷所思的问题被病友提出来，脑洞之大、脑回路之清奇真的令人震惊。有些事情，明显跟甲癌毫无关系，但是自从得了甲癌，就让甲癌背锅了，什么都要跟甲癌扯上关系。每件事都要问问是不是甲癌"作"的妖，大家活得真的太累了。明显能感觉到，这个甲癌，已经让大家不知道该怎么生活了，仿佛生活处处是陷阱，每迈一步都需要找人问过才能抬脚。这样的生活状态，已经毫无乐趣可言。

　　生存期长，复发率高，导致大量的甲癌病人都是常年带癌生存的状态。而害怕和惶恐就成了常年相伴、挥之不去的梦魇。所以甲癌患者的康复之路比起其他癌症患者，多了一门功课，就是要战胜心魔。

　　心魔最核心的问题就是对"死亡"的恐惧。但是考虑大多数患者的心理承受能力，我把关于"死亡"的话题，放到最后再说。

　　除了死亡恐惧，几乎所有的恐惧，都是源于未知。甲癌患者术后的生活，因为有了大量的以前从未有过的体验，加上大量不敢想象、也无法预计的未知，让患者迷失和惶恐，灵魂和身体都无所适从。

了解甲癌的特殊性

要消除心魔，先要从了解甲癌的特殊性说起。特殊性有三个方面，一是甲状腺功能的特殊性，二是甲癌治疗的特殊性，三是甲癌患者日常饮食的特殊性。

再重申一遍甲状腺的重要性。甲状腺是内分泌系统的重要腺体。甲状腺的功能是整个内分泌系统功能的"按钮"。甲状腺功能的问题，会导致全身所有脏器功能的紊乱。甲状腺激素的增多和减少，都会影响身体的各个方面。

甲状腺激素不正常，常见的疾病是甲亢。甲亢的症状表现为心慌、手抖、爱出汗、易激动、爱发脾气、睡眠质量变差。有的人还会出现心脏早搏或者心律不齐。甲减的常见问题有皮肤变差、干枯皲裂、没有弹性、大把掉头发、水肿性虚胖、严重的疲劳感、乏力嗜睡、对事情缺乏兴奋度、抑郁倾向等。严重甲减还会引起心包积液和血脂增高，又由于血脂增高易形成动脉粥样硬化斑块引起心肌梗死和脑卒中。不管是甲状腺激素多还是甲状腺激素少，都会引起月经周期的紊乱、推迟或者停经。

因此甲状腺激素对身体的影响是全方位无死角的。正因如此，患者身体出现任何状况，都怀疑是甲状腺闹的鬼。这也就要求我们，遇到身体有异样的时候，先要考虑甲状腺的因素。

我们要逐步养成一个习惯，就是自我察觉的习惯。发现自己身体情况有异样的时候，先察觉一下，这个异样，是因为甲功不正常引起的，还是其他原因引起的；是普通大众都有的情况，还是甲状腺缺失带来的特殊情况。

比如，如果出现了大把掉头发，先要检查一下甲功，排除了甲减之后，再考虑是因为季节因素还是因为其他问题导致的脱发。健康人也会有脱发的现象，换季也会掉发。所以排除掉是甲功的问题，才能更准确地找到问题所在。再比如，发现皮肤很差，干枯粗糙，也先别急着买高档化妆品，先看看甲功的状态，排除了甲减之后，再去改善，能少花很多冤枉钱。因为在甲减状态下，买多高档的化妆品都不顶用。

很多人发现自己术后月经都不正常了，于是各种担心。其实甲状腺功能不稳定就会导致月经紊乱。长期甲亢或者甲减甚至会导致闭经。这种情况，即使去妇科看，妇科医生也还会让你先调甲功。只有甲功正常了，医生才能继续处理。所以如果出现月经不调，第一步不是去妇科，而是先化验甲功。只有把甲功的因素排除，才能更准确地发现到底是不是妇科出现的问题。

温馨：我术后一年多了，手术后吃上优甲乐，月经就不来了，服碘时，停药了，现在好像有更年期的症状，爱出汗，今年50岁了，我用调理月经吗？

内蒙古：我47岁，微小甲癌，手术半年了。月经一次比一次少，基本快要绝经呀！我是不是需要喝中药调理呀？如果吃中药，有什么药不能吃吗？马上要绝经了，心里很担心，不知道吃什么药能调理好！

似水年华：我也是，甲状腺切除前，月经特别正常，切除后渐渐地少了，有一次3个月才来，每月的量也特别少，怎么办？

随遇而安：求教！吃优甲乐对月经有影响吗？已经3个月了，月经中间只有10天是干净利索的。昨天做了彩超检查和妇科检查，没有什么毛病。妇科医生问吃优甲乐会不会有影响，我也不明白，哪位知道请告知，谢谢！

笑口常开：我碘-131治疗后月经就没有了。5个月后来了一次，接着又做了碘-131治疗，现在6个多月了还没有。我48岁了。

月亮：我也是做完碘-131后月经没了，现在4个月了还没有。

仅仅甲状腺激素的波动，就会给身体带来影响。没有了甲状腺，靠药物调整甲状腺功能，就好比自动挡的车换成了手动挡。我们能做的，就是尽量让手动调整接近精密，温和地、顺应着身体的节奏去给药，才能不伤害其他脏器。

优甲乐调药期间，药量多了或者少了，身体症状都会比较明显。每增加1/4粒优甲乐（12.5微克），身体都会出现相应的反应，所以调药期间的各种变化，如果不了解，都会让我们手足无措。身体敏感的人都会有感觉，不敏感的人感觉不到，但不是身体没有变化。优甲乐的药量都是基于12.5微克来进行调整的（因为药片不能掰得再小了）。如果药量突然加了半粒（25微克），那身体就会出现全方位的不适。如果有其他疾病的患者，就极易因此带来严重的后果。所以碘-131治疗停药时，优甲乐要逐渐地停，碘-131治疗之后的药量增加，也需要一点一点增加，逐渐增加到正常的药量，才能使身体适应。突然持续停药或者停药一个月，上来就加足量的优甲乐，会有一种天崩地裂似的难受，而这种难受，是普通人根本没办法理解的，也是患者自己没办法准确描述的。而每个人的甲亢状态和甲减状态也都是不一样的，只能自己体会。刚手术后的患者，调药期间，需要花相当长的时间，去观察自己身体状态的变化。去了解和熟悉，甲状腺到底对自己有什么样的影响。把这些影响弄明白，把甲功影响的因素去除掉，再去考虑其他问题。

如果出现了甲功的问题，甲亢通常是自己的药量吃多了。而甲减很有可能是吃药不规范。第一时间要反思自己吃药有没有符合规范。优甲乐要求晨起空腹顿服，服药后一个小时吃饭。与维生素、滋补品间隔一个小时，含铁或钙的食物，间隔两个小时，奶和豆制品间隔四个小时。如果刚吃完药没几分钟就吃饭，而且恰好吃的是牛奶豆浆，或者吃优甲乐的同时一起吃了钙片，那么优甲乐的药效就会大打折扣。长期这样吃，出现甲减是必然的。

甲功的特性影响非常多，而且极其复杂。需要患者在日常的生活里，仔细体会，多感受，多察觉，逐渐找出规律来。一旦能找到原因，就自然会心如明镜，不会再无缘无故地担心了。

此外，除了甲状腺，甲状旁腺激素的缺失，也会对全身产生影响。缺失甲状腺同时缺失甲状旁腺的患者，需要面临的苦恼和困惑更多。

下面给大家看几组甲状旁腺缺失补钙群里的讨论日常。这些事情和症状看上去简单，但是对每个患者来说都非常重要。如果这些事情解决不了，根本无法好好生活。

偶然：亲们，我又开始掉头发了，咋办？

海棠：正常人到换季的时候也掉头发。

偶然：我掉得厉害。我掉发都两年多了。去年吃了中药好些。现在又开始了。

海棠：那就应该去化验一下甲功，看看是不是甲减。

一笑而过：我也掉头发严重。应该是与钙低有关。

偶然：我钙含量还可以。

鲁西西：我都掉头发5年了，咋办？

小郭：我掉得非常厉害，查一查微量元素！我总是觉得我就长了单侧，然后被全切了，有点儿过度！

小郭：我觉得掉头发和饮食、休息、年龄都有关系！

Sylvia：大家有没有即使休息了一晚，第二天起床还是很累，中午不休息就困得不行、心累、很疲惫的状况？

美好：有。首先确定自己是否贫血和钙有没有补够。这些因素排除后，就得自己调整状态。注意休息别累着。再就是气虚、湿气重也会累，我们得病不是一天两天的事，所以要慢慢调理身体。有不舒服也是不可避免的。

桂花飘香：早上起床脚后跟疼是怎么回事，有人有这种情况吗？

Vivian：缺钙，我也疼。

桂花飘香：钙补上去了也疼吗？

Vivian：疼，我就贴艾灸贴，好很多。

橄榄树：生病前我也试过，早上起来下地那一瞬间特别疼，说是人字拖穿多了。买了消炎镇痛的药膏贴了，扔掉人字拖，慢慢就好了。

Crystal：我与另一个做了全切后缺钙的同事都有这现象，走动一会儿又不疼了。

橄榄树：不一定是因为缺钙吧？

水银：我从不穿人字拖，就手术后才疼的，肯定跟钙有关。

平安是福：我也脚后跟疼，跟缺钙有关系的。我手术后就疼。

涛声依旧：好多病友都脚后跟疼！甲旁减一定与脚后跟疼有关！具体原因不详！

甲小乙：我没甲旁减之前脚后跟就疼，很多人脚后跟都疼，常见病，和你甲旁减不减可没什么关系。脚后跟疼有几种常见病，比如脂肪垫炎之类的，大多数都与人胖、走路多或站立久有关。

涛声依旧：我感觉与体内的磷含量或者钙含量有关系！

桂花飘香：涛声依旧，为什么钙值2.29也脚后跟疼呀？

笑晏晏：早上刚起床时我也脚后跟疼，走走就感觉不到疼了，但用手按压还是疼的。手术之前没有过。

涛声依旧：是否与缺磷或者缺钙有关？

甲小乙：脂肪垫炎就是这样，我都好多年了。

橄榄树：脚后跟疼是很普遍的疾病，原因也多种多样，实在不舒服的应该到医院检查一下，找到原因才能对症下药。

甲小乙：这才是正解，很多病友把身体的很多不适都归纳到甲旁减上是有点儿极端了。

美丽心情：应该不是甲旁减的原因。

甲小乙：手术之前从来没有过，也不能代表你以后就不会得，对吧？不能因为手术了就把手术后的所有疾病都怪到手术头上，我觉得还是要区别清楚。这样才能对症下药，别因此而耽误了治疗。

极其赞同"甲小乙"说的：疾病的原因有多种多样的，不能都归结为甲状腺和甲状旁腺的缺失造成的。而且以前没有的病，未必以后不会得。不能把手术后的所有疾病都怪到手术头上，也不能把所有的问题都赖在甲癌和甲状腺上。对自己的疾病的问题要学会区别对待。

所以我们先要充分察觉自己手术之后身体的变化，甲状腺和甲状旁腺带来的各种反应，甲亢甲减的状态，自己缺钙的反应等等感受。逐渐掌握自己的身体、药品和生活之间的规律，心里有个谱，自然就少了纠结和焦虑，慌张和害怕。

有一个原则，身体出状况的时候，先要弄明白身体有哪些问题，然后看看这些问题与手术或者甲癌、甲状腺或甲状旁腺是否有对应的联系。如果有联系，就先解决甲状腺功能和甲状旁腺缺失带来的问题。如果没有必然联系，那就该找谁看找谁看，该挂哪个科就找哪个科，这样才能对症看病。

比如，好多人感冒之后就"傻"了，感冒不敢吃感冒药；还有的病人特别可爱，竟然跑到核医学科去治感冒，觉得现在找核医学科看病就要找核医学科医生。感冒跟甲癌没有关系，该怎么吃感冒药就怎么吃感冒药。核医学科医生只管喝碘治甲癌，哪管感冒的事情啊，找核医学科不是瞎耽误功夫吗？明白了感冒和甲癌甲功的关系，自然就知道自己该做什么了。

再说甲癌的特性。

岁月：不晓得为什么，我脖子没感觉，肺部疼。自从知道自己肺转了，恐癌了，感觉身体哪里也不得劲儿，随便哪里感觉疼一下都怕转移了，要用手摸半天确认。

采莲：您是心理因素，我之前就这样过，我认为的病灶部位很不舒服，等见到了医生说根本就不是那个地方，马上就没事了。真的是心理作用，肺转移没有任何症状。

甲癌的特点是易远转。最常见的是肺转移和骨转移，甲癌的这个远转特性就给很多人埋下一个炸弹，总是担心自己肺转移和骨转移。但是不到特别严重的晚期肺转移和骨转移，大部分患者是没有症状的。既不会整天咳嗽，也不会整天骨头疼。我肺转移30年了，除了每次碘-131治疗后的几个月咳嗽过，平时从来没有咳嗽过。很多骨转移的患者也从来没有觉得自己骨头疼，只是碘扫的片子看到是黑色的。另外肺部有炎症会咳嗽，咽炎也会咳嗽，气管炎也会咳嗽，感冒也会咳嗽，身体在好转时的好转反应也会咳嗽。咳嗽不等于是肺转移。缺钙受凉也会骨头疼，关节疼，腰椎间盘突出或者膨出也会骨头疼。但骨头疼不代表骨转移。或者可以这样描述一遍，肺转移晚期会有咳嗽的症状，但是咳嗽不一定就是肺转移；骨转移晚期会骨头疼但是骨头疼不一定是骨转移。我觉得这是一道逻辑题，把逻辑学好了，很多问题都不是问题。

所以对于远转的担心，转变思维方式最重要。

大家的惯性思维是，只要有状况先往最坏的地方想。总是害怕自己的病情被耽误，所以永远用最坏的结果往自己身上套。偶尔有个咳嗽，怕得要死，有个关节疼，就害怕是骨转。就是这样的思维方式，让自己每天杯弓蛇影、战战兢兢。

通常遇到这样的状况，应该是像前面说的那样，先排除了手术康复、甲功和缺钙的问题，并且看看是否属于常规疾病，最后再考虑是不是远转。尤其是对于骨头疼，特别多的人是缺钙引起的关节疼痛。有很多患者术后并不知道自己的甲状旁腺损伤了。有人手术没有全部切除甲状旁腺，但是损伤了一部分甲状旁腺。损伤的一部分甲状旁腺有的会有功能代偿，但是有的会逐渐出现功能的衰减。还有的人是手术时甲状旁腺没事，碘-131治疗之后受到损伤了。所以极有可能术后相当长一段时间，才有明显的缺钙反应。这时候有很多患者惊恐，害怕是骨转移，所以此时应该先去化验电解质查血钙和旁腺激素水平，先把钙补上来。如果钙补上来之后，仍然疼痛，应该考虑是否最近有外伤。确定最近没有受外伤、也不缺钙之后，再去考虑是否出现骨转移。

咳嗽也是一样，先看看手术时有没有伤到咽喉和喉返神经等部位。再看看最近有没有感冒，有没有咽炎、气管炎。这些都排除了，再去考虑是不是肺转。

这个就好像我们平时在家检查电路一样。如果发现家里的灯突然不亮了，除非确定是灯泡钨丝烧断了，检查的时候都不是上来就换灯泡，而是先看看开关有没有问题，保险丝有没有问题，最后才是换灯泡。排除甲癌远转的步骤和这个差不多。

把思维方式调整一下，能减少很多不必要的焦虑。

甲癌的特性是惰性强，发展慢。正是因为惰性强，发展慢，所以更可以对自己病情进行一个有效的排除。有个病友刚手术没多久，他本来病情极轻微，仅做个半切就痊愈了，但是他总担心肺转骨转，总是担心医生没给他全切埋下了病根。术后的颈部恢复偶尔咳嗽两声就担心得要命，然后开启了疯狂的求医模式，非要弄明白自己是不是肺转。在强烈心里暗示的情况下，疯狂咳嗽了半年，CT、PET-CT都做了也啥都没查出来。他本来就没事，当然啥也查不出来。要知道，甲癌既然发展得非常缓慢，手术的时候没有发现肺转的，不可能在几个月后就发展得不可收拾。虽然也不排除手术时就有转移，但是那时肺部的问题还处于萌芽阶段，用仪器检测不到。当时仪器检测不到，就不会在几个月的时间迅速发展。手术有的时候确实是没有做干净，留下了可疑的淋巴结，但癌细胞也不是几天工夫就会发展到肺部的。只能说明手术的时候，就同步有了肺部远转的迹象，只是没有检查出来而已。事情的发展是需要诸多因素的。不要胡乱揣测。甲癌的治疗手段是只要吸碘，不管是肺转移还是骨转移，都可以进行有效地治疗。

再说甲癌治疗的特性。

甲癌的治疗就是手术和碘-131治疗。手术的后遗症比较多，碘-131治疗就是面临辐射的惶恐。这个前面讲过了，不再重复。

但是有一个常识，是很多人不知道的。就是身体好转的时候，也是有好转反应的，并且手术康复是需要时间的。疾病的产生是一个平衡被打破的过程，身体的康复也是一个建立新平衡的过程。康复的过程是动态的，是不断波动的，不是一成不变的。

人们所了解的疾病其实是一些症状的描述或医学名词，这些症状或疾病的名称其实是人体内的一些生理反应的体现。

人体与外源物质斗争表现出的症状：高烧，疲劳、疼痛；

人体清除体内毒素表现出的病症：失眠、炎症、呕吐、腹泻、排汗、流眼泪、便血、咯血、各种皮肤病；

　　人体修补受损组织表现出的症状：疼痛、疲劳；

　　人体被动防御表现出的病症：息肉、囊肿、肿瘤、纤维化；

　　器官过度使用表现出的疾病：溃疡、高血压、糖尿病、心脏病、甲状腺功能紊乱等。

——曾志锋《医生向左　病人向右》

　　所以在身体好转过程中，身体仍然会出现多痰、咳嗽、盗汗、发热、呕吐、腹泻、尿频、肌肉酸痛、抽筋、头晕、不规则疼痛和疲劳嗜睡等身体反应。这是身体在自己做修复功课。

　　咳嗽是人体采用反射防御的机制，排除聚集在人体呼吸道、肺部的毒素，是人体的排毒手段之一。

——曾志锋《医生向左　病人向右》

　　咳嗽就是非常重要的一个好转反应。咳嗽不一定就是出问题了，也许是身体在排毒。所以千万不要一咳嗽就惶恐不止。我肺部弥散性转移30年，平时从来没有咳嗽过。我仅在每次服碘之后的几个月里有过剧烈的咳嗽，那时就是碘已经把肺里的癌细胞杀死了，但是这些死的细胞，需要被排出体外，唯一的方法就是咳嗽。那几个月，我快被咳嗽折磨死了。除了咳嗽，还有各种颜色的痰，红的、黄的、黑的，还咳出一些硬硬的块状物体。咳嗽结束后的复查，指标都有明显的下降。这些都是身体康复必经的过程。不要因为咳嗽而过度担心。

　　理解身体不是做了手术睡一觉就完全恢复到以前了；理解从手术到康复还有漫长的路要走；理解了这个漫长的过程中，不是一成不变的，会出现各种各样的好转反应，就不会"怕"字当头了。

同时，身体出现状况的时候，要学会逐渐分清，到底是哪个方面的问题。比如，碘-131治疗有一些副作用，停药准备做碘-131治疗的时候，可以引起甲减、缺钙等副作用，手术也会有副作用。如果出现问题，需要弄明白，到底是哪个因素引起的。

YOYO：亲们，有没有做完碘-131治疗之后，严重便秘的？我现在的肚子里感觉都是便便，像怀孕3个月的人一样，怎么办呀？我每天都运动，效果还是不好。

海棠：甲减严重，就会便秘。把优甲乐补上来，慢慢就好了。

"YOYO"的问题，其实是甲减的问题。跟碘-131治疗没关系。她的碘是喝完了，但是身体还在甲减恢复期，吃上优甲乐之后还需要经过一段时间才能回到正常状态。明确了哪个方面的原因，就可以对症下药，对症调整了。

K：请问一下，碘-131治疗之前禁碘期间可以吃钙片吗？停优甲乐的时候把钙片也停了，但今天晚上脚抽筋，可能缺钙了。吃钙会不会影响后面碘治疗的效果呢？

"K"的问题是把钙、优甲乐与碘的事情搅和在一起了。出现这类问题的患者非常多。禁碘停药，停的是优甲乐。服碘仅和优甲乐有关系，跟钙没有任何关系。可是他停优甲乐同时把钙也停了，所以抽筋严重。严重缺钙的患者，一天不吃药都抽。所以不管什么情况，都不要影响钙的服用。

同时我们还要明白，生活中健康人也会出现一些状况，比如，发烧、腹泻、心脏病、血脂高。所以甲癌患者不能总是把发生的所有事情都归结为是甲癌的问题。要学会理清，哪些是甲状腺功能的，哪些是甲癌的，哪些是缺钙的，哪些是普通人日常生活的。如果这些搞不清楚，全都搅和在一起，真的能使人崩溃。了解了哪些东西和甲癌相关，那也就可以分开处置，不用什么锅都让甲癌来背了。

低碘饮食惹的祸

甲状腺癌碘-131治疗要求低碘饮食。这个低碘饮食，给生活带来了非常多的困扰。饮食问题，是患者引起纠结的"重灾区"。

鱼：藏红花我们可以喝吗？

紫云：不太清楚，藏红花活血，不知道我们能不能喝。

坦然：亲们，术后是否可以吃松茸？

江南：我的医生说什么都可以吃。

小草：早上可以吃全麦面包吗？

娟娟：我们这个病能不能喝酵素？

感觉：当然可以了。

娟娟：我总觉得这些东西是发物，所以不敢喝。

感觉：过段时间你就什么都吃了。

别挥霍：鸡肉和鸡蛋可以吃吗？

安然：我不吃鸡肉，但吃鸡蛋。

别挥霍：是鸡肉不能吃还是……，我听很多人说不能吃，但是我今天吃了一碗。

安然：我以前很爱吃鸡肉，听说少吃鸡肉好，病了以后我就不怎么吃了，偶尔吃一点儿应该没事。

旅程：我们可以吃鸭蛋吗？我们家从手术后，都与蛋隔绝了。

猴猴：负责地告诉你，吃鸭蛋没问题。

乐乐：吃韭菜容易导致复发吗？

彩虹：谁说的啊？

佳兴：民间的说法，韭菜是发物。

彩虹：有什么依据啊？

好：不吃，该怎样还是怎样

佳兴：民间遗留下来的，就像得癌的人少吃辛辣一样。我是善意的提醒啊，我爱吃韭菜，甲癌后就一直没敢吃。

彩虹：甲癌只要低碘就好了。

种草：中医常说的"发物"到底是什么？

种草：又有群友问发物问题，再发一次文章，澄清一下。

佳兴：年轻人想法跟我不一样啊，我是小心翼翼的。

种草：反正我是不管什么发物不发物的。

阿玲：小心也没有错，按自己的理解去做吧，免得吃了又心生疑虑，患得患失反而不好。

彩虹：都别吃了。

狐狸：发物只有手术伤口没恢复时不能吃，和甲癌没有关系呀，任何手术都不能吃发物。

幸福：每个人的情况不同，根据自己的情况决定吧。

好：我晚上刚吃了几只螃蟹。

彩虹：把嘴缝上，整天不吃不喝，该复发还是要复发，关键要有个良好的心态，心态好，一切都会好的。我记得胡叔说过，别到时候医生有能力给你医，自己的身体不允许。

良鹰：真理，关键是心态好。

冒泡：禁碘时做菜可以放葱姜蒜吗？

么么哒：完全可以。

Lily：今天儿子过生日，没忍住吃了几口蛋糕，没事吧？

翠翠：几口蛋糕而已，又不是几口碘盐。

翠翠：我专门问过核素医生，除了做碘-131治疗的前后各一个月内要稍微注意控制之外，其他时间海鲜一个月吃一次完全无妨。真的没有必要因为这个病而胆战心惊地影响到生活质量。

蒲公英：我碘-131治疗后28天了，今晚第一次吃鸡蛋。

翠翠：一位病友碘-131治疗时吓得什么都不敢吃，结果复查时营养不良，被医生训了。最起码的营养都跟不上了，还谈何抵抗力免疫力。

雷豹：说的是，手术后医生让喝蜂蜜，我搞不懂，是术后喝几天，还是要以后坚持喝下去？

蓝风：请问大家禁碘的话早饭能吃什么啊？本来准备吃面条的，但是看配料表，面条里面都加了食用盐。

玉：请问白萝卜能吃吗？

紫云：可以吃的

玉：谢谢，听别人说十字花科植物不能吃，里面就有萝卜。

紫云：但你不会天天餐餐都在吃啊！

倾城之恋：海带、紫菜、虾皮、白菜、萝卜，我都不吃！

蛋炒饭：萝卜白菜属于十字花科类，含碘也不算高，做碘-131治疗时少吃或不吃，平时也不吃，那吃什么菜呀？

为了保证治疗时癌细胞能最大限度地吸收碘-131，在服碘之前一个月需要尽量低碘饮食，群友们都称其为禁碘饮食。除了碘-131治疗前后为了保证碘的疗效而要求禁碘饮食，平时有远转的患者也要求尽量低碘饮食。碘在人体的新陈代谢中也发挥着重要作用，人不能完全离开碘。碘是食物微量元素的组成部分，找不到完全不含碘的食品。食物的种类又何其繁多，食物的成分列表里又没有碘含量的标识，所以康复期间吃什么，成了大家的大难题。每天的提问真的千奇百怪。

加上很多人手术之后，都有会找中医调理。中医对饮食的要求是服药期间有禁忌，比如辛辣、发物，民间也有手术、患重病之后不能吃发物的习俗。还有很多科普文章里提到十字花科食物对甲状腺有影响。于是高碘+发物+十字花科的食品被谨慎又胆小的患者排除在日常生活之外，这三类几乎涵盖了日常饮食的百分之八九十，那还有什么能吃？

于是，几乎所有的食品都被大家问过。可惜目前能够查到的含碘食品只有常见的100种标有大致的碘含量。其实高碘饮食，也只有碘含量表里的前十位。下面的食物，括号里列出的是每百克食物的碘含量。

1.裙带菜（干）（15878微克）2.紫菜（干）（4323微克）3.海带（鲜）（923微克）4.鸡精（766.5微克）5.海虹（346微克）6.虾皮（264.5微克）7.虾酱(166.6微克)8.虾米（82.5微克）9.可乐（68.4微克）10.叉烧肉（57.4微克）11.豆腐干（46.2微克）12.开心果（37.9微克）13.鹌鹑蛋（37.6微克）14.火鸡腿（33.6微克）15.牛肉

辣瓣酱（32.5微克）16.鸡蛋（27.2微克）17.牛腱子肉（24.5微克）18.菠菜（24微克）19.黄酱（19.8微克）20.羊肝（19.1微克）

　　前面几个海带紫菜裙带菜，他们的百克碘含量都是四五位数的，所以即使是吃一点儿，都是很高碘含量。其余的大量的食物，每百克仅是十位或者个位数。所以，根本不影响日常的食用。可乐的百克含量并不高，但是架不住人们日常喝的量大，一会儿一瓶是常有的事儿，一天喝一升都不足为奇，所以碘的摄入总量会比较多。如果偶尔喝一点儿，是完全没有问题的。所以判断食物能不能吃，除了查看碘含量，还要看食物的摄取量。如果仅是适量食用，就没有任何问题。不需要有任何心理负担和纠结。禁碘的话，只要碘含量表的前十位不吃，或者严格点前二十不吃就可以了。平时偶尔吃一次，也是完全没有问题的。

　　大家对鸡蛋和牛肉的认识误区最大。仅仅是因为这两种食物的碘含量的排名比较靠前。但是大家仔细看，鸡蛋和牛肉的每百克含量只有二十多，比起百克含量的裙带菜、海带、紫菜的碘含量，差的不止一个数量级。而鸡蛋和牛肉作为日常生活的主食，含有的营养物质对于身体的益处远多于摄入的一点儿碘的影响，所以"但吃无妨"。

　　相当多的患者，只敢吃碘排位是个位数的食物。这就太极端了。西葫芦的碘含量最低，100克里只有0.4微克碘。但是咱也不能天天顿顿啃西葫芦吧？碘是身体重要的微量元素，是维持正常代谢必需的物质，不能仅仅因为需要低碘饮食，就彻底不摄取了。那不仅对治疗无益，对整个身体康复状态反而有害。

　　曾经有群友，因为吃了柿子和樱桃，吃完听说柿子的碘含量高，说忍不住想吃，吃了又后悔，罪恶感满满，在群里念叨一下午，群里的病友们也都跟着纠结一下午。柿子只是水果里面碘含量高的，但是这个个位数的碘含量，跟海带、紫菜差远了，为个柿子纠结实在是太夸张了。

水果里的碘含量都非常低，也不是一年四季都吃的，不过是应季的时候吃几次而已，想吃就吃，别纠结。

在进行碘-131治疗前，核医学科有明确要求不能吃的食物，要遵照医生的要求来忌口。

下面说一下中医里说的忌口和发物。

我们国家药食同源的历史悠久，很多食物，确实对身体有影响。古老的饮食传统，确实是有生病养病期间不能吃发物的说法。所以，很多患者就把所有听到的理论都归到一起。

患者们有个共同的思维，就是我也不知道这些东西对不对，反正为了"以防万一"，我都听，我都信。当我不知道能不能吃的时候，我就选择都不吃，小心没大错。当这些东西互相打架的时候他就抓狂。或者长期这不能吃那不能吃觉得生活太无趣，束缚太多的时候，又发愁到底该不该听该不该信。

其实西医和中医不是同一个体系。西医是以病为指向的治疗，有什么症状，就流水线的治疗标准。中医是以人为整体的治疗，讲究天人合一。西医和中医是两个不同的治疗体系。思维方式完全不同。

比如西医要求甲状腺癌患者进行TSH抑制控制甲状腺癌发展，全切远处转移患者要求TSH控制在0.1mIU/L以下，就是要求人是轻微甲亢状态，所以左甲状腺素钠片吃到轻度甲亢，或者轻微甲亢状态。其实这也是一种病态。但是为了甲状腺癌，需要放弃一些生活质量，轻微甲亢状态虽然不舒服，但是能忍受。这是西医的要求和理念。

但是中医的治疗是调整人的全身状态，中医调理后最符合这个人身体的最佳状态。也就是说，既不是轻微甲亢的状态也不是甲减的状态，而是正常人的刚刚好的健康状态。按照中医调整之后，甲状腺激素的水平就是患者的正常状态时的激素水平。那当然TSH就不会是西医要求的0.1mIU/L以下。所以如果在治疗TSH抑制期间吃中药，很可能吃一段中药TSH就会升高。

云：上次群里有朋友说吃中药会影响TSH值，我今天TSH值出来了，0.67，之前的是0.24。看样子确实是会影响。准备到医院让大夫给调整优甲乐的量，尽量控制在标准范围内。所以群里吃中药的朋友也最好及时查甲功。

"云"出现的情况非常常见。经常有人在吃左甲状腺素钠片抑制TSH的时期去吃中药，吃一段回来再验血，发现TSH升高了。因此要分清楚自己是什么阶段。西医治疗时按照西医的要求治疗，低碘饮食就可以。吃中药的时候，按照中医的要求，该怎么忌口就怎么忌口。不要同时进行。西医中医同时进行，一定会相互影响。同时需要注意，吃中药期间，左甲状腺素钠片千万不要停。左甲状腺素钠片的功能，就是替代缺失的甲状腺功能。所以除非服碘需要停药之外，任何时候都不要停左甲状腺素钠片。

除了中药，还有很多营养品。灵芝、鹿茸、螺旋藻，石斛、人参、冬虫夏草，几乎所有市面上能听说的营养品，都会被患者拿来问一遍。如果是在中药的配伍里，那么它的作用很强，但是如果只拿它作为某一项营养品做身体改善，它们的营养和功效并不如传说的那么厉害，是否适合吃，也要根据身体体质，有时还不如认真把三餐的营养搭配好了对身体的康复作用大。而且很多保健品的激素含量不明，吃多了对身体反而有不良影响。

另外大家关注的十字花科的食物，有很多文章里说到十字花科的食物对甲状腺的功能有影响。于是很多患者就不敢吃十字花科的食物，其实是对十字花科食物深深的误解。只有在短时间内同时满足以下四个因素中的三条，才有必要引起注意。一是大量食用十字花科食物，如每天吃1—2斤的西兰花、萝卜、卷心菜等；二是处于严重低碘地区，吃不到海鲜和碘盐；三是同时吃十字花科食物和富含类黄酮的水果，如橘子、梨、苹果、葡萄等；四是大量吸烟。谁平时能每天吃一斤的西兰花和萝卜卷心菜呢？所以根本无须过分担心。甲癌患者只需要在碘治疗禁碘期间适当控制十字花科食物的摄入量即可。日常生活中，因为十字花科食物具有强大的抗癌作用和丰富的营养物质，是推荐患者多吃的。

综上所述，食物有几千万种，根本不可能每种都知道确切的碘含量。那些常见的高碘饮食和高碘中药，尽量避免就可以了。其他的食物，只要不是每天吃、每顿吃、每次都好几斤，都没有关系，不需要每天提心吊胆。偶尔吃一口还有负罪感，真的没有必要。

优甲乐的 ABCDEF

甲癌患者手术之后需要通过服用药物替代甲状腺的功能。服用的药物是左甲状腺素钠片，成分是L-T4，它的商品名分别是优甲乐、雷替斯和均衡。优甲乐是德国默克公司生产的，雷替斯是德国美纳里尼集团生产的，均衡是深圳中联生产的国产药。除了左甲状腺素钠片之外，少部分患者还用到甲状腺素片。甲状腺素片是从动物激素提取的，里面包含T3的成分，但是药物的稳定性不好，基本上不用，少数不能在身体里自行由T4转化成T3的患者可以用甲状腺素片解决这个问题。

左甲状腺素钠片的性能非常稳定，吃优甲乐的病友占大多数，我就用我们习惯的优甲乐来说明了。其他药品跟优甲乐的用法是一样的。大家习惯把优甲乐亲切地称为"乐乐"。

再强调一遍，甲状腺是全身的内分泌系统的重要器官。优甲乐是替代甲状腺功能的药。它的作用，就是替代已经被拿掉的甲状腺工作。甲状腺切除之后，优甲乐是保证生命正常运转的必须药物，除非准备做碘-131治疗，否则任何时候不要停优甲乐。

优甲乐的说明书里专门有这一条：

【通常情况下，甲状腺功能减退的患者，甲状腺部分或全部切除术后的患者，已经甲状腺肿去除后为预防甲状腺肿复发的患者应终生服药。】

优甲乐是一个需要终身服用的药物，因此关于优甲乐还有很多话题在困扰着大家。医生只有一句终生服药的医嘱，但是对于要吃几十年的人来说，生活里的情况远超出想象，于是关于如何服药，就是挡在患者面前的第一道关口。

关于吃药时间、漏服、与早餐的时间间隔和影响，以及优甲乐的存放、过量服药的后果、药量的季节影响等等都困扰着患者。很多人尤其是新病友对待吃药这件事极其教条和刻板。他们战战兢兢，诚惶诚恐，特别纠结，生怕一顿药吃错了带来不好的影响，但是越这样教条刻板，越给自己的生活添乱。

我吃了30年药。前15年吃的是甲状腺片，怀孕时医生让换成优甲乐以后，又吃了15年的优甲乐。可以说，生活里大家吃优甲乐遇到的问题，我统统经历过。我可以非常负责任地告诉大家，偶尔出点儿小状况，一天忘了吃药，对病情没有任何影响。根本无须烦恼，也不需要有焦虑的纠结抓狂的情绪。

A

福娃：优甲乐睡醒一觉就吃可以吗？比如凌晨1点多、2点多、3点多……什么时间都行，到5点以前可以吗？

苍兰：大半夜起来吃药，还能继续睡吗？

耳东陈：假如7点吃早点，那究竟是4点吃优甲乐好还是5点吃好，人体分泌激素是几点？

哈喽：我早上吃药时间不太准点，有时候5:40，有时候6:30，有时候7点，有时候醒来晚了，7:20。这样会不会对乐乐吸收有影响？

雾气：每天早上吃优甲乐，用矿泉水还是什么呢？一大早水还没有烧。

水手：我早上空腹吃药胃疼，我问医生说，让我晚上睡前吃。

平常心：不能睡前吃，睡前吃影响睡眠。

水手：可是我吃着挺好，没影响睡眠。

先看看优甲乐说明书上的吃药时间：【左甲状腺素钠片应于早餐前半小时，空腹将一日剂量一次性用适当液体（例如半杯水）送服。】这句话翻译一下，就是早晨空腹，一次把一天的药喝完，用至少半杯水喝下去，喝完最少间隔半个小时再吃饭。

为什么是空腹，因为吃了饭影响药品吸收。空腹状态下吸收可以到80%，与食物同服，吸收率仅为64%。所以要间隔至少半个小时再去吃饭。那至于吃完药后是一个小时吃饭还是两个小时吃饭，都没关系，满足了空腹够半个小时就完成任务了。

有个黑龙江病友，定闹钟每天早上4点起来喝优甲乐，喝完再睡一觉，就为了满足绝对空腹。她在群里抱怨吃药痛苦，都成了群里的笑话了。

为什么是早晨吃药，优甲乐的药品动力解释如下：

【口服左甲状腺素钠后，大部分均在小肠的上端被吸收，通过制备为盖仑制剂，本品的吸收可达80％以上，达峰时间大约为5到6个小时。】

优甲乐主要在小肠吸收，吸收率60％—80％。最大吸收效果发生在服药后的3小时内。甲减患者，行空肠回肠旁路术或其他肠道切除术，术后往往需要更大剂量的优甲乐。吃完药之后，5到6个小时，可以达到吸收的高峰。早上六七点吃药后，身体逐渐吸收，中午11点到下午2点达到吸收峰值然后逐渐衰减，到晚上甲状腺素浓度降低，人也该去睡觉了。这个节奏是人体的运行节奏。人一天中最兴奋的时间段就是10点到2点。优甲乐是模拟甲状腺功能的，因此要符合人的身体节律。有的医生追求空腹吸收好，要求患者晚上吃药，但是晚上吃药之后，5到6个小时峰值，人就很兴奋。晚上9点吃药，到峰值是夜里2点，你还怎么睡觉？人的脏器到晚上是要休息的，可是吃了药强行让人兴奋，全身的脏器功能都紊乱了。你虽然睡觉了，但是内脏仍然在兴奋。有的人感觉迟钝，说对睡眠没影响，但是没感觉不代表内脏的节律正确。白天脏器要工作的时候没有动力，晚上要休息的时候强行兴奋。"睡什么，起来嗨！"的模式几十年吃下来，基础代谢严重紊乱，一身的病。已经有病友因此付出了惨重的健康代价，悔之晚矣。

我也曾有过一次凌晨3点服药的经历。凌晨3点之后吃药，我最兴奋的时间段是早上8点到中午12点。上午的感觉不要太好，但是过了下午2点，我整个人就像是油箱里已经没有油的汽车还要强行突突往前开的感觉，非常吃力，强打精神，几乎是要用熬的，度过下午到晚上的时间，吃过晚饭就迫不及待地躺到床上了。所以不要太早为了追求空腹而去吃药，保证在早上5点到8点之间把药吃了就可以了。

优甲乐要顿服。

顿服就是一次把一天的药量喝完，不需要分几次吃。除非有个别患者的药量非常大，或者胃特别不好，一次吃完之后身体极度不适，才把一天的药分开吃。分开吃也不是把药平均分，比如要吃4粒药的，不是早上吃2粒晚上吃2粒，而是早上吃3粒半，下午4点左右吃剩下的半粒。或者有人吃2粒半的，就是早上吃2粒1/4，下午4点吃剩下的1/4粒。就是药的绝大部分是早上吃，只留极少部分在下午做补充。为什么是下午4点左右？因为这个时段既能符合空腹，又能基本保证脏器正常的节律。作为一个要吃几十年的药物，保证药物的功能符合人体的节律非常重要。

B

水月：优甲乐早上起来忘记吃了，都吃过早饭了，可以补上吗？

佳佳：不用补，明天正常吃。

水仙：我今天早上起床先上厕所了，回来以后就忘了自己吃没吃药了。平时都是先吃药，今天先上了厕所。我补不补药呢？补了又怕吃过了再吃就吃过量了，不补就怕今天没有吃就缺了。现在才刚6点，吃药还来得及，我该怎么办？

大虎：我老婆晚上优甲乐又吃了一遍（全切每天早晨2颗半），然后5分钟之内催吐，没发现药片。请问要紧吗？

【口服给药3—5天发生作用。平均半衰期为7天。对甲状腺功

能亢进患者，本品的半衰期缩短（3—4）天，对甲状腺功能减退患者，半衰期延长（9—10）天。】

优甲乐的半衰期是7天，所以即使有一天忘记吃药，当天也不会因为没有吃药而造成严重甲减的症状，不会给身体带来不适感。而对于甲癌的控制，一天的药缺失也不会引起癌细胞失控似的疯长，对疾病的影响可以说是微乎其微，约等于零。试想如果一天不吃就病情发展很严重，哪个医生还敢让你停一个月的优甲乐去做碘-131治疗呢？医生敢有这个治疗方案，即使有不吸碘的风险也让停一个月药，就说明一个月不吃优甲乐，癌的发展也不恐怖。因此一天不吃药没有关系。生活里的事情千变万化，一天忘了吃，或者有些情况一天无法吃，都不需要过分焦虑抓狂。

优甲乐代谢周期是28天。如果超过7天，或者15天不吃优甲乐，身体就会开始出现甲减的状态了。28天之后优甲乐就全部代谢完了。所以除非你准备去做碘-131治疗需要停药，否则不要无缘无故地停药10天以上。

【长期滥用本品的病人会出现心脏性猝死。】【服用过量会出现代谢率急剧升高的症状。药品过量的症状包括强烈的β－拟交感神经效应，如心动过速、焦虑、激动和无意识运动。】

甲状腺过量会导致心脏性猝死。过量服药会有比较严重的身体反应。和过量服药的后果比起来，一天不吃药的危害更小。所以如果忘了自己今天吃没吃药，宁可一天不吃，也不要补药。

这些年经常看到一些医生写的不靠谱的科普帖，要求病人缺了多少药量，第二天要加量补回来，而且缺了几天就补几天。他可能不知道，他的这种补药的要求，把多少人送到了120的急救车上，甚至是送上了黄泉路。优甲乐是有最大剂量的，最大剂量是300μg（规格50μg的6片）。大部分患者吃药在100μg—150μg之间，但是有些患者需要吃到200μg（50μg规格4片）。如果吃这个剂量的病友，加倍补药，直接后果就是他第二天吃下去的药量，大大超过300μg，严重超出心脏承受能力导致心脏病发作，有生命危险。我知道有好几个病友因为补药吃了300μg（6粒）、250μg（5粒）优甲乐而送120急救的，还好他们被抢救回来了。加倍的药量，即使没有心脏病发作，对身体的影响也是非常巨大的，不管是情绪还是身体状态，都非常难熬。

还有的病友经常问，我早上忘了吃药，今天还能补吗？不补。有的说，还来得及。但是来得及也不补。为什么？因为非常有可能的是你已经吃过药了，但是因为什么事情，你忘了你吃过药了，你又补上了，就过量了。经常会有这样的情况发生。我从小到大，这样的事情发生过很多很多次，经常是我补过药后又想起来自己已经吃过药了。最后是血的教训，让我牢记，早上第一件事就是吃药，如果没吃，今天也不再吃了。所以不管你是真的忘了吃，还是忘了自己吃没吃，都不补药。

再次强调，优甲乐的服药，一天漏掉了不会影响任何方面，但是如果加倍了，就有生命危险。综合考量，过量的危险远远大于不足。所以养成好习惯，早晨起来第一件事就是吃药。如果这件事当天忘了做，那今天就不要再做了。

C

小可爱：红糖馒头可以吃吗？和乐乐不冲突吧？

陈陈：可以。

小可爱：谢谢，开始放心吃早餐了。真是个麻烦病，以前早餐都在外面吃，简单省事，现在天天家里做，麻烦单一。

清晨：严重同意，早餐都快厌食了。以前的美味——煎饼果子、牛奶、面包、油条、豆浆、豆沙包都不能吃了。

小可爱：你全切禁忌少呀，我半切的简直没什么吃的，每天早晨不是粥就是面条。我还有半边甲状腺怕吸碘过高。

　　小可爱：想出去吃顿饭都得想要不要带无碘盐。医生还说低碘饮食，说得简单，低碘食物就没几个。

　　小可爱：算了，别想以前的美食生活了，现在就要清心寡欲，填饱肚子算不错了。

　　落叶知秋：吃完乐乐一个小时能吃土豆丝、油饼吗？早上一不小心吃了点儿豆芽（大哭大哭）。

　　优甲乐的药物相互作用分三类。

　　一是服用优甲乐影响其他药的吸收。

　　【可能降低抗糖尿病药物的降血糖效应，开始甲状腺激素治疗时，应经常监测患者的血糖水平，如需要应调整抗糖尿病药物的剂量。】

　　【与香豆素衍生物作用，能够取代抗凝药与血浆蛋白的结合，增强其作用，从而导致出血（如中枢神经系统或胃肠道出血）事件的风险增加。在联合治疗开始以及治疗过程中，应定期检查凝血指标，必要时调整抗凝血药量。】

　　优甲乐会影响降血糖的药物药效，所以如果患者合并糖尿病，就需要关注血糖水平，适度增加药量。优甲乐影响抗凝血的药物发挥作用，增加出血风险。因此在治疗出血类疾病过程中需格外注意。

　　二是其他药物影响优甲乐。

　　【蛋白酶抑制剂（利托那韦、茚地那韦、洛匹那韦）可影响左甲状腺素的作用。】

　　【苯妥英可取代做甲状腺素与血浆蛋白的结合，导致FT4和FT3水平升高，此外还可增加左甲状腺素的肝脏代谢。】

　　【水杨酸盐、双香豆素、大剂量速尿（250mg）、安妥明等可

取代左甲状腺素与血浆蛋白结合，从而导致FT4水平升高。】

【当奥利司他和左甲状腺素同时服用，可能发生甲状腺功能减退和/或甲状腺功能减退控制不佳。】

【司维拉姆可降低左甲状腺素的吸收。】

【络氨酸激酶（如伊马替尼，舒尼替尼）可降低做甲状腺素的疗效。在联合用药的开始或结束时监测甲功变化，必要时调整左甲状腺素的剂量。】

【丙基硫氧嘧啶、糖皮质激素、β－拟交感神经要、胺碘酮和含碘造影剂能够抑制外周T4向T3转化。胺碘酮的含碘量很高，能够引起甲状腺功能亢进和甲状腺功能减退，对可能有未知自律性的结节性甲状腺肿应特别注意。】

【舍曲林、氯喹氯胍能够降低左甲状腺素的作用，升高血清TSH的水平。】

【巴比妥酸盐、卡马西平等具有诱导肝药酶的性质，能够增加左甲状腺素的肝脏清除率。】

【服用含雌二醇成分的避孕药妇女或采用激素替代疗法的绝经妇女对甲状腺素的需求量可能会增加。】

【含大豆物质可能会降低本品在肠道中的吸收量，因此可能需要调整本品剂量，尤其是在开始或停止用大豆产品补充营养时。】

上述这些药物是内科妇科用药以及减肥药，这些药物都会影响优甲乐的吸收。平时我们不需要特别记住，但是如果出现其他疾病需要用到这类药物的时候，要及时向医生说明自己的优甲乐服药情况，请医生酌情处理。

上面专门提到大豆物质，而人们常喝的豆浆等大豆制品会影响优甲乐的吸收，因此早餐尽量不吃含有大豆类的食物。豆浆可以在下午或晚上喝。

不推荐大家吃补品也是因为很多补品里有雌激素，而且激素含量不明，易导致优甲乐的吸收受影响。

三是与优甲乐服用时间要有间隔的药物及食物。

【消胆胺、考来替泊会一直做甲状腺素钠的吸收，故左甲状腺素钠应在服药消胆胺、考来替泊4—5小时前服用。】

【含铝药物（抗酸药、胃溃宁）可能降低左甲状腺素的作用，应在服用含铝药物之前至少2小时服用含有左甲状腺素的药物。】

消胆胺降胆固醇，考来替泊降血脂，胃溃宁治胃病，它们都需要与优甲乐间隔足够的时间才可以吃。

另外在旧版的优甲乐说明书中要求与维生素或补品需间隔1小时服用；与含铁、胃病药物或食物，例如铁剂，需间隔2小时服用；豆类奶类，例如豆腐、豆浆、豆奶、牛奶、酸奶、奶酪等及钙片需间隔4小时服用。因此补钙补维生素需要与优甲乐分开足够的时间。富含纤维的食物，豆制品和浓咖啡会显著影响优甲乐的吸收，早餐避免选择上述食物。我曾致电默克公司的中国联络处询问，他们表示，虽然说明书上看不到明确的说明了，但是仍然要求与维生素间隔1个小时，与钙制剂及豆浆等间隔4个小时。这些服药的要求没有变。

D

小雯：亲们，这个天气乐乐常温放着可以吗？隔离的地方没有冰箱。

翠翠：买个插电的小保温杯可以制冷的，百十块钱，你隔离还有段时间，也不是几天。

一米阳光：乐乐还用放冰箱吗？没听说。

小猫：我一直放床头柜的。

翠翠：室温超过25℃就要放冰箱，说明书里有写。

一米阳光：我没放过冰箱。

吉子：没事吧，我一直常温保存的，化验血还有点儿甲亢了呢，说明药效没有受影响。

翠翠：说明书上说保存温度不超过25℃。

婷婷：我咋觉得最近我没放冰箱有影响呢。我夏天以来TSH就高了，还是以前那么多药。

小猫：我的怎么就写个避光。

婷婷：这两天我天天吃冰箱里的。

小猫：不是吧，如果出去要是很热没有冰箱怎么办？这个天都很热啊，在成都出去玩温度都30℃呢。

翠翠：长期高温，超过30℃肯定多少会有影响，几天时间应该没关系。

"小猫"发来一张截图。上面是叶正芹医生的关于优甲乐存放的解答。

患者：请问优甲乐夏天如何储藏，说明书是25℃以下，网上说放冰箱，有的说冰箱潮湿，那到底怎么办？

叶正芹：日常室温阴凉处即可，不需要放冰箱。

患者：那室温都28℃—30℃了也可以吗？

叶正芹：可以。放冰箱冷藏容易受潮。

小猫：说的都不一样。不知道该怎么办了！！

大海：优甲乐说明书上虽然注明了储存的稳定要求，上海高温也有40℃，但我放20多盒优甲乐一直是避光存放在抽屉里，好多年了，吃到现在没发现什么问题。

大眼儿：我在冰箱里，掰开还放回去。看来这样不好。不过这种天气室内温度到了70℃，抽屉里也潮呀。晚上的空调放30℃，除湿了，也感觉很冷，屋里湿度太大了。

樱花：你太较真，太纠结。

菲儿：信了你的邪，非洲也没有70℃。

关于优甲乐的保存。

【密闭，避光，25℃以下干燥处保存。】

说明书上这句话是四个并列要求。要同时满足密闭、避光、25℃以下和干燥四个条件。不满足密闭不可以，不满足避光不可以，不满足干燥不可以，同时还要满足25℃以下。

密闭好做到。优甲乐的包装上有铝箔，只要吃的时候打开就可以。那些要掰开吃的零散药片，需要找个盒子密闭放好，尽快吃完。

避光也好做到，只要不放在阳光下暴晒就满足要求。放在房间里或者放在抽屉里都可以。

问题最多的就是25℃以下干燥这个要求，于是"优甲乐要不要放冰箱"就成了每年入夏之后的保留问题。几乎天天有人问，夏天室内温度超过了25℃，会不会药品失效？有的说不放，因为医院的药房就没放；有的说必须放，超过25℃就会失效；有的说，问了医生，医生说不放；还有的坚持说应该按照说明书存放，才能保证药效。很多人于是就放冰箱里，还有的甚至放到了冰箱的冷冻。可是只看到了要"25℃以下"这个标准，同样重要的"干燥"这个条件怎么满足？于是有很多病友说，放在铁盒子里防潮。可是如果出差或者旅行的话，从冰箱里拿出来，再在室温里放置，这么大的温差，更容易潮解变质。这样的问题怎么解决？而且旅行时怎么携带？难道要随身携带便携冰箱？还有的病友发愁碘-131治疗隔离期间，住旅店没有冰箱，怎么办？有的病友甚至会为了保存优甲乐而打算白天晚上都开空调！于是每天新老病友对于优甲乐的存放总是争论不休。到底夏天怎样处理优甲乐的存放，真成了大家的心头之患。

我吃了15年甲状腺素片和15年优甲乐，从来没有觉得保存优甲乐是个问题，真想不到大量的纠结病友因此而苦恼。小时候没有冰箱，所以也从来没有放到冰箱里过。我是放到阴凉的抽屉里的，符合干燥避光环境，从没有发生过药物失效的问题。至于这个25℃，真的没有太在意过。因为无数次从医院拿药，药房里存放的药品，也不是放在冰箱里低温保存的。反倒是用过的胸腺肽之类的，医院直接告诉我需要低温保存，放冰箱。没有特意提醒的，就是不需要放冰箱的。吃药几十年的老病友们也都是这样做的。但是在一些执着在"25℃"的病友看来，这样做太不负责。

既然不管是医生还是说明书，都不能找到一个解决大家若干疑问的答案，就只能从药理学考虑，药物的制作过程是怎样的、在什么情况下药品容易失效这个角度找答案了。从开始有这个想法以来，我就一直想找一个对药理药学有了解的人。很幸运，我找到一个出身医药世家而且毕业于中国医科大学药学专业的朋友。

这个朋友说："优甲乐属于片剂。片剂药品的合成是在近千摄氏度的高温下合成的，分子结构非常稳定。所以药品的稳定性非常好，一般情况下，不容易发生失效问题。每片药片都需要添加大量的黏稠剂、固化剂和稳定剂，而每粒药片本身的剂量非常小。所以温度对药品本身的影响很小。一般说的25℃，就是指的通常的室内温度。上下十几摄氏度都不是问题，都不会失效。夏天只要是在室温存放就可以，但是一定不要在阳光下持续暴晒。在阳光下暴晒，温度太高，药品就会失效。只要是避光干燥的室温环境，存放就没有问题。当然同样的条件下，温度低些比温度高些保存会更好。"

"关于放冰箱里，如果能够做好防潮，可以考虑放在冰箱，但是绝对不能放在冷冻。冷冻造成的药物温差太大了，分子结构就不稳定，药物会失效。虽然冷藏比冷冻好些，但是同样温度很低，比25℃低太多，反而影响药物稳定性，同时还增加了潮的问题。如果一定要放到冰箱里，就放到冰箱门上，在冰箱里温度高一点儿的位置存放。而且因为从冰箱里拿出来的药品易潮解，所以最好是在冰箱里的就一直放在冰箱里，在室外的就一直放室外，不要频繁地拿出来拿进去。只要包装的铝箔没有破损，放在冰箱里是可以的；破损的就容易潮解变质。"

他的解答让我们明确了优甲乐绝对不能放在冷冻层，同时也了解到，在25℃上下的十几摄氏度温度差不会影响药效。

为了我们甲癌患者几十年的食用药品的正确性，为了再次确认到底能不能放进冰箱，到底如何满足25℃以下，我又致电默克公司寻找答案。默克公司的答复简单明了：一是不建议放冰箱。不管是什么季节，都不建议放冰箱。易潮解，引起药品失效。二是只要在放置药品的小环境里满足密闭、避光、通风的25℃干燥的情况即可。如果是南方，通常的空调房间也基本满足25℃。另外，短时间的环境高温，比如南方的夏天把药从医院拿到家，或者从家带到单位，只要不是在阳光直射和持续高温下，就对药效没有影响。

因此综合药理学和默克公司的答复，优甲乐的保存就没有什么疑问了。优甲乐不要放冰箱，在存放的小环境里，满足密闭、避光、干燥和接近25℃的室温即可。

2019年优甲乐更换了新的包装。新包装的药片全部都是铝箔包裹，解决了避光的问题。同时新版的说明书里的贮藏条件也变成【30℃以下原包装内保存】，贮藏温度提高了5℃，解决了日常保存的问题。只要是室内，就可以满足要求，同时也省去了在冰箱里保存的条件，吃起来更方便和安全了。但雷替斯的说明书仍然保留了25℃保存的要求。上文所讨论的问题同样适用于雷替斯。

E

棉花糖：去年9月份，老公把新买的药自己剪剪放药盒里，连说明书都没看（药量是50的），结果按以前片数（100的量）吃，就这么吃了3个月。化验时，TSH都到十几了，怎么找原因都找不到，吓得我想太多，现在总算TSH值降下来了，可是心又发慌。

美好：我粗心大意把100μg的优甲乐吃了2片，已经吃了10天了，今天才发现。我以前是吃50μg的吃2片。

峰：哎哟喂！心脏感觉如何？

美好：心脏没感觉，就是头晕目眩。

阿呆：我最近加药又跟要死了一样，心脏狂跳！

心愿：你们长期服用优甲乐有没有觉得偶尔心慌心跳加速啊？

尘土：睡觉睡傻了，今天把药量多吃了一倍，2颗吃了两道！！

玉：群里有没有一天吃4粒优甲乐的？

蚌埠：我以前吃4粒，现在减了。

玉：你是早上一起吃4粒，还是早晚各2粒？

蚌埠：早上一起吃4粒。吸收不好。

玉：医生让我自己看着办，我不知道怎样吃好。

蚌埠：可能医生担心一次吃那么多心脏受不了。我心脏没有不适感，所以都是一次吃。

关于调药。

【对于老年患者、冠心病患者和重度或长期甲状腺功能减退的患者，开始使用甲状腺激素治疗的阶段应特别注意，应选择较低的初始剂量（例如12.5μg/天）并在较长的时间间隔内缓慢增加服

用剂量（例如每两周加量12.5μg/天），同时需密切监测甲状腺素水平。】

优甲乐有两种规格50μg和100μg的。50μg规格的是常见的那种。这两种规格的药剂量差一倍。如果规格用错了，要么是多吃一倍的药量，要么是少吃一倍的药量。多吃一倍的药量甲亢，前面说过了，有心脏猝死的风险；少吃一倍的药量，甲减对控制TSH抑制癌症复发不利。都是很麻烦的事情。因此买新药的时候，要留意药品规格，换药的时候需要养成查看规格的习惯。

优甲乐是激素类药，一点点药量的变动都会引起身体很大的波动，所以调整药量的时候需要逐渐增加或者逐渐减少，让身体逐渐去适应和调整。所以优甲乐的调整幅度通常是12.5μg（50规格1/4片）的幅度，并且以每周或每两周增加12.5μg（50规格1/4片）的频率调整药量。通常是在一个月的时间过渡到需求的药量。切莫直接大剂量大幅度地增减，否则身体其他器官受不了。医生经常在碘-131治疗后直接让患者开始大剂量服药，这是一种极其痛苦的感受，可惜医生们从来没有体验过。就好比让一辆刚起步开5迈的车瞬间开到60迈一样，车身抖得厉害，费油不说，极其毁车。身体的律动需要循序渐进地温和地改变，尤其是已经一个月的甲减状态了，脏器的工作频率都是极其缓慢的，需要逐渐增加药量才能不伤身体。

另外，每个人都有个体差异，每个人的优甲乐需求量都不同，因此必须以自己的感受为准。

同时对于半切患者和全切患者，新版优甲乐上市之后，很多病友服用之后都出现了副作用，有头晕、头疼、失眠、发胖、浑身酸痛、心慌、视力模糊等情况。需要大家重新调整药量，或者逐渐适应。有的患者就是对优甲乐不耐受。如果适应不了，可以考虑换雷替斯或加衡。全切患者的高中低危分期患者的甲功要求都不同，因此需要根据治疗指南区别对待。

这里格外需要注意的是，群里大部分患者都是甲状腺全切患者，是按照TSH在0.5mIU/L或者0.1mIU/L以下的指标要求甲功的。但是这个要求仅限于甲状腺全切的患者。群里大多数病友是做过全切和碘-131治疗的，所以基本都默认全切状态讨论甲功。但是这个甲功指标完全不适用于半切患者。有很多甲状腺半切的患者，稀里糊涂地就跟着全切患者标准吃药，但是因为他的甲状腺有功能，身体可以自动调节，所以不管他怎么吃，加了好多药明显甲亢了，可是TSH还是达不到0.1mIU/L。半切患者的TSH要求是达到0.5—2.5mIU/L即可。这种糊涂的半切患者非常多。这样迷糊吃药会损伤自己本来挺好的另一侧甲状腺，引起严重甲亢，对身体是一种严重损伤。甲亢本身就是病，硬是拿药把自己吃成另一种病，是一件傻事，需要特别引起注意。次全切患者需要根据他残留甲状腺的情况而定。次全切已经做过碘-131清甲的视同全切患者；没有做过碘清甲的患者，甲功同样不要求压到0.5mIU/L以下。

切记，半切患者服药绝对不能参照全切患者的甲功要求。半切患者绝不需要TSH压到0.1mIU/L以下。

【患有甲状腺功能减退症和骨质疏松症风险增加的绝经后妇女，应避免超生理血清水平的左甲状腺素，因此应密切监测其甲状腺功能。】优甲乐可引起骨质疏松。对于已经甲减和甲状旁腺损伤缺钙的人来说，尤其要注意，避免长期超剂量服用优甲乐。

《甲状腺癌治疗规范（2018年版）》上TSH抑制的标准如下：

1.对于高危患者，初始TSH应控制在<0.1mIU/L。

2.对于中危患者，初始TSH应控制在0.1—0.5mIU/L。

3.对于未检出血清Tg的低危患者，不论是否已行[131]I清甲治疗，TSH应控制在0.5—2mIU/L。

4.对于已行^{131}I清甲治疗并且低水平Tg的低危患者，或未行^{131}I清甲治疗、Tg水平稍高的低危患者，TSH应控制在0.1—0.5mIU/L。

5.对于腺叶切除患者，TSH应控制在0.5—2mIU/L。

6.对于影像学疗效不满意（SIR）的患者，在没有特殊禁忌证的情况下，TSH应无限期控制在<0.1mIU/L。

7.对于血清学疗效不满意（BIR）的患者，根据初始ATA危险分层、Tg水平、Tg变化趋势以及TSH抑制治疗的不良反应，TSH应控制在0.1—0.5mIU/L。

8.对于初始评为高危，但治疗反应为满意（临床或血清学无病状态）或疗效不明确的患者，TSH控制在0.1—0.5mIU/L最多5年，并随后降低TSH抑制程度。

9.对于治疗反应为满意（临床或血清学无病状态）或疗效不明确的患者，特别是复发危险为低危者，TSH控制在0.5—2mIU/L。

10.对于未行^{131}I清甲治疗或辅助治疗并且为疗效满意或疗效不明确的患者，满足颈部超声阴性，抑制性Tg较低或未检出，并且Tg或TgAb未呈增高趋势，TSH控制在0.5—2mIU/L。

新的规范已经调整了TSH抑制标准。请大家参照及时调整药量，切莫长期超量服药。

F

雪花：请教各位吃优甲乐是天冷加量，还是天热加量？

大米：长期吃优甲乐到底对身体有没有什么影响副作用之类的啊？

紫云：所有的药物都有副作用，关键看你为什么要吃药，服药的利弊各是多少？你有没有正确吃药，有没有把副作用降低到最低。只想着副作用而忽略其治疗作用是不可取的。

　　紫金：今天医院复查，抽血后赶紧吃药，杯子里有家里带的半杯凉白开，然后到饮水处加开水，迅速地吃药。吃完药，准备再接一点儿开水路上喝，抬头一看，开水那里的温度显示94℃。唉，怎么会这样？想到刚才喝的94℃开水，好难受。

　　风信子：94℃也可以饮用，已经达到高温杀菌的温度了，放心饮用，不必为这种小事难受。我们小时候田沟里的冷水也是经常喝的。

　　优甲乐是一种伴随终生的生活必需品。既然必须终身服药，在漫长的几十年的吃药生活中，也许会遇到各种各样的突发状况，都会影响到优甲乐该怎么吃。有没有必要每一件跟优甲乐有关的事情都让我们纠结苦恼呢？该如何看待优甲乐跟你的关系呢？

　　我们不妨把服用它当成是你的生存本能。人的本能有吃喝拉撒睡五项，而对于我们甲癌患者来说，吃优甲乐就是我们的第六项本能。如果把吃药看作是自己的第六项本能，想活着就需要有吃药这件事，而且是每天早晨起来的第一件事，心里就没有那么多的不愿意了。

　　把吃优甲乐当成生活本能，第一件就解决了总是忘记吃药的事情。把药放到床头，再放一杯水，起床第一件事先吃药，这一天都不会再为它操心了。因为你不忘，自然就不会出现要不要补、怎么补的问题。

　　把吃优甲乐当成本能，那么就会像关注体重一样关注甲功。你会经常感觉自己胖了或者瘦了去称体重，同样的，你也需要经常在感觉自己手抖了、汗多了、无力了、嗜睡了等各种体征变化的时候去化验甲功。遇到头疼脑热血压血脂血糖变化需要看医生的时候提醒医生你在吃优甲乐，在医生给你开其他药物的时候提醒他你在吃优甲乐，需要长期吃某些药物的时候先去看一遍优甲乐说明书，了解和优甲乐有无禁忌冲突以及正确服药方法。季节更迭、增减衣物的时候要记得调整药量。夏天出汗多代谢快需要适当减药，冬天代谢慢需要适当加药。当然，对于这项要变成本能的事情，从接受到养成习惯，到可以平和接纳，需要一个漫长的心理过程。

生活里总是会有些小意外，漫长的吃药过程中，10年、20年下来，什么情况都有可能发生，比如赶着出差忘了带药、早上忙忙活活忘了吃药、吃了药喝了豆浆、错过吃药的时间是否补药等状况。经常看到大家对这件事不知道怎么处理。不管吃还是不吃，都能看到大家的纠结和罪恶感。可其实根本没有必要把一次失误看得那么严重。

我们想想，从小活到大，有没有少吃一顿饭的情况，有没有偶尔熬通宵的情况，有没有出现拉肚子的情况，有没有经血蹭到衣服上的情况？如果这些情况在日常生活里都有发生，发生时你都是用什么样的态度解决的，那么吃药时出现的问题也可以用同样的态度来对待和解决。你对自己偶尔熬个通宵看球有罪恶感吗？你会对自己加班忙工作顾不上吃午餐有罪恶感吗？你会为了一不小心血蹭到秋裤上有罪恶感吗？如果这些事情都没有，那么吃优甲乐时遇到的问题，也都不必有纠结和罪恶感。

如果觉得用本能这个词不好理解，那我们用上学打比方，就比较好理解了。我们的药，常常一吃就是10年、20年。那么我们的人生里，唯一每个人都坚持了近10年的事情，是9年的义务教育，从小学到初三毕业。还有的人是上了16年学，从小学到大学毕业。有的人上研究生，上学年头更多。说起上学的感受，大家应该都很熟悉。

吃药这件事，其实和学习是一样的，最重要的事情，是坚持，是自律。每天上课认真听讲的、按时完成作业的、长年坚持不懈努力的孩子，才有可能学习成绩好。而三天打鱼两天晒网的、总是旷课的、总是不完成作业的，时间久了，自然功课就不会好。吃优甲乐也是同样的，要想身体好、病情控制好，最重要的事情，就是自律，就是正确吃药，而且坚持不懈。那些动不动就忘了吃药的人，就像是总不完成作业的孩子，时间久了，功课自然就不会好，病情自然控制得不好。所以坚持按时吃药、按要求吃药非常重要。

病友刚开始吃药时的感觉，就像是刚刚上学的一年级小学生，对老师的要求要全部做到，出现任何一点儿问题都抓狂。有时候老师没有说明的东西，自己就不知道怎么办。而且是完全要求自己做到100分。可是随着时间的推移，渐渐地，就会懈怠。生活里还有很多事情都会发生，也不可能做到一天不落地去上课。谁也做不到这么多年上课听讲时一次都不走神。也会有时生病，请一天假。也会有时候到了学校，又因为一些事情又回家。还有可能就是不想上课，找了个理由旷了一天课。或者参加老师选拔的活动，耽误一天功课。如果你只耽误一两天，你会有愧疚感吗？你的功课会落下吗？一般情况下，大家都不会。但是如果你因为种种原因接连旷课一个月，你的功课肯定会落下，成绩就肯定不会好。你也会因为自己耽误了很久的功课不好补而有愧疚感。

吃优甲乐的情况，跟上学的情况非常相似。优甲乐的吃药过程，就是一个长期要求自己坚持学习的过程，需要坚持和自律。但是做到全勤也是非常难的。回想一下你从小学到初中毕业整个上学期间，或者一直到大学毕业的上学过程中，你有没有做到一天假都没有请过呢？如果你发现你不是全勤，那么对待优甲乐偶尔一天因为种种原因忘记吃药，就不必有任何愧疚感。因为一天不吃优甲乐，对病情没有任何影响，对身体状态也没有任何影响。

　　比如，你突然被派去临时出差，为期两天。走得急，没有带药。到的地方又是个小山沟，没有药店，或者有药店但是没有优甲乐。很多病友问遇到这样的情况怎么办。那就两天不吃了呗。就跟偶尔因事跟老师请了两天假是一样的。出差回来后接着吃就行了。但是和上学不一样的是不需要补功课，就是说不需要在回来后补这两天落下的药量。

　　又比如，你已经正常吃药了。早晨吃早餐的地方，只有牛奶和豆浆。大杯的豆浆喝下去，过了半小时，你突然想起来，吃优甲乐应该和豆浆间隔4个小时。这时你有必要跑去把喝了的豆浆都吐掉吗？完全不必呀！没有必要纠结呀！喝了就喝了啊！这就像你本来高高兴兴去上学了，上了半节课肚子疼得直打滚，之后请假回家是一样的呀。你把优甲乐吃了，但是又喝了牛奶豆浆，药效确实会受影响。但是最大程度的影响，就是今天的药白吃了，跟没有吃药的结果是一样的。而且也不一定是完全没有被身体吸收，不一定是完全没有药效的，药效差点儿而已。所以不用有罪恶感。这种情况，同样不需要补药。

　　你上学的时候，能保证每天到校时间都一模一样吗？还是有时候早点儿有时候晚点儿，反正保证不迟到就可以了。你会每天死守着一个时间点到学校吗？那怎么到吃优甲乐的时候，就对时间要求那么教条呢？就得5点起来吃药吗？还是什么时候睡醒起来什么时候吃呢？那如果你前一天晚上熬夜到很晚，还非要定个闹钟起床吃了药再接着睡，那吃完药还睡得着吗？如果定了闹钟你也没醒呢？睡起来发现已经10点了，咋办？当然是这一天不吃了。已经太晚了，吃了晚上没办法睡了。但是如果你长期总是这个节奏生活，深夜都不睡，天亮都不起，那就还是什么时间起床什么时间吃药。

　　出国要倒时差，优甲乐该怎么吃，是还按照国内的时间来吃还是按照国外的时间来吃，中间的间隔怎么补药？如果你知道优甲乐需要根据身体的节律来吃，你就不会抓狂了。当然是到了国外根据国外的时间吃药了，中间倒时差的时候可以一天不吃药啊。什么时候回国了就再根据国内的时间调回来就可以了。

去医院复查，空腹没喝水也没吃优甲乐。早上7点抽完血了，那当然可以把优甲乐吃上呀，再过半个小时，7点半吃饭也不耽误。可是如果人多一直到10点才抽完血，那当天的药不用吃了，这个点再吃就太晚了。我知道肯定有人会问，那8点呢、9点呢？别那么教条，灵活处理，想吃就吃不想吃就不吃，怎么都好。

出去玩了，把药忘在车里，高温暴晒了一天，那就扔掉重新换药。放进冰箱冷冻的药，就直接拿出来扔掉。放在室外的药，找个阴凉避光的抽屉放着，别被阳光直晒。出门时把装了热水的杯子（烫烫的那种），远离你的药包。读懂了说明书，这些情况都不需要纠结。

当然所有这些，都是偶然发生状况时的处理办法。尽量不连续3天不吃药。出门时带优甲乐要像出差要带换洗内衣一样，出门时带药是甲癌患者收拾行李的第一件事。我的习惯是随身带药盒，里面装有所有药至少3天所需的药量，放在包包里，药不离身。

当你真正把优甲乐说明书研究透了，把优甲乐起什么作用弄明白了，把优甲乐当成自己的本能安之若素，那生活里出现什么事情，你都可以灵活处理，快速解决。

最重要的不是每天在吃药时纠结担心，我吃下去的药是不是有效；不是纠结优甲乐到底要放冰箱还是放室外，到底怎么放是对的，而是在每天早上吃优甲乐时，是用愉快的心情，来迎接崭新的一天。

补钙，补钙，补钙

很多甲癌患者，手术后除了需要补充足够量的优甲乐，还需要补充足够量的钙片。因为许多患者在术中甲状旁腺受损，所以需要终身补钙。补钙剂量的多少，依甲状旁腺受损的程度而定。有些患者甲状旁腺全部被摘除，补钙成为更为重要的一项功课。补钙功课之难，甚至超过补充优甲乐。每一个需要终身补钙的患者，都有一部补钙血泪史。和甲状腺的缺失比较起来，甲状旁腺的缺失才是一场灾难。

劫后余生：一开始刚出院时，钙吃得少，不知道会缺得那么严重，以为腿和手抽都是暂时的。突然，有一天早上起来就严重了，双手拇指内扣，胳膊也不舒服，头发都梳不了，还要出去办事情，走着走着发现嘴歪了，眼皮抖得不行，赶紧给家里打电话，后来心脏就开始一跳一跳的，我以为是中风了。后来给我的主治大夫打电话，他说快去医院推钙，到医院时手已经抽的推钙都快推不进去了，呼吸急促困难。我以为自己不行了，连后事都交代了。后来我又被送到ICU监护，经历了这一次才知道缺钙这么可怕。

如画：原来医生要我每天吃3片钙片，我怕结石，就有时候吃1片，有时候吃2片，很少吃3片。我今年43岁了，现在毛病也不少。眼睛10米外有虚影；偶尔口腔溃疡；最近早上起床手僵硬，医生说是晨僵、风湿或者类风湿，看吃中药能干预否；后背容易出汗，现在后背红点；两只脚底板根部跟骨滑囊炎，走路疼，时间长了，右脚长了鸡眼，左腿胯部也痛。我现在状态还好，心情放轻松，也没什么。

嘻哈：手僵就是缺钙，真服了你了，钙瞎吃。

卡尼：你是为了防结石，出现了更多的病，眼睛有可能白内障，要去查查，牙齿可能长期缺钙已经松动了，手脚僵硬也是和缺钙有关。

有很多患者做的术式是次全切，其实这种术式在国外是没有的。国外要么全切，要么半切。为什么国内会有次全切这样的术式呢？术中保留甲状旁腺的血供是一项高难度的手术操作，国内基层医生的水平有限，处理不好甲状旁腺的保护，因此会采取这样的术式保护甲状旁腺。即使有些患者做了甲状旁腺的自体移植，但是也不能保证每个甲状旁腺都能够移植成活。因此，出现了大量甲癌患者手术后钙的指标经常波动的现象。出现这些情况，跟自身残留的甲状旁腺功能有关：有的人能够有部分残留，能够有一些功能代偿；有的人，虽然进行了自体移植，但是功能恢复不好，补钙剂量就会增加。目前还没有可以替代甲状旁腺激素的药物，完全剥离甲状旁腺的人，则需要补充大剂量的钙才能维持正常的微量元素代谢。

缺了甲状旁腺到底有多痛苦，先看看下面的文章吧。

甲状旁腺是身体钙质合成和吸收的重要器官。甲状旁腺分泌的甲状旁腺激素主要调节人体内的钙、磷代谢和骨骼代谢。甲状旁腺功能减退症简称甲旁减，是因多种原因导致甲状旁腺素减少或作用缺陷而造成以低钙血症、高磷血症为主要化验异常，患者表现为反复手足搐搦和癫痫发作。

临床表现为：

1.神经肌肉应激性增加 初期主要有麻木、刺痛和蚁走感，严重者呈手足搐搦，甚至全身肌肉收缩而有惊厥发作。一般当血游离钙浓度≤0.95mmol/L（3.8mg/dl），或血清总钙值≤1.88mmol/L（7.5mg/dl）时常出现症状。也可伴有植物神经功能紊乱，如出汗，声门痉挛，气管呼吸肌痉挛及胆、肠和膀胱平滑肌痉挛等。

2.神经系统表现　癫痫发作，其类型有大发作、小发作、精神运动性发作和癫痫持续状态，伴有肌张力增高、手颤抖，精神症状有兴奋、焦虑、恐惧、烦躁、欣快、抑郁、记忆力减退、妄想、幻觉和谵妄等。约15%病例有智力减退，大约5%见视乳头水肿，偶有颅内压增高，脑电图示一般节律慢波、爆发性慢波以及有尖波、棘波、癫痫样放电改变。

3.外胚层组织营养变性　如低钙性白内障、出牙延迟、牙发育不全、磨牙根变短、龋齿多，甚至缺牙、皮肤角化过度、指（趾）甲变脆、粗糙和裂纹及头发脱落等。

4.骨骼改变　病程长、病情重者可有骨骼疼痛，以腰背和髋部多见。骨密度正常或增加。

5.胃肠道功能紊乱　有恶心、呕吐、腹痛和便秘等。

6.心血管异常　患者心率增速或心律不齐，心电图示QT间期延长，重症患者可有甲旁减性心肌病、心力衰竭。低血钙刺激迷走神经可导致心肌痉挛而突然死亡。

7.转移性钙化　多见于脑基底节（苍白球、壳核和尾状核），呈对称性分布。脑CT检查阳性率高，约50%左右。病情重者，小脑、齿状核、脑的额叶和顶叶等脑实质也可见散在钙化。其他软组织、肌腱、脊柱旁韧带等均可发生钙化。

8.假性甲旁减的特殊表现　典型患者常有所谓AHO体型（身材矮粗、体型偏胖、脸圆、颈短、盾状胸），指、趾骨畸形（多为第4、5掌骨或跖骨）。软组织钙化和骨化多较继发性和特发性甲旁减多见。

——中日友好医院内分泌科副主任医师　卜石

甲状旁腺是合成和吸收钙质的重要器官。我们每天吃的食物里都含有人体需要的钙，正常人不需要额外补钙，因为甲状旁腺已经把食物里的钙吸收合成了。但甲状旁腺的缺失，使人体合成吸收钙的功能没有了。因为没有可以替代甲状旁腺功能的药物，身体又一刻都离不开钙，所以只能通过补钙这个方法来满足身体需求。但是补钙只是一个不得已的替代方案。

除了上述症状之外，缺钙还容易引起精神抑郁和过敏。大家可以看到，缺钙引起的反应也是全身性的，同样是复杂多样。群里因常年补钙不足，导致癫痫、脑基底钙化，甚至导致严重骨质疏松的患者亦不少。因此正确补钙非常重要。长期的低血钙带来的并发症需要引起高度重视。

补钙为什么很重要？钙为生命之本，是人体内含量最多的矿物元素，它构成了人体的支架，99%存在于骨骼和牙齿中，软组织和血液中的钙仅相当于体内钙的1%。这1%的钙具有重要的生理功能：保证肌肉收缩和舒张功能正常、参与血液凝固过程、参与调节或激活多种酶的活性作用，等等。在细胞外液的总钙（即生化检查中的血清总钙）中大约50%是离子钙，另外40%与白蛋白结合，约10%与其他阴离子（如磷酸盐、柠檬酸）结合，称为"结合钙"。结合钙是不发挥生理功能的，也不受钙磷调节激素的调控，只有离子钙的浓度受PTH、维生素D等激素的调控。钙离子最重要的功能是传递生物电，这个特性是神经传递和细胞内外沟通的功能基础，每一次心跳、每一次活动，都离不开身体里的钙离子。此外钙离子还是一种促进血液凝固的化学成分。相对于加固骨头，钙对维持其他正常生理功能的作用更加重要。人体长期缺钙，会影响正常的新陈代谢，诱发多种疾病。最为明显的就是儿童的佝偻病、成人的骨质疏松症和骨质增生症。此外，缺钙还会引起各种虚弱不适症状，如食欲不振、肌肉痉挛、记忆衰退等。高血压、妊娠高血压综合征、产后虚弱症、绝经期综合征等病征的病因也与缺钙有关。

目前国内的治疗还没有异体移植甲状旁腺的实例，只有手术时可以进行自体移植。一般能保留的甲状旁腺，医生在手术的时候就保留了。异体移植在台湾有过，但是这个术式并被不提倡，而且效果很差。台湾的异体移植是移植到胳膊的肌肉组织里。异体的甲状旁腺组织供源特别不好找，就是找到了，腺体的存活期也只有1年多的时间，而且这期间还要服用大量的抗排异的药物。所以这个思路只是书面上的，实际应用起来困难重重，因而不得不放弃。

美国食品药品管理局（简称FDA）前年批准了甲状旁腺激素的上市，但是它增加了患骨肉瘤的风险，所以仍然不是甲状旁腺减退症患者的最佳解决方案。

甲状旁腺缺失后，最直接的补钙方法就是输液补钙，它可以迅速补充体内的血钙水平，如果出现抽筋麻木之类的现象，输液是缓解症状最快的办法。不过输液补钙也不提倡长期应用。我输过200多天的液，最后血管都输烂了。

最推荐的还是药物补钙。要根据自己的病情，根据自己的甲状旁腺功能情况决定需不需要服用钙片。不是每个甲癌术后病人都需要服用钙。经常有病友问，为什么我的医生没让我吃钙呢？就是因为你的病情不需要补钙。每个人的病情都不同，不能一刀切。

该补钙的依据是什么？是血钙水平和甲状旁腺的功能。医院里有一项检查叫电解质检验，查的就是血液中电解质钾钙镁磷等电解质的血液含量。如果血钙水平低，就需要补钙。该服多大的剂量，也要依据血钙水平来确定。还有一项检查，叫甲状旁腺功能，通过这个检查，判断甲状旁腺的情况。不过这个检查一般要到大一点儿的医院才能检查，小医院查不了。要不要补钙，先验血钙看看。如果需要补，再来研究补钙的事情。曾经有个病友，问我吃的什么钙，多大药量，我就告诉她了。当时我的药量极大，吃8粒骨化三醇，加上8粒钙尔奇D。没想到这个病友竟然说，知道了，我也照你的药量吃。吓死我了，赶快告诉她，要照我的药量吃，她要死翘翘的。我是一颗甲状旁腺都没有的人，她一个没有伤到甲状旁腺只需要补个半片一片钙的人，如果按我的剂量吃，会导致高血钙死亡的啊！

补钙首选是钙片。一般病情的人，只需要补充钙就可以。普通的各种补钙药物，都可以。钙剂品种繁多，按其成分可分为无机钙和有机酸钙。无机钙主要有氧化钙、碳酸钙、磷酸氢钙、氯化钙、氢氧化钙等；有机酸钙主要有葡萄糖酸钙、乳酸钙、柠檬酸钙、枸橼酸钙等。无机钙的含钙量较高，但大都溶解度低，胃肠道刺激极大；有机酸钙一般体溶性较好，但是钙含量偏低。

钙剂很多，不过它们含钙的量不同。补充的时候，需要看药品的每粒的含钙量。例如钙尔奇D每片含钙600mg，但有些保健品的钙，每粒含钙只有250mg。因此同样是补钙，补钙尔奇D1粒，换成保健品也许需要2—3粒。大家通常用的是钙尔奇D或者朗迪，如果你用的是某类保健品，就需要明确补钙的剂量是否足够。

服用钙剂，一次大剂量顿服，不如分次服用的吸收率好。常用的碳酸钙在酸性环境下吸收更好，碳酸钙与食物一起服用时，由于食物的刺激使胃酸分泌增多，可使钙的吸收率提高，若老年人无条件服用有机钙，可用此法服用碳酸钙。有机钙无须胃酸活化，不必与食物同服。同时注意，含草酸多的蔬菜（菠菜、苋菜）会减少钙的吸收，尽量避免与钙剂同用。补钙后，建议每3个月检测1次血钙和尿钙浓度，尿钙以≤300mg/d为宜。如发生高钙血症应停药，尿钙增加需减少钙剂剂量。

选择钙剂时，应结合自身特点和病情来选择。比如缺乏胃酸者基本不吸收无机钙，老年人常胃酸分泌减少，因此建议大于65岁、胃酸缺乏者服用有机酸钙（如枸橼酸钙）；普通人群的补钙当选含钙量高的无机钙（如碳酸钙）；甲状旁腺机能减退和慢性肾功能衰竭患者，常合并高磷血症，不能选用含磷的钙剂（如磷酸氢钙），宜选用碳酸钙、枸橼酸钙、醋酸钙，既可补钙，也可作高磷血症的磷结合剂，以降低血磷浓度。柠檬酸钙增加肠道铝吸收，服铝剂者禁用；葡萄糖酸钙不适用糖尿病患者；醋酸钙易致血压升高，不适用于高血压患者和心功能不全者。

长期服用一般钙剂，如碳酸钙，会引起血钙和尿钙浓度升高，增加形成尿路草酸钙结晶、结石的风险，有泌尿系统结石病史的患者尤为严重。枸橼酸钙对钙有较强的络合作用，在增加枸橼酸浓度时，可结合置换草酸钙、游离钙离子和磷酸钙盐等，从而形成易溶于水的络合物，抑制草酸钙超饱和状态析出结晶而形成结石。泌尿系统结石患者补钙，建议选用枸橼酸钙。碳酸钙会诱发或加重便秘，故服用钙剂易便秘的患者可选择碳酸钙以外的钙剂。

补多少剂量的钙算合适，是由血钙值决定的。补了和补足是两个完全不同的概念。很多人觉得我已经吃了钙片了，为什么还是麻？是因为他虽然吃了，但是没有吃够剂量，血钙不达标，这样的补钙完全没有起到作用。而且还要吃一段时间后复查血钙，以保证吃到刚好合适的药量。开始时一个月复查一次，稳定后三个月复查一次，再稳定后也可以半年复查一次。

长期慢性低钙血症的治疗目标是将以下指标尽可能维持在可接受的范围：

1. 血清总钙通常维持在正常低限；

2. 血磷通常维持在正常高限；

3. 24小时尿钙排出量 < 7.5mmol/24h；

4. 钙磷乘积低于55mg 2/dL2或4.4 mmol 2/L2。

血清离子钙的水平可以直接测定或间接判断，直接测定的方法当然是最直观的，但不是所有医院都能直接测定离子钙的浓度，因此可以通过校正后的血清总钙的50%来估算离子钙的浓度。

确定剂量时，还应测定患者血钙、尿钙水平，并结合患者饮食中钙的摄入量综合考虑，以防止高钙血症的发生，增加肾结石和心血管疾病的风险。我国成人每日摄入钙的最大允许量为2000mg。超过2000mg身体不能吸收，反而增加代谢负担。

很多病友的甲状旁腺都有不同程度的损伤，所以只吃钙片是不行的，还需要添加辅助吸收的药物——活性VD胶丸，也叫骨化三醇。国产的有青岛出的盖三醇，德国进口的叫罗盖全。这两款药，成分相同，但罗盖全吸收效果更好一些。

从开始吃骨化三醇，就需要勤验血，尤其是在刚吃药时。然后再一点一点加药量，直到调到正常为止。骨化三醇的吸收好，容易引起钙沉积而导致高血钙，高血钙有生命危险，因此绝对不能掉以轻心。即使感觉自己血钙稳定，不缺钙，也需要至少每个月检查一次血钙，以防止血钙过高。另外骨化三醇会增加无机磷的水平，对肾功能衰竭的患者来说要防止不正常的钙沉淀所造成的危险，所以常年吃骨化三醇的朋友一定要定期监测血磷的指标。血钙浓度比正常值（9—11mg/100ml，或2.25—2.75mmol/L）高出1mg/100ml，或血肌酐升高到大于120μmol/L，就应立即停服骨化三醇直至血钙正常。单剂量骨化三醇的药理作用大约可持续3—5天。

钙片可以和骨化三醇一起吃，但一定要和优甲乐分开吃。优甲乐和钙片的服药间隔是4个小时，优甲乐和骨化三醇的服药间隔是1个小时。曾经有病友告诉我，她是早晨优甲乐和钙一起吃，过2个小时后吃骨化三醇。这是个很不靠谱的吃法，她根本就没明白吃这些药的目的和作用，所以她这样吃了好几个月的药，血液指标都没有调正常。

病友们应该养成一个好习惯，就是认真阅读药品的说明书，按照说明书的要求服药，相关禁忌要记牢。有时候医生的用药会和说明书不一致，一般情况下应该尊重药品的说明书，同时和医生沟通他的用药动机，不能盲目吃药，也不要盲目听从医生。

　　钙片和骨化三醇都是通过小肠吸收，但每个人的吸收能力不同，所以有不少病人吃大剂量的骨化三醇和钙片都不能达到基础血钙指标。很多病友住院几个月，天天输钙，吃4粒骨化三醇和6粒钙尔奇D，血钙浓度仍然在1.6mmol/L徘徊，这样的病人则需要一种新药双氢速变固醇口服液（Dihydrota Chysterol，简称T10AT10）。

　　AT10的有效成分是双氢速变固醇，是甲状旁腺激素代谢的底物，可以直接被小肠吸收，因此可以大大提高钙的吸收率。有很多病友吃了大剂量的骨化三醇和钙片也不能达到的血钙浓度2.0mmol/L的最低标准，但通过每天吃1粒AT10和1—2粒钙尔奇D就能轻松保持血钙浓度2.2mmol/L的完美指标。这样既可以减轻患者低血钙的痛苦，也可以降低大量服钙导致的结石风险，并且大幅度减少了药品的经济压力，可以说是重症低血钙症患者的福音。（罗盖全50—70元一盒，一盒10粒，很多人，包括我，每天罗盖全的药费就得好几十元，而且有相当多的病友医保不给报销，终身补钙的巨大经济负担让患者欲哭无泪。）但AT10不能进行钙的沉积，所以长期吃也容易出现骨质疏松，因此最好结合罗盖全一起服用。

　　有肾功能障碍的，禁用AT10。

　　Crystal：腹泻对钙吸收影响真的很大，深有体会。

　　卡尼：换了AT10，腹泻的影响小了很多。

　　卡尼：我以前用罗盖全即使把血钙提上了，身体还是有诸多不适，自从换成AT10，基本就和正常没区别，不适感减轻很多。

　　Crystal：最近发现肌肉跳动，包括脸部、手、脚。

　　晴天：现在我血钙正常，可是还是天天会麻。

嘻嘻：@卡尼　诸多不适有哪些？

卡尼：各种不可描述，有一种记得特别清楚，骨头觉得酸酸的，如果是暂时性的，那种感觉没有不适，可是如果一天到晚都是那种感觉，就很不舒服。

嘻嘻：我是屁股坐久难受，这个最明显。

卡尼：我最高吃到9罗9钙，后来觉得实在是量太大了，干脆到医院住院去了。小小的旁腺，作用实在是太大了，缺了它活不了。

海棠：而且吃成那么多的时候，镁磷也乱套了。我最多吃过8罗8钙。

卡尼：是的，就是乱套了。我住院测的指标医生都不给我看，怕太刺激我。

海棠：吃AT10之前，动不动就麻、抽、批指甲、长倒刺、骨头疼、关节痛、酸、没劲儿，吃AT10以后就没有这些问题了。换药之前尿钙超标一倍，换完药尿钙正常了。而且以前晚上要临睡前吃钙，血钙高就兴奋睡不好。现在不用晚上吃药，睡眠也改善了。临睡前喝药还起夜，现在可以一觉睡到天亮了。总之是各种方便各种舒服，差不多跟正常人没差别了。

分享快乐：我以前也是2罗3钙换成AT10的，换有的理由是：AT10是旁腺的最终代谢产物，说明最终发挥作用的是它，所以哪怕罗可以报销，哪怕AT10难买，我也选择它；毕竟，好好活着，陪伴着父母，和孩子们一起成长，比啥都重要。换药后，我终于可找回曾经迷失的自己。刚吃AT10时我也和海棠姐一样有口干现象，两三天就好了，不放心时可以多验验血钙，然后根据身体的反应，适当增、减钙量找到一个适合自己的量。

AT10的起效时间通常是10—15天。因AT10极易引起高血钙，所以换药初期应每周监测血钙指标，直到血钙能保持持续稳定为止。

补钙用药的原则是能用单纯钙片解决的，不用骨化三醇；能用骨化三醇和钙片联合解决的，不用AT10。AT10仅适用于严重低钙且通常补钙方法不能达到正常血钙指标的极少部分患者。高药效的同时必然意味着高风险。

AT10是德国处方药，未在国内上市。据说很多年前在协和医院有过此药，后来取消了。但是也能理解，全国1000多名低血钙患者，需要服用AT10的才30—50人。而且AT10的保质期只有一年。每个人一年也不过需要3—4瓶。如此低的需求量，确实没有什么市场。但是对于别人只是一个极小的概率数字，对于我们严重低钙患者来说，就是每天生活的全部，就是100%。没有这个药，我们的日常生活寸步维艰，呼吁国家药监局关注甲状旁腺减退患者的困境，早日批准AT10在国内上市。目前为了自救，我每年义务组织病友们团购一次，实为迫不得已。

目前，全国甲状旁腺缺失的病人大约有1000多人，甲状旁腺减退症算是极为少数的病症了，很多医生都是闻所未闻的，所以医生的经验极其匮乏。关于甲状旁腺减退补钙的严重和困难，只有甲状旁腺减退的患者深有体会。久病成医，就是这个道理。因此关于如何正确补钙，在甲旁减低钙群（QQ：626809876）里的病友们有丰富的经验。

水墨：只有AT10，才能救我们这些低血钙的人！我在不知道AT10前，按照医生医嘱一天吃6片钙尔奇，吃得便秘也无济于事，只好每隔二三天注射葡萄糖酸钙来缓解手脚抽搐症状。好在很快就买到三瓶转让的AT10油溶液，半个月内，血钙就上去了，过去的痛苦症状，从此一去不复返。AT10真的是救命药！它是我们这些人的救星和福音。

卡尼：AT10的毒副作用就是高血钙，如果血钙不高，那就没有毒副作用。这种药对于正常人来说，毒副作用太大了，一粒就可能让正常人产生高钙危象，危及生命。但对于我们来说，恰恰是利用这种对于正常人的毒副作用来治疗。所以，对于所有想服用此药的病友，一定要严格询问他的病情，病情不严重，千万不要向他们推荐此药。对我们来说是神药，对正常人来说可能是致命的。至于说明书上标明的肾功能不全的慎用，这条市面上所有的药基本上都会有这条说明，因为是药都要靠肾来代谢，所以并不是说AT10会损害肾，这是两码事。

水墨：我手术后出现低血钙的症状，外科医生除了让服用超剂量的钙片或应急给注射一下葡萄酸酸钙，没有其他任何用药指导。几个月后，我在一本关于介绍甲状腺癌的科普书上知道有个叫二氢速固醇（AT10）的药，能治疗术后低血钙抽搐。去问外科医生，他说，这药你买不到的。不久我就在网上买到一个山东病友转让的这个药，算是术后很快就摆脱痛苦的人！现在群里病友太有福了，这么快就吃上了价廉物美的AT10。

卡尼：这倒是，我在当地医院住院时，刚买到这个AT10，内分泌科的主任就带着所有的医生来查房参观我的药，他们都没见过。

水墨：大家一定要定期测血钙，不要怕麻烦，钙片要根据血钙高低进行调整。血钙超过2.6mmol/L就要减少钙片，千万不能吃到高血钙。甲状旁腺还有部分功能，如果是轻度血钙低，就不能用AT10。

水墨：@卡尼　给我手术的三甲医院外科医生也没有见过AT10什么样，我拿给他看，他说，他是在学医时从书本上知道这个药的，但从没见过。

快乐：我那边的医生都不知道有这药。

逍遥：我妈妈在没服用AT10以前已经输液输了30多年钙了，钙化灶特别严重，现在对语言表达能力都产生了影响。现在服用AT10一年了，现在钙正常了，但是磷一直很高。

卡尼：靠输钙这么多年，肯定钙化灶严重。

快乐：随着年龄的增大，各个器官也在衰退，有可能出现这样或者那样的不适，是正常的。调药过程中或多或少也许有些紧张又或许是身体的适应阶段也有可能出现些许的不适。没关系，冷静下来，好好想想，相信我们都会越来越好的！AT10让我过上正常人的日子，如今只希望未来购药能更便捷些就好了。

时光：内分泌的专家说，只要旁腺激素值低于最高值的二分之一就是损伤了。今天去看了另一位专家，他说甲状旁腺激素值升高是因为低钙，跟我猜的一样。可能这就是传说中的代偿吧，术后5年竟然在我身上应验。但是钙仍低，可见这种代偿性升高并无实际作用。

卡尼：你对甲状旁腺理解有误。举个例子，建筑工地缺沙包，需要400公斤的沙包，如果建筑工人够用，轻轻松松就可以扛够400公斤沙包，可是现在建筑工人不够用了，累死只能扛够100公斤沙包。因为工人少了，以前的工人能够轻轻松松干完的活，现在的工人累死也干不完了。

甲状旁腺激素值是一个浮动很大的值，在你血钙够用的时候，它分泌的很少；在你血钙不够用的时候，它分泌的非常多。它之所以浮动大，就是为了调节你体内的钙循环系统，来保持血钙稳定。

你看看你的PTH体检报告，它的正常值是一个非常大的范围，但并不代表在这个范围内，你甲状旁腺激素值就是正常的。比如，你体内需要你产生60单位的甲状旁腺激素，你只产生了20单位的甲状旁腺激素，都是在正常范围内，但后者显然是功能不够。人体内基本上所有器官都有代偿功能。这是人体自我修复的一个正常功能，但代偿是有限度的，不是无限制的。

小草：甲状旁腺的功能不够，导致维D不足而无法吸收食物中的钙质。有足够的维D是否就不用补钙了？

卡尼：你把甲状旁腺的功能想得太简单了。甲状旁腺是一整套钙代谢平衡的发起者、指挥者。维D并不是提高钙吸收的，维D要在体内转化成骨化三醇后才能提高钙的吸收。甲旁减患者要超剂量服用骨化三醇，来强制吸收钙，并不是说骨化三醇代替了甲状旁腺功能，而是没有办法的办法。我们不光吸收不了钙，还稳定不了钙，钙吸收后是要存在骨头上的，血钙只是身体内钙总量的1%，甲状旁腺的功能之一就是让血钙多的时候变成骨头，血钙少的时候骨头变成钙。

翔羚：@卡尼　那我们骨头上的钙怎么被吸收呢？

卡尼：甲状旁腺功能缺失，目前没有代替方案，没有药物能代替甲状旁腺的功能。现在甲旁减的治疗方案就是治疗因甲旁减带来的表征，就是缺钙引起的发麻抽搐。补钙是减少这种表征，并不是你体内钙代谢平衡系统就好了，实际上还是一团糟。补钙就是尽可能减缓你因甲旁减带来的痛苦。

Vivian：是的，@卡尼　说得很对，大家如果感觉特别麻，身体不舒服，一定要查电解质和钙。因为缺钾也是很麻的。这是我这次住院总结的经验。其实我也是经常麻但不知道是因为缺钾，补上钾后就好很多。像我们这个病容易造成电解质缺乏，因为吃了优甲乐要隔一会才能吃饭。我是觉得这个每年定期查一下比较好！

重庆：我今天查了血钙是1.92mmol/L，从来没有吃过罗盖全，以前我每天吃6片钙片，现在我应该怎么搭配钙片与罗盖全？@卡尼

卡尼：呃，你这钙片吃得太多了。你可以先改成1罗4钙，再改成2罗3钙，或2罗2钙。参照你的血钙值调整就行了。

济南：请问大家骨化三醇什么时候吃啊，能早上与乐乐一块吃吗？

安好：不能，起码2小时以后，最好4小时以后，骨化三醇是活性的维生素D。

柒：嗯，这两天吸收不好。

安好：@柒　你吃几罗几盖？

柒：1罗2钙。

安好：吃得不多哇！

柒：嗯，估计跟天气有关，天天下雨，都1个月了。

安好：好久没出太阳了。

郴州：@柒　你有没有肠胃不舒服啊，像胃炎、腹泻或便秘，还有皮肤病，像湿疹、牛皮癣之类的，还有头痛、乏力、关节炎之类的？

柒：头疼乏力，有胃火烧感，只在初期有。

桂花：@柒　你应该加1罗试试。

卡尼：@柒　其实就是吃得少了，吸收不吸收的影响不大。太阳什么的也无所谓。一天往死里晒，也顶不了一粒罗盖全。不要幻想多晒太阳能帮你转化活性维D3，那东西对于甲旁减效果很一般，你没那功能去转成骨化三醇，要有那功能就不是病人了。尤其甲旁减严重的，晒太阳基本没啥用。

　　所有需要长期补钙的患者都知道，想在3个月内解决终身补钙的问题，根本不可能，患者需要终身动态监测血钙的变化波动，随时调整钙的剂量。所有补钙患者，都需要做好长期调整药量验血的思想准备。与甲状腺激素比起来，血钙才是需要更勤化验的项目。在换药初期，为安全起见，应每周验血查血钙，微调药量。3个月后可以半个月查1次，6个月后可以1个月查1次。直到稳定可以过渡到3个月查1次。因为有高血钙的风险，所以绝对不允许很久不查血钙的事情发生！我可以毫不夸张地说，每一个甲旁减低钙患者的补钙经验，都是拿血的教训换来的。

有患者长年幻想通过少钙刺激甲状旁腺恢复，但是甲状旁腺的恢复功能仅限手术之后的一段时间，如果术后两年还是不能恢复，就不要再抱幻想了。补钙正确才能健康。长期微量缺钙，会给人带来非常不好的影响，比如，经常性的倦怠、乏力、抽筋、腰酸背疼、易过敏、易感冒等，还有容易感情冷漠。长期缺钙会严重影响睡眠，还会引起浑身毛细血管出血。手指甲总是分层的，经常长倒刺，并且记忆力减退，易癫痫。这些都是病友们日复一日，年复一年在低钙的煎熬中，用自己的亲身经历发现的严重后果。以上种种长期低钙的危害远比甲状旁腺缺失带来的危害大。所以千万不要追求所谓的甲状旁腺激素上涨可怜的几个数值而让自己的身体处于长期缺钙的状态中。

明显缺钙时，会抽筋，这个常识大家都知道。但是微量缺钙时，会腰酸背痛，这个很多人不知道。有时候会关节疼，或者浑身疼，或者受过伤的骨头，会突然疼痛加剧。身体、手脚发麻，关节疼痛，而说不出所以然。悲摧的是当病友有这些缺钙的反应时，第一反应常常是：我是不是骨转移了？也没办法，谁让这个病有骨转移的可能呢！此时大家应先去查个血钙，看看是不是缺钙引起的，或者先吃几顿钙片看看有没有缓解。基本上，补上钙之后，这些症状就基本消失或者缓解了。如果还没有改善，就该去哪个科看病就去哪个科看病。大家千万别轻易地自己吓唬自己，骨转移没那么快，也没那么容易，而且骨转移也不会疼。好多骨转移的病友，转的骨头都黑的，如果是意外发现骨转移，他的骨头是没有任何感觉的。

按时补钙也不能保证身体就一定不会缺钙，生活里经常会出现意想不到的低血钙的现象，最好随身携带能应对突发事件的足够的药量。天气太热突然大量出汗，也会引起低血钙。有一年夏天的中午，我送孩子去游泳，把车停地下车库。整个游泳馆的空调排风口都放在地下了，温度极高，像个蒸笼。就在我把车开进去拿东西走出来，大约10钟的时间里，汗一直流。刚吃过药的我，20分钟后就开始严重抽筋。幸好我随身带着超过3天的药量，连续补充了2次钙，才及时缓解了。还有一次肩周炎，我去做经络推拿，药水抹上20分钟两条腿就抽筋了，又是补了2次钙才缓解。后来每次去调理肩周炎，我都先把钙预备好，以防万一。我的习惯是随身携带够一星期补钙的药量，药不离身，走到哪带到哪。

此外，如果你贪恋一杯咖啡或者浓茶的美味，就一定要适当多加一次钙。咖啡和浓茶里的鞣酸会中和体内的钙，所以缺钙是必然的，且这个缺钙的反应会非常迅速，有时候甚至在刚刚喝下去十几分钟之后，就开始手指尖发麻了。有几次我和朋友喝茶，兴致浓时，多喝了几杯，晚上手脚麻到手腕脚腕，不能入睡，只好又加了一次钙的量才缓解。所以，如果你有毅力，请远离浓茶和咖啡。钙的说明书里明确提到了，缺钙的病人不适宜喝浓茶和咖啡。如果没有毅力，想解解馋，也不是不可以，就是喝过之后要及时适量的补充钙片。

剧烈运动和太过激动的兴奋、愤怒等情绪过后，都会缺钙，此时适当增加钙的药量是必须的。情绪对钙的吸收有很大影响，要尽量保持自己的情绪平和。

对于甲癌低钙的病人来说，优甲乐可以不用随身携带，但是补钙药品需要贴身携带，一刻不离。

血钙超过2.6mmol/L容易引发高钙血症，所以日常补钙都是要求患者补钙在要求的低限，通常就是2.1—2.2mmol/L之间。但人工补钙永远不可能像身体自动调节的那么精密完美、严丝合缝。每个长期补钙的人，都不可避免地有出现高血钙的风险。这也是要求大家必须3个月化验一次血钙的原因。及时调整药量，是预防高血钙唯一的手段。

高钙血症的概念及要点

高钙血症是指血清离子钙浓度的异常升高。由于通常所测定的是总钙，而不是离子钙，因此必须注意影响离子钙的因素。血清白蛋白浓度是临床上最重要的影响因素，因为白蛋白是血循环中主要的钙结合蛋白。在血清白蛋白严重降低的情况下（如恶性肿瘤患者），正常的血清总钙浓度实际上代表着异常增高的离子钙浓度。酸碱度也影响血清钙与蛋白质的结合，碱中毒可使离子钙浓度降低，酸中毒可使之升高。当进入细胞外液的钙（肠、骨）超过了排出的钙（肠、肾）则发生高钙血症，血钙浓度高于2.75mmol/L。引起高钙血症的病因有两大类：PTH依赖性和非PTH依赖性高钙血症。一般认为血清钙在3.75mmol/L以上，可发生高钙危象，处理不当有生命危险，是一种临床急症。

高钙血症的分类

高钙血症的临床表现与血钙升高幅度和速度有关。根据血钙水平，ICU高钙血症可分为：轻度，血钙在2.6—3.0mmol/L之间；中度，3.0—3.4mmol/L之间；重度，3.4mmol/L以上。

高钙血症之症状体征

1.神经精神症状。轻者只有乏力、倦怠、淡漠；重者有头痛、肌无力、腱反射减弱、抑郁、易激动、步态不稳、语言障碍、听力视力和定向力障碍或丧失、木僵、行为异常等精神神经症状。高钙危象时可出现谵妄、惊厥、昏迷。神经精神症状的发生主要是高钙对脑细胞的毒性，可干扰脑细胞电生理活动。

2.心血管和呼吸系统症状。可引起血压升高和各种心律失常。心电图可见Q-T间期缩短、ST-T改变、房室传导阻滞和低血钾性u波，如未及时治疗，可引起致命性心律不齐。因高钙血症可引起肾排水增多和电解质紊乱，使支气管分泌物黏稠，黏膜细胞纤毛活动减弱，支气管分泌物引流不畅，易招致肺部感染、呼吸困难，甚至呼吸衰竭。

3.消化系统症状。表现为食欲减退、恶心、呕吐、腹痛、便秘，重者发生麻痹性肠梗阻。钙可刺激胃泌素和胃酸分泌，故高钙血症者易发生消化性溃疡。钙异位沉积于胰腺管，且钙刺激胰酶大量分泌，故可引发急性胰腺炎。

4.泌尿系统症状。高血钙可致肾小管损害，使肾小管浓缩功能下降，加之大量钙从尿中排出，从而引起多尿、烦渴、多饮，甚至失水、电解质紊乱和酸碱失衡。钙在肾实质中沉积可引起间质性肾炎、失盐性肾病。肾钙质沉积症，最终发展为肾功能衰竭，也易发生泌尿系感染和结石。

5.钙的异位沉着表现。高钙血症易发生异位钙沉着，可沉着于血管壁、角膜、结合膜、鼓膜、关节周围和软骨，可分别引起肌肉萎缩、角膜病、红眼综合征、听力减退和关节功能障碍等。

6.血液系统。因钙离子可激活凝血因子，故可发生广泛性血栓形成。

7.高血钙危象。血钙增高至4mmol/L以上时，表现为多饮、多尿、严重脱水、循环衰竭、氮质血症。如果不及时抢救，患者可死于肾功能衰竭和循环衰竭。

少数严重的病例可有神经系统的表现，包括嗜睡、乏力和反射减弱。心电图Q-T间期缩短提示高钙血症，心动过缓和I度房室传导阻滞也有报道。急性高钙血症可出现明显的血压升高。胃肠道表现包括无力性便秘和厌食，严重病例可有恶心和呕吐。不同原因的高钙血症都可伴随急性胰腺炎。

高钙血症常见并发症

1.高钙血症的许多表现，对于原发病来说并不是特异的，极严重的高钙血症可引起昏迷和死亡。

2.高钙血症有干扰抗利尿激素的作用，因此可以导致多尿和烦渴。明显的高钙血症可伴有肾功能可逆性的减退。如果高钙血症持续存在，肾功能将发生永久性的损害，特别是当血磷也升高时，高钙血症可导致肾钙化和间质性肾炎，肾结石也可发生。在伴有高磷血症的患者，钙有很大可能沉积在其他软组织，包括皮肤和角膜。

3.高钙血症易诱发洋地黄中毒，应警惕。

——节选自医学界急诊与重症频道《高钙血症的病因及处理原则，你都get了吗？》，作者不详。

高血钙的两个典型体征，一个是口干，一个是便秘。如果连续几天出现持续性的口干症状，同时在正常饮食情况下，发现连续便秘，而且呈严重的趋势，就需要立即到医院验血，排除高血钙症状。高钙危象后果可怕，但高血钙到高钙危象还有一段距离，定期检测血钙主要是预防发生高钙危象。虽然高血钙有生命危险，极其可怕，但只要按时抽血化验调整药量，就可以有效规避风险。很多病友因此而担心，反而不敢正常补钙了，这样也不可取。我们需要在高钙和低钙的区间里，找到适合自己的钙的药量，维持正常的生命运转。

补钙时不仅仅要关注钙离子，同时还要注意镁离子。镁的缺乏也影响我们补钙的效果。很多患者在补钙时发现镁离子不达标。

镁是人体必需的常量元素，是继钾、钠、钙之后的第四位阳离子，人体内70%的镁以磷酸镁的形式参与骨骼和牙齿的组成，是骨和齿的重要成分之一。若长期缺镁，骨中钙即使增加也会导致骨质变脆。镁在维持骨骼强壮方面与钙的作用同样重要。但对镁的认识与重视远不如钾、钠、钙。然而镁却是调节细胞内外钾、钠、钙的重要离子之一。镁在生命过程中促进骨及细胞形成，催化或激活机体325种酶，参与体内所有能量代谢，镁对神经、肌肉和心脏功能具有重要作用。

钙与镁的关系十分密切，它是一个促进钙吸收的重要元素。补钙的关键在吸收，钙吸收受多种因素的影响，人们比较熟悉的是维生素D可帮助肠道吸收钙，然而如果没有足够的镁，不仅增加维生素D的需要量，而且可造成维生素D的不应性，补充镁可逆转维生素D不应性，由此可能导致钙吸收不良、低钙血症，这些镁缺乏的相关副效应，可能损伤骨的成长及矿化，从而降低骨的质地、强度以及骨密度。

镁促进钙的吸收利用，还与镁一起催化、激活多种酶的活性，参与许多与骨代谢有关的生化反应，如碱性磷酸酶，一个影响形成新钙结晶体的酶，需要镁激活，缺镁可使血碱性磷酸酶降低及胶质形成降低。镁缺乏则钙吸收不良。没有足够的镁，钙不能充分吸收，在"国际临床营养综述"中有一个实验报告：低镁饮食而补充钙和维生素D的志愿者，缺镁的人除一例外均缺钙，当给他们静脉输钙，他们的血钙可升高，但只在静脉输钙期间，当停输钙后，血钙很快下降。然而当给镁后，虽未另外补钙，不仅血镁升高，血钙也升高并稳定。

镁是天然的钙拮抗剂，主要是阻滞钙进入细胞内，在人体细胞内钙为细胞外钙的万分之一，如果细胞内钙升高，则细胞失去活性，细胞的功能便会丧失，从而引发各种疾病。镁在控制钙的摄入、含量、结合以及重新分布上有重要作用，低镁时可增强钙的内向流，高镁时阻滞钙的内向流。故镁与钙必须平衡，补钙的同时也应补镁，防止低镁高钙。

众所周知，甲状旁腺激素使钙从骨中释出而沉积到软组织上，而降钙素增加钙骨质并保持它，足够的镁是调节这种重要的平衡的元素。因为镁是抑制甲状旁腺激素并刺激降钙素帮助钙进入骨，预防骨质疏松，并有助于从软组织移去钙而防止钙化。镁缺乏将阻止这个化学作用，钙不能矫正它，而镁有助于机体吸收和保留钙，故摄取大量的钙而没有足够的镁，害处大于好处，可造成钙吸收不良或镁缺乏，镁是促进钙吸收的关键。

我国鲜见有钙镁同补的产品，忽视了钙镁同补。这也可能是我们补钙效果不尽如人意的原因之一。实际上光补钙，使钙/镁比值更加严重失衡，正如国外学者指出的"钙和镁在你细胞中的比率是你的生命化学年龄"，如只注意补钙，不补镁，可使细胞"自杀"。钙化的形成是依赖你的机体的生物化学状态，钙沉积在关节发生关节炎，沉积在脑则脑老化，沉积在血管则促进动脉硬化，因此钙的动态平衡是防治骨质疏松症与动脉硬化所必需的。另外，大量补钙可能引起高钙尿症、肾结石等，同时补镁可减少这种危险。

——摘选自湖南微量元素研究所李以暖的《钙镁同补的研究进展》

血浆镁浓度<0.75mmol/L，称为低镁血症。临床表现有以下几个方面：

1.神经、肌肉的应激性增高：肌肉震颤，手足抽搐，反射亢进。

2.镁对中枢神经系统具有抑制作用，血镁降低时抑制作用减弱，出现焦虑、易激动等症状，严重时刻引起癫痫发作、精神错乱、惊厥、昏迷等。

3.心律失常：以室性心律失常为主，严重者可引起心室纤颤而导致猝死。

4.高血压：低镁血症时易伴发高血压，作用原因是血管平滑肌细胞内钙含量增高使血管收缩、外周血管阻力增大。此外，低镁还可以增强儿茶酚胺等缩血管物质的收缩血管作用，引发血压升高。

5.冠心病：低镁血症在冠心病发生、发展中起到重要作用。

6.低镁血症对代谢的影响：Na^+-K^+-ATP酶活性降低，导致肾保钾功能减退；低血钙症，镁缺乏是腺苷环化酶活性下降，导致甲状旁腺分泌甲状旁腺激素减少，肠道吸收钙、肾小管重吸收钙和骨钙动议均发生障碍，以致形成血钙浓度降低。

一般钙镁离子正常钙离子可以补到正常，缺钙症状改善明显。但是临床中有一部分患者甲状旁腺激素正常，钙也正常，但是有临床症状。这个时候大家需要关注离子钙浓度和镁离子，如果不达标且有临床症状，需要处理。如果镁缺的太多，建议补充钙镁合剂，如果缺的不太多，就补充一些富含镁的食物。

镁主要存在于绿叶蔬菜、粗粮、坚果等食物中，尤其是叶绿素中含有大量的镁；相反，精制面粉、肉类、淀粉类食物及牛奶中镁的含量却不高。

富含镁的谷类有小米、玉米、荞麦、高粱、燕麦等；豆类有黄豆、黑豆、蚕豆、豌豆、豇豆等；蔬菜有菠菜等绿叶蔬菜、辣椒、蘑菇；水果有杨桃、桂圆、柿子、香蕉、鳄梨、桃子等；坚果如葵花子、南瓜子、西瓜子、山核桃、松子、榛子、花生等；其他如酸奶、黑巧克力等。海产品含镁也很丰富，但是我们因为低碘饮食的原因，尽量少吃。

除了需要注意镁，还需要留意血钙中磷的含量。

大量病友因为钙不足而导致血磷很高。高磷血症是指血清磷成年人>1.61mmol/L，儿童>1.90mmol/L。高磷酸盐血症持续过久，可以影响钙的内环境稳定，钙磷的结合可导致异位性钙化，并可抑制肠钙吸收，使血钙降低，可继发低钙血症，出现一系列低钙症状，如手足搐搦、肾的钙化造成的肾功能进行性损害等。甲状旁腺功能低下（原发性、继发性和假性）时，尿排磷减少导致血磷增高。处理方法有口服含钙磷结合剂如碳酸钙、醋酸钙，醋酸钙优于碳酸钙。所以如果患者血磷太高，就改用醋酸钙补钙。

很多人是看到磷高了就吃低磷饮食。这也不吃那也不吃，反而身体越来越弱，而且电解质指标越来越乱。很多甲旁减患者出现磷高其实是严重缺钙的表现。因为钙低了，磷才高，磷和钙的反应是联动的。所以通常只要把钙补够了，过段时间磷就会降下来，不需要进行限磷饮食。太高的磷水平，需要进行干预治疗。长期吃骨化三醇的患者，需要监测磷的指标，罗盖全的副作用是易导致高磷。

镁、钙、磷的三者关系是镁够了钙才能补好，钙够了磷才能降下来。另外钾低了也会抽搐。抽搐不能确定就一定是缺钙，要及时化验电解质。这些微量元素的含量都需要顾及到，任何一项不正常，身体都会不舒服。

补钙是一件极其艰难的功课。对于我们甲状旁腺缺失严重低钙的患者来说，补钙是比抗甲癌，比服优甲乐更麻烦、更琐碎、有更大风险和代价的功课。

大家在补钙的时候有一些误区，需要特别引起注意。

小美：本人乳头甲癌术后约2年，甲状旁腺激素低至5.0pg/mL，血钙1.35mmol/L！每天都需要补钙，否则全身麻，抽筋！（哭，哭，哭）

橄榄树：哇！血钙那么低！

小美：听病友说少钙可以锻炼恢复甲状旁腺机能，避免碱中毒。

　　橄榄树：像你这种情况必须加大药量，再吃维生素D3帮助钙吸收

　　小美：总是皮肤麻，如果出汗多，感觉心脏不适。我偶尔也补维生素D3，但是效果也不明显。

　　鱼儿：少钙刺激甲状旁腺也只是在正常值下限，不是低到危险值。

　　橄榄树：我一直都是把钙补足的，甲状旁腺也有在长。

　　小美：有什么方法可以帮助我们补钙，维持住钙吗？

　　天道酬勤：甲状旁腺的恢复速度和维持低钙水平没有因果关系。

　　橄榄树：小美，你这个血钙太低了，有危险。要吃维生素D3加钙片。

　　玫瑰：说明书不是让吃一片吗？

　　橄榄树：那是给正常人定的量。

　　橄榄树：我建议先吃2罗4钙，把血钙补起来再减。

　　橄榄树：紧张会导致症状加重。来月经也有影响。吃消炎药、输液都要注意一下。

　　玫瑰：我现在上夜班了，感觉没有以前好了，睡眠也不好了。

　　小美：感觉骨头很不吃劲了。

　　橄榄树：你的钙那么低，出现这些问题太正常了。

　　小美：像我这么低的多吗？

　　橄榄树：旁腺两年都没长的，真的要乖乖吃药了，别再抱有侥幸心理了。

　　橄榄树：小美你耐力惊人，估计没几个人能忍受那么低的钙。

　　有的患者甲状旁腺有代偿功能，就想少吃点儿钙，刺激刺激甲

状旁腺，以使甲状旁腺代偿，想着以后可以不吃钙。所以便让自己保持在低血钙状态，在正常标准的下限，宁可发麻抽筋也不加钙。

这是非常愚蠢的做法。甲状旁腺受损之后，确实有部分代偿功能，但是对于大部分甲状旁腺都伤到的人来说，代偿功能非常有限，而且一般在术后6个月内会有功能恢复，如果6个月后，钙的水平不能正常，就需要终身补钙。那些术后几年还试图通过低血钙刺激甲状旁腺代偿的患者，就不要再抱有幻想了，抓紧时间让血钙恢复到正常，才是重要的。否则，为了一个极为渺茫的希望，让自己出现小脑钙化、癫痫等问题，才是真的得不偿失。

长期这样缺钙，身体就会调动储藏在骨头里的钙弥补血钙的不足，时间长了以后，会导致严重的骨质疏松。另外骨头里的钙调动出来并不是刚刚好的，多余的钙会沉积在骨骼末端，久而久之就会更容易出现骨刺等关节痛。

抓紧时间补钙，把钙补足补够才是明智的。

小花猫：我的血钙已经是化验值的下限，2.0mmol/L了，但是我还是经常抽、麻，怎么办？

继续加药。每个人都有个体差异。化验值的指标，只是一个粗略的通常的范围，而不是死的标准，重要的标准是身体的感觉。如果指标已经达到下限，但是仍然发麻，说明对于你的身体来说，这个钙量还是不够的，需要吃到让自己不麻的情况下的最低药量。只有适合自己身体的药量，才是正确的药量。

大力水手：我的血钙是1.9mmol/L，经常发麻。但是我害怕补钙得结石，听说骨化三醇吃了容易高血钙，所以我不敢加药。

有相当一部分人，因为害怕结石，害怕高血钙，明明自己身体都开始抽搐了，还是不肯加药。有这些想法的病友，就好比是自己家的房子着火了，大家劝他赶快灭火，他却说，我不敢灭火，我怕水太大淹了我家的地。补钙是有高血钙和结石的风险，但不是必然相关，有病友补钙20多年都没有出现结石，但是缺钙已经是铁的事实。缺钙到高血钙，中间还有一个适量钙的范围，不可能不达到适量就直接高血钙。

综上所述，甲状旁腺患者单纯缺钙补钙就有这么多麻烦事，多了不行，会高血钙有生命危险；少了更不行，会痉挛抽搐，也有生命危险。严重缺钙患者一顿钙忘了吃，身体都有反应。再加上甲状腺的缺失带来的影响，身体的难受程度真是一言难尽。这些困难远比甲癌带来的困难多。如果再加上需要碘治疗，或者靶向治疗，如果生活里再遇到更年期、高血压、高血脂、糖尿病等，每天光应付这些综合征已经筋疲力尽。我们每天都是在钢丝上跳舞的人，战战兢兢如履薄冰。没有亲身经历的人，根本没办法体会。所以希望大家在准备手术的时候要格外注意甲状旁腺的保护，以防迈入甲旁减这个万丈深渊。

治疗中的苦恼

　　抗癌行动是一个全方位能力的检验，不仅要有正确的医学知识，还要有比较好的语文、数学以及逻辑分析能力等。这些能力，都可以帮助大家从纷繁复杂的内容里，找到正确的有用的信息，减少没有必要的苦恼。

认识个体差异

　　海棠姐，甲状腺鳞癌的预后怎么样？

　　我是乳头状甲癌，但是刚做了基因检测，我是中分化乳头状。

　　我做了基因分组，我的BRAF－V600E基因突变，吸碘效果好不好？

　　我妈妈是未分化，找上海陈大夫，说碘不顶事了，要直接放化疗，怎么办？

　　海棠姐，我是微小癌滤泡状，没有突破包膜，是不是属于可以被排除甲癌范围的那种？

　　群里有做纵隔手术的没？我的纵隔有2个淋巴结，甲外医生给我的建议是纵隔的不好做，有可能得把胸锁骨打开，我的天，我该咋办？

　　我的锁骨上有淋巴结，是恶性的。

　　我的脑转移了，而且不吸碘了，现在在做放疗。

　　我妈妈的化验结果甲状腺球蛋白（Tg）10000多，是不是快不行了？

　　我是滤泡状骨转移，全身碘扫描时，骨头上到处都是黑的。

　　我是半切，我看大家都做碘－131治疗，我也想做，找核医学科后说半切不能做，必须全切才能做。怎么办，我要去做手术把剩下的切掉吗？

　　我的病情不严重，可是我当时害怕，想彻底把甲癌清除掉，让医生全切了。现在有点儿后悔全切了，因为确实发现生活中有很多不便。我想知道，还有哪些影响生活质量的事情呢？

我的孩子只有6岁，淋巴结1mm大小，但是确定是恶性的，怎么办，要不要手术。

我的肺有1个2cm×1.6cm的结节，核医学科医生说让我先做手术拿掉。

大家有跟我一样的情况吗，我碘-131治疗后泪腺堵了。总是流眼泪。我一个大男人，总是流眼泪，太要命了。

我碘-131治疗之后胖了，皮肤枯槁，还掉头发，有跟我一样的吗？

我的肺多次碘-131治疗后出现了纤维化，现在呼吸功能受损严重。

海棠姐，帮帮我，我优甲乐过敏。

大家看到上面的病情描述时都是什么感觉？有没有在心里问这都是什么情况啊？还有这么多事情啊？谁跟谁的病情都不一样啊？是不是一连串问号奔涌而过？

从我开始建群与大家交流的5年多以来，见过上万的病友。最小的甲癌患者4岁，最大的76岁。平时见不到的病例，我都见过，教科书里提到过极少见的特殊病情，我也都见过。

我们每个人都有个体差异。个体差异这个观念将贯穿所有癌症患者的一切治疗过程和康复过程。每个人都要对个体差异有正确和理性的认识。

平时生活里的个体差异就是有的人长得白，有的人长得黑；有的人双眼皮、大眼睛、牙齿整齐，有的人单眼皮、豆子眼、大龅牙；有的人头发乌黑亮丽、又黑又直，有的人天生小黄毛还带自来卷；有的人少白头，有的人中年就谢顶；有的人高大威武，有的人小巧玲珑；有的人是小瘦子，有的人是大胖子；有的人动不动就感冒，有的人从来没有发过烧；有的人高血压，有的人糖尿病；有的人肠胃不好，喝口凉水就闹肚子，有的人直接对着水管喝都没一点儿事。上学时一个班五六十人，谁和谁长得都不一样，性格不一样，脾气不一样，学习成绩也不一样；一个单位上百人或上千人，也同样是谁和谁都不一样，性格不一样，脾气不一样，工作能力也不一样，挣钱的能力也不一样；婚姻家庭生活各不一样，命运也不一样。

虽然他们各自不同，但是他们都是人，我们会觉得他们都是正常人，不可能把他们都变成一模一样的人——个个都个子高高、身材苗条、双眼皮大眼睛、头发长长、怎么吃都不长肉、身体倍儿棒、学习成绩超好、能挣钱会养家的人。我想提醒大家的是，我们是一个个不同的个体。不可能一刀切成为生产线上生产的一模一样的产品，每个人都是不同的。

要求每个人都变成一样的，或者按照统一的标准去做事情，是不切实际的。所有的事情，都没有标准答案，没有唯一结果，也不可能有唯一结果。如果我们幻想一切问题都有标准答案，那我们就会有数不清的烦恼和困惑。

面对我们的病情，癌症患者请牢记一件事：每个人都是不同的，每个人都有个体差异。

个体差异表现在我们将要面对的各个方面，如身体情况、病情轻重、手术方式、治疗差别、治疗效果、康复快慢，包括体质改善、心态调整，谁和谁都不一样，跟任何人都没有可比性。所以好好地面对自己的问题，客观地看待自己的病情，尤为重要。

可以毫不客气地说，很大程度上，患癌这事治疗和预后都要看运气。这个运气是指患者的癌种、癌症病灶的位置、癌症的基因分组，以及每个人的体质。另外还有发现癌症的早晚、治疗的手段是否合适等一系列情况。可以说正是这一系列不同的情况造成了治疗和康复之路的云泥之别。

同样是甲癌，癌种不同，低分化癌、未分化癌、髓样癌和乳头状癌、滤泡状甲癌的预后情况就大不相同。乳头状癌和滤泡状甲癌的生存期比较长，预后也许是几年甚至几十年。未分化癌、低分化癌的预后就和其他的癌症差不多，一般只有3—6个月的生存期。髓样癌的生存期介于分化癌和未分化癌之间。同样是甲癌乳头状癌，乳头状癌里面还有10个细微分组。大部分人是高分化癌，有的人是中分化癌或者低分化癌，还见过有的病友是非常少见的甲状腺鳞状细胞癌。这些不同的亚型预后的情况大不相同，病情发展的快慢也完全不同，病情发展程度也有很大的差别。吸碘效果也有很大差别。有的病友停药准备碘-131治疗时，甲状腺球蛋白（Tg）指数是两倍增长，有的病友却是百倍增长。有了这些最基本的差别，治疗效果就千差万别了。

即使都是颈部的淋巴结，病灶的位置也有很大差别。手术能不能清除干净是跟运气分不开的。有的是单发的，长得位置也不关键，手术很简单，术后很容易治愈。有的运气不好，病灶在器官的关键位置，又是密集多发，不能手术，治疗满意程度就没法比了。有的长得位置非常深，有的附着在颈总动脉或总静脉旁，都不好剥离。有的长在锁骨往下，手术需要掏很深。甲癌患者颈部大部分淋巴结可以清扫，但是有一个病友的淋巴结节包绕了气管，无法分离，只能做气管切除术，用金属管替代了部分气管。术后他就不能说话，生活质量极大地下降了。对于远端转移，大部分患者都能做的碘-131治疗，而有的人第一次就不吸碘。另外，癌细胞基因突变类型不一样，癌细胞活跃程度不一样，癌细胞增殖的快慢不一样，生存期就有很大差别。

此外有的人除了患癌症之外，可能还有心脏问题、肝功能问题、肾功能问题、糖尿病、高血压，等等。同样的全切患者吃优甲乐控制TSH，有的病友不管怎么吃也不能把TSH控制在0.1mIU/L以下，因为他的心脏病很严重，稍微多加一点儿药，心脏就出问题，所以就不能把TSH压低。甲状腺全切后绝大部分患者都吃左甲状腺素钠片替代甲状腺功能，但是有一个病友对左甲状腺素钠片严重过敏，吃优甲乐、雷替斯和均衡都会休克。有的人碘-131治疗后副作用特别少，甚至一点儿反应都没有，可是有的人碘-131治疗后副作用特别多，腮腺、泪腺都堵塞了，腮帮子好几年消不了肿。还有很多人经过碘-131治疗后身体开始出现风疹、荨麻疹过敏反应。甚至还有对很多患者特别有效的治疗手段，换成别的患者就不行的情况。这些都是有可能发生的，所有治疗都有非常大的不确定性。

因为原发病灶的位置、性质、形态、病理结果都各不相同，所以谁和谁的病情都不会完全一样，可以说是完全没有可比性。个体差异这根弦，一定要绷在脑子里。在交流病情的时候，一定不要盲目参照、盲目比较。所有的决定，都必须要从病情的实际情况出发，实事求是地依据个人的身体素质和病情来进行治疗。

病友们有一个特别大的共性心理，就是看到别人的情况，就往自己身上套。看到别人康复得快、用时短、功能恢复自如，而自己没有就感觉焦虑烦躁。同样是术后3个月，有的人已经活蹦乱跳，而自己还是很虚弱，且又咳嗽无力，心里就开始沉不住气了。可是他完全不了解别人之前是运动员体质，而自己天生就是倮弱苗，整天打针吃药没断过；别人只是单纯的甲状腺摘除加一侧清扫，而自己则是整个颈部淋巴结全清。手术创伤面不一样，当然康复的时间就有长有短了。

有的病友见到别人恢复得快，自己没那么快，就开始焦虑烦躁；看到别人的病情严重，自己的没那么重，他也着急。这时候不是焦虑烦躁了，而是害怕、惶恐和抑郁。有的病友看到别人肺转移、骨转移，就害怕自己也肺转移、骨转移，感冒咳嗽也得急忙问问是不是肺转移了，脚疼一下也害怕是骨转移了，动不动就跑医院检查化验。很多人的口头禅就是"花钱买放心"，检查一下确定自己没事了，就可以安心了。看到别人做个PET-CT，也不管自己需要不需要，辐射大不大，自己心里痒痒，也想做一个。全然不顾PET-CT的辐射相当于在福岛核电站泄漏时在那里站一下午，诱发其他癌症的概率要高得多。有时候病友善意的劝阻，他们还特别不能理解，特别特别害怕自己的病情被耽误了，一定要把病情放在显微镜下都看不见了才能踏实。因为在他们看来，一定要把甲癌的任何一点儿苗头消灭在萌芽中才能安心睡觉。正是这种"宁可误杀一千不能错过一个"的心态，反而导致了过度治疗，对身体造成了更严重的损伤，同时给自己造成了巨大的心理压力，搞得自己身心疲惫。这种焦虑反而又给病情提供了加速发展的内环境。有相当多的病友术后患上了比较严重的心理疾病，他们不停地觉得自己身体有病，永远在去医院求证的路上。不得不说这是患者莫大的悲哀。

没有任何两个人的病情会完全一样，没有任何两个人的治疗方案会完全一样，没有任何两个人的康复过程完全一样，也没有任何两个人的心态调整过程完全一样。对于别人的病情，大家只能做参考和借鉴，自己的疾病治疗和康复，都只能以自己的身体和病情为依据，实行个性化治疗。

客观认识化验结果

海棠姐，我的Tg比两个月前高了0.01，我是不是复发了？我哭了一宿，我们全家一夜没睡，海棠姐我该怎么办？我做完手术刚两个月呀！

我的淋巴结长了。B超上次是3mm×2mm，这次是3mm×2.1mm了，淋巴结门结构清晰，无血流。我要不要手术时把它拿掉？

海棠，你说我的医生是不是没给我化验，糊弄我的？我连着两次检查，一点儿变化都没有。

我的游离甲状腺素这次是1.761，上次是1.726，会不会是肺转了？

我媳妇术后吃药Tg是4.54，然后每3个月分别是5.51、5.39、5.43，到最近的4.94。这个数据变化比较大，大家有类似的经验吗？

病情确诊之后，每个人都会面临各种各样的检查和化验，在手术后的长期复查中，检查和化验也是必不可少的项目，但是大家普遍缺乏对化验结果的正确认识，总是能看到病友因为化验单的数值和上次检查略有差别就抓狂焦虑、吃不下饭、睡不着觉，担心复发，担心再手术。交流之后，我发现他们都缺乏基本的实验常识。正是由于缺乏正确认识，导致大量病友常常因为一个0.01的数值变化，整夜难眠或者哭得死去活来的。

化验单上所有的参考值，都是一个范围，而不是一个固定的数值。为什么是一个参考范围呢？某一个项目的正常参考值是通过对正常人群进行检测，然后用统计学的方法计算出95%的可信区间，再计算出标准差，最后得出的-2SD和+2SD的值，在这个范围内里的被认为是符合大多数人的正常范围。例如有的医院Tg的正常参考范围是3.5—77ng/mL，说明没有甲状腺疾病的正常人，他的Tg从3.7—77ng/mL都可以。但是这个范围，仅仅是一个大多数适用的数值。

北京同仁医院陈晓红教授曾经在我的北京言几又读者见面会

上给大家举例说明这个问题。以身高为例，随机找1000个人测量身高，去掉最低的25人，去掉最高的25人，中间这部分人的身高范围，就被认为是符合大众标准的身高。按照这个要求，姚明显然是不符合标准的，但仍然不妨碍姚明成为超级球星。

人跟人有巨大的个体差异，谁跟谁的都不一样。如果把化验指标规定为一个固定的数值，对于一部分人来说，就是难为自己，因为有的人永远达不到这个要求。

再给大家举个例子。我的基础体温是36.8℃，我爸爸的基础体温是36.5℃，我妈妈的基础体温只有35℃。妈妈的身体一年四季都是凉的，尤其是夏天，天很热，但妈妈的身体却像一块冰，凉凉的。小时候我和妹妹一到夏天就特别喜欢抱着妈妈睡觉，但妈妈说我们太烫了，她受不了。爸爸的体质弱，经常感冒发烧，发起烧很容易就到38℃、39℃、40℃。每次发烧的时候，他都难受地呻吟，而且发烧之后，浑身无力、骨头酸痛。所以爸爸发烧时经常让我们给他按摩、捶腿。妈妈就很不理解，甚至非常反感爸爸的呻吟，觉得爸爸娇气，一个感冒发烧，至于吗？还让我们大家都伺候他。爸爸总说，妈妈没发过烧，体会不了。妈妈也确实没有发过烧。很多年以后，妈妈感冒发烧了，这是她迄今为止少有的一次发烧，她那次烧到了37℃。在我们一般人看来，37℃就是正常体温，好多退烧的说明书上也说，低于38℃不要用退烧药。但是对于常年体温只有35℃的妈妈来说，37℃的她，就已经是高烧了。因为妈妈可能一辈子都不会烧到38℃。那次感冒，妈妈非常痛苦。她终于在感冒好了之后，发现原来错怪爸爸了，不是爸爸娇气，是发烧真的非常难受。

我举这个例子，就是想说明，就连体温这样最最常见的事情，人和人都有很大的差距，更何况我们复杂的人体结构呢！只有明确了每个人都有独特的差异性，才能更客观地看待检查化验的结果，而不能一味追求所谓的数值。

指南上要求甲状腺全切高危患者，要吃优甲乐进行抑制，建议把TSH控制在0.1mIU/L以下。TSH压到0.1mIU/L，其实只是一个人为设定的目标。对于有的人来说，这个指标很好达到，但是对于有的人来说，无论怎样都达不到这个标准。有个新西兰病友，他的优甲乐吃到125mg，TSH还是压不下去，依然远远高于0.1mIU/L，他有严重的心脏病，再增加药量，他的心脏就会受不了。

牧马人：海棠姐你好，我是2017年6月做的甲状腺全切加双侧淋巴清扫，左侧清扫除8个，右侧清扫除7个。目前交替着吃2粒和2粒1/4优乐甲。我术后TSH一直没达到0.1mIU/L以下，但是从指标来看已经患甲亢了。请问该怎么调整药量？谢谢你。

对于他们来说，找到心脏既能承受又能把TSH压到最低点的药量就是最合适的药量，不能达到0.1mIU/L也不需要纠结。

海棠你好，我于2018年1月做的甲状腺全切加双颈淋巴结清扫，淋巴结15/90，4月喝碘150毫居。这是我近几个月的复查情况，碘后1个月Tg1.18，2个月Tg0.62，4个月Tg0.67，4个月Tg0.81，所有检查TSH都在0.1以下，甲状腺球蛋白抗体都在正常范围内，在同一所医院做的检查。术后半年复查彩超正常。（7月份）您帮着看看，我这是不是控制不住的迹象啊？

很多病友太关注化验结果本身的数值，反而忽略了所有的实验检验都是有误差的。每日实验室测标本之前都会做质控品，看试剂是否有效。质控品有一个靶值，允许±2个标准差的波动，假如今天质控结果在靶值的上限，可能今天所有的结果就会稍微高出一点点，假如质控在靶值的下限，那么结果就会低一些。只要波动范围不是特别大，都属于病情稳定。例如甲状腺球蛋白Tg20ng/mL和21ng/mL或者19ng/mL都没什么区别。患者们特别爱纠结，哪怕数值长了一点点都会怀疑是不是不好了，降了一点点都能乐得合不拢嘴。其实，上下浮动一些，都基本上可以认为是没有区别的，所以那些因为0.1、0.2个点就哭天抹泪的病友，真的大可不必。重要的不是纠结每次数值的微小差距，而是注意观察变化趋势。如果3年里，Tg指标始终在20ng/mL上下波动，等等，都可以认为是稳定的。只有Tg突然从20ng/mL涨到了70ng/mL、100ng/mL，才有必要琢磨一下是不是有情况。通常医生看的是指标的倍增情况，即使是倍增情况，也要看Tg的基数。如果是百位数的倍增，比如从120ng/mL一下涨到了300ng/mL，那就需要引起重视，且要高度关注，查找原因，积极进行治疗；但如果是小数点后面的倍增，那就没有任何意义，如果Tg从0.2ng/mL涨到了0.5ng/mL，这是属于病情基本稳定的，可以保持关注，但是不需要特别惶恐纠结。有个病友3年时间Tg从0.16ng/mL变成0.32ng/mL，从0.32ng/mL变成0.98ng/mL，就因为这个在小数点后面的倍增值，他焦虑抓狂得难以入睡，每个月都跑去抽血，这实在是毫无必要的自我折磨。

希望：2016年4月Tg29，2016年12月Tg27，2017年5月Tg33。这次是在山西肿瘤医院化验的，上周去山西大医院，医生让化验个Tg，结果151。不过他们的化验方法不一样，一个是免化法，一个是光学法。

医院之间选取的仪器不同，采用的试剂不同，采用的化验方法不同，化验结果都是不一样的，而且有时候差别是非常大的。所以特别提醒大家，看检查化验单一定不能只看数值，还需要看它的参考值和单位，单位不同、参考值不同，化验出来结果差别很大，不同单位和数值之间也没有可比性。我以前在嘉禾医院和SLQ医院都化验过Tg。那时SLQ医院的核医学科刚开始引入Tg的结果化验，之前都是拿到其他医院做化验。他们引进的试剂是用摩尔做单位的，数值出来，结果高不少。有一天我跟医生聊天反映了这个问题，他说他们的指标比起嘉禾医院高50个单位。我当时就告诉他，这样的话，有非常多的病人会被吓到的。所以，建议大家检查化验的时候，固定同一家医院的同一个实验室，这样的化验单对比起来，才比较有参照性。

紫云姐退休前是浙江某三甲医院检验科的主任。有一次在上海和紫云姐见面，有位"向日葵"大姐就问我们，为什么她的化验单，化验了两次，一模一样，是不是医生根本没有做检查，直接调的上次的化验结果呢？紫云姐说，医院里的仪器都是有自动程序的，把验血的管子放进去，仪器里有个2mm粗的吸管把血吸上来，然后在电脑里进行数据分析，直接出结果打印，几分钟就搞定了，非常快。如果医生不给你化验，直接调用原来的，他需要先在电脑上搜索，找到你好多天之前的结果再打印。医院每天的化验血都好多好多，找以前的结果太费劲了，根本不会有人去这么做的。所以要赶快转变这种想法。

紫云姐还说，仪器都是自动的，而且吸管从来不清洗，上一个检查完直接做下一个，如果上一个碰到有指标非常高的病人，你紧接着他化验，你的结果一定会受到影响。所以指标也不可能完全一样。如果你的化验单出现了特别大的偏差，你是可以找检验科要求重新进行化验的。一般情况下指标出现几个或者十几个单位的浮动，都是正常的。

所以完全没有必要因为这个在误差范围内浮动的指标整夜失眠、痛不欲生，完全不需要因为每次化验小数点后面的数值变化哭鼻子、焦虑和抑郁。非常严重的情绪起伏和长期抑郁惶恐的心境，对于甲癌患者来说，反而更危险。

我服药后Tg有段时间都在100ng/mL左右。这几年时间里，服药后Tg67ng/mL有过，88ng/mL、103ng/mL、120ng/mL都有过，并且时常起伏，但在我看来，这些波动都是正常平稳的，因为没有出现急剧增长。如果哪天突然从100ng/mL涨到了200ng/mL或者300ng/mL，这时才是我需要考虑到底出了什么问题的时候。看到那些因为0.01的波动就找我哭诉的病友，我就有些哭笑不得，如果都像他们那样，我早就哭死好几千回了。

我非常庆幸自己建立了甲癌患者的交流平台，5年里，我有机会看到了上万例甲癌患者的生命样本。平时做科研的医生研究病例，一般也就是三五百人，学术的研究报告里也很少能见到有上千人的病例样本，而我有机会见到上万例患者。正是这上万例生命样本，让我看到了更多的数据及概率情况，让我能更加宏观地看待甲癌这种疾病，让我对自己的病情也有了更为准确的把握。很多人紧张Tg数值，担心Tg一涨就是复发，就是要死了，所以稍微有个风吹草动就害怕得不得了。其实死亡离得远着呢。曾经我以为我的Tg术前430ng/mL就是非常高的了，也一度很紧张。后来，随着我见过的病友越来越多，紧张也就越来越少了。当我知道Tg1000ng/mL多的人还好好活着时，我觉得即使我术前400ng/mL，可还是有很长的路可以走；当我知道Tg1万ng/mL的人还好好活着时，我的心里已经不纠结了；当我知道Tg10万ng/mL的人又活了3年的时候，我就坚信我离死亡还远着呢！所以如果Tg10万ng/mL多的人都可以活着，那么Tg都在十位数、个位数，或者小数点之内数值的，不管是几倍增长，都没有什么意义。当然，我只是提供了一个看待化验结果的视角。现实中还有不少患者，本身Tg并不高，但在治疗过程中有引起并发症导致离世的，所以Tg结果是作为一个参考的依据而不是决定性的因素。

在看待检查结果上，我们老病友们总结的经验就是把每次验血后的结果做成表格，并且标注这次检查的状态，即术后的、服药期间的、停药期间的、碘-131治疗后1个月的或3个月的等备注。这样有助于看到指标的变化和波动。判断是否复发，主要看这个曲线的走向和趋势。如果平时一直是一条基本平滑的、斜率很小的曲线，就说明病情平稳；如果突然有很陡的斜率，就要引起注意了。但碘-131治疗停药期间和服碘之后的3—6个月里，人体处于动态平衡中的调整状态，血液指标的波动又是非常混乱的，有时候是没有任何解释依据的，所以不需要过分纠结。

总之一句话，不要过分在意数值的微小波动，从宏观上把握趋势和走向，对心态的调整、对身体的康复，都是有益无害的。

所有通过人做判断的检查，都有人为的主观性。这点在B超和CT上的结果反映得非常明显。同样的一个颈部B超，有的医生认为是良性的，有的医生就认为是恶性的。医生和医生之间的测量手法不同，报出来的淋巴结尺寸就不会完全相同。即使是同一个医生，每次跟每次的测量也不可能是完全一样的。对于这些具有非常多主观因素的检查，患者必须做到心里有数，在衡量自己病情发展时，要剔除主观因素的可能，才不会让自己动不动就因为一个毫米的变化而惊慌失措或者因为一个点状钙化点而彻夜难眠。

有个病友在体检时做的B超是强光斑钙化点，就又跑到上海找的B超大咖重新检查，后确诊是甲状腺囊肿，警报立刻解除。同样的一个颈部B超，有经验的大夫和没经验的大夫的检查结果差别会非常大。

前面我提到的26岁的小伙子"猴哥"，确诊甲癌后在准备手术的医院做术前B超检查。这个B超报告写得超级详细，结果密密麻麻占了大半页A4纸，几乎每个淋巴结上都详细说明了淋巴结的钙化和血流情况。单纯看B超，我也觉得这位患者病情非常严重。他的手术大夫就是根据这个B超结果，给他确定了全切加全颈颈清的手术方案。手术之后的病理结果显示，清扫了200多个淋巴结，只有7个有转移，并且因为过度清扫，造成了面瘫和大小眼。"猴哥"的病情出现过度清扫的主要原因，不在手术医生那里，而在B超医生的过度报告，不过也不能说B超医生有错。这个B超医生可以说是相当负责了，但是他的经验不足，不足以通过经验帮助医生排除掉不具有转移症状的淋巴结数据。所以遇到有的B超医生报告得特别详细、特别严重的时候，不要急着认定自己的问题，而是再找一个权威的B超专家评估一下，这样做非常有必要。

在康复观察期间，没有必要每次检查都非大咖不行。一方面大咖的号非常难挂，而且有的都是到外地，千里迢迢地跑一趟，问3分钟回来，其实意义并不大。大家都知道，每次找大咖看病，需要提前好久挂号，挂不上号就要推迟检查时间。推迟的时候，病人是有心理压力的，总是担心推迟了这几天就会耽误病情。每看一次病就跟打一次仗一样，非常消耗精力和体力，并且承受着巨大的心理压力。这些精力和体力的消耗，对身体的康复并不利。可以在一些重点阶段找名医帮助判断一下病情的走向，拿个大主意。平时的检查在当地医院进行就可以了，这样可以节省大量的时间、金钱和精力。

我就是这样做的。在我准备第七次碘-131治疗前，发现了颈部的2个结节，核医学科医生要求先手术。为此我专门找了大咖做了颈部B超定性。后来确定颈总动脉和气管旁边都有1个淋巴结，且为恶性，但是当时淋巴结节只有两三个毫米，大夫说手术风险太高，况且结节太小，让我定期观察。于是我就开启了漫长的4年观察之路。这4年里，我都是找的普通B超医生参照大咖的B超结果对比发展情况的。就这样，一直观察了4年。然后去年冬天，才又挂了特需找专家做了一次检查。这次专家看了半天，对比4年前他的B超和历年其他医生的B超，给了我结论，2个结节，1个消失，1个缩小了。我觉得这样的观察和评价，既有效率又省钱省力。根据我的癌细胞的基因分组和增殖速度，我了解到我的淋巴结的发展极其缓慢，半年或一年内大小不会有太大的变化，重要的是淋巴结性质的改变。而我的已经确定是恶性的了，就等它长到足够大，大到既有手术指征又没有对其他器官造成侵犯的时候，做手术就好了。4年后检查也带来了意外的好消息，已经长到0.4mm×0.7mm的淋巴结消失了，另一个也缩小了，于是我颈部手术的时间可以无限期推迟了。

正是这样放松的复查方式，让我的每次复查都很顺利。想去复查了拿起包就走，挂个普通号，预约然后检查，一周就能全部搞定。时间和金钱、精力的节省让我可以有心情有时间投入到更好的生活中去，而不是不停奔波在求医的路上。

客观看待自己的检查化验结果，宏观看待自己的病情发展，对自己的身体康复、心态调整，以及下一步正确就医都很有帮助。

保守派医生和激进派医生

正是由于每个人都有个体差异，谁跟谁的病情都不一样，所以就有了一个非常重要的对于医生的认识问题。

对于医院和医生，我觉得，一定要清楚一个立场：病人需要医生帮助一起对抗癌症和死神。所以，医生和病人其实是同心协力共同战斗的关系。病是在自己身上的，自己要负一多半的责任，想要你命的，是癌症，不是医生。如果你不能充分信任你的医生，那你就会对医生的建议和治疗打折扣，治疗就不会顺利。

虽然现在社会上有很多医患矛盾，但是我相信绝大多数医生都是有责任感和使命感的。没有哪个医生想治死你，你要是不去找他看病，他可能这辈子都不会认识你。医生和我们普通人没有什么区别，有的只是职业分工不同。况且医学本身就是循证科学，在很多未知领域，医生也没有办法。癌症至今仍是未解之谜，有些病情是超出医生和医学能力的事情。医生做的事情就是，有时去治愈，常常去帮助，总是去安慰。所以不要期望医生做超出他职业能力的事情，理解了医生治疗能力的局限，才能更好地和医生协作，治疗自己的疾病。能努力的地方一定全力以赴，该听天由命的地方就要听天由命。

我的第一次手术是两个实习生大夫给做的，好多的后遗症。手术后我的声带一侧是麻痹的；总是在呛水；左侧颈总动脉结扎以后，我的左侧永远抽不出血来。左边身体的温度比右边低半度，所有因为血液循环不畅而导致的问题，左边都比右边严重。第二次手术之后，甲状旁腺没有了，我输了200天的液来补钙。为此，我需要终生服药补钙。很多人都跟我说，让我找给我做第一次手术的那两个实习生大夫打官司。20多年过去了，这两个实习生都已经分别是北京两个顶级医院的权威和院长了。是不是超过诉讼时效我放一边，反正我是不会找他们打官司的。因为医学就是一个实验科学，每一个医生都需要从实习生练习才能一点一点地积累经验，最后成为专家。医学也是需要传承的，如果每一个手术都只要最好的专家做，而不给实习生机会，那么医学是会断层的，最后受罪的还是病人。况且就算是我打了官司，赔我一笔钱，也改变不了我的人生。我的身体已经受损了，这是拿多少钱也买不回来的，钱不是解决问题的唯一办法。而且本身生病这个事情，就是有一半不确定在里面的。

我觉得要把跟医生合作这个关系摆正，心态才能好，才能在治疗当中获益更多。很多人术后跟医生闹情绪，医生应该给我这么治，应该给我那么治，而不是这样的。你一定要记住，医生一定会根据你的病情去治的。要说的是我们的地域有差异，医学资源分配不平衡，也会出现一些滞后的现象，加上医生的治疗理念不一样，有可能会遇到一些让你不是很满意的治疗。但是你自己要负一半的责任，首先你的病在这放着，有个体差异；其次跟你的选择是有关系的，是你选择的这个医生，你本可以不选择他治疗的。

同时，中国现阶段的医疗现状也是不容忽视的。我国的医疗资源和医疗水平存在着严重的不平衡，全国排名前100医院里，北京有25个，上海有18个，广州有11个，其他各个省也就一两家。偌大的中国，好医院都集中在北上广了，各地区医院的医疗水平差距就可想而知了。有的地区和北上广的医疗理念和医疗水平能差出五至十年来。而我们不可能都千里迢迢跑到北上广做手术、做碘-131治疗，所以治疗水平参差不齐就是非常明显且非常正常的事实。

另外，把治疗水平放在一边，医生的治疗理念也有很大的差别。我这些年观察下来发现，医生的治疗理念分为两派：保守派和激进派。

纵横四海：我是全切加颈部清扫，病理报告未转移（0/100），医生说不用做碘-131治疗，我不放心，请教各位到底要不要做碘-131治疗。当时做CT，说我的颈部、腋窝、纵隔都有淋巴结，医生怀疑我有转移，所以我就同意了医生的清扫方案，结果做完了，病理报告不是。手术做大了！

激进派的医生，以消灭甲癌为目的，以不留隐患为目标，把有可能发生的癌细胞活动赶尽杀绝，不留隐患。所以只要有手术指征，他们就积极要求手术，并用全切的术式；只要能吸碘，只要Tg没有降到仪器不能检测，就不停地用碘-131治疗。如果发现不吸碘，就马上介绍放疗、化疗、靶向治疗等手段，刻不容缓，马不停蹄。看上去积极，但很多时候又明显是过度治疗了。

激进派的医生很少考虑患者的生活质量是否受影响。比如育龄的病人是否会因治疗影响怀孕生子，病人日常生活的质量是否有保证，一般不在激进派医生主要权衡利弊的考虑范围内。这类医生认为，牺牲生活质量来换取生命长度是必要的。只要活着，虽然生活质量差些，但是病人都可以凑合将就。

保守派的医生，是以生命质量和生活质量为考虑前提的。这样的医生，他会综合权衡病情与病人生命生活的关系，在指南范围内，能观察的就不手术，能半切的就不全切，啥时候复发啥时候再做另一半的切除，尽可能多地保障病人日常生活中的生活质量和生活品质。因为至今没有任何人造的物品能够完美替代甲状腺的强大功能。对于年轻的育龄女性，采用半切、次全切等术式，以尽可能满足病人怀孕生子的需要。同样，对于没有怀孕生子的病人，并不急着要求她做碘-131治疗；对于远转的病人，即使Tg并不是非常满意，但是能够让病人带癌生存，他也要求病人延长每次碘-131治疗的时间间隔，甚至会暂缓治疗，带癌观察。保守派医生认为，在生命长度影响不大的情况下，更多地保证患者的生活质量，提高患者生活幸福指数很重要。

对于分化良好的甲状腺癌，碘-131治疗全身显像价廉物美，比PET-CT好，如果联合ECT-CT断层融合及血清Tg，TGAb检查就再完美不过了。在分化良好的甲状腺癌中只有碘-131治疗显像阴性，同时血清Tg或TGAb明显升高找不到原因时，才做PET-CT，价格贵是一个因素，关键是没必要。提醒大家，不是PET-CT正常就万事大吉了，任何设备都有它的不足，简单说，再贵的设备都有假阴性或假阳性，大家按照要求合理复查就是。颈部淋巴结转移的患者太多，看自身意愿吧，愿意承受手术痛苦及风险的可以考虑手术。我的观点是，不是非常重要部位或者严重的转移，大可不必手术，动态随访就行，一旦有明显进展再手术不迟，太多的人可以带癌终身生存。大家要纠正一个观点，甲状腺癌不用赶尽杀绝，可以与其共存的，但一定得有专业医生去判断。

——江西肿瘤医院核医学科　陈志军

医生当然不会随便给你留下癌症的隐患。医生都有治疗标准的，他们一定会遵照大的治疗标准决定治疗方式。需要理解的是，所有的治疗都不是流水线一刀切，都是有范围的，是有操作空间的。因为医生的水平有差异，有些病情对技术有要求，且每个人的病情又都有个体差异，所以很多时候是既可以激进又可以保守，两者都可以有。千万不能有为什么他是这样的我是那样的，这样做就是对的、那样做就是不对的这种把复杂病情简单到只有一个标准答案的想法。这种想法正是造成苦恼和困惑的主要原因。

在相当多的患者看来，治疗就应该按照指南进行，是完全统一的流水线式的治疗。很多患者都无视个体差异，在治疗中如果出现了与治疗指南不一样的情况，或者与"自己理解"的治疗要求不一样时，对医生的抱怨和不满就会增多。加上医生一般看病的时间非常短，常常是三言两语、三五分钟就结束了，并没有时间坐下来给你讲他这样治疗是出于什么样的考虑。所以到底是医生的水平不够还是医生对你的病情有良苦用心，病人常常不得而知。我见过的病例越多，就越发现能够刚好符合治疗指南的标准的病例太少太少了，绝大部分病情是千奇百怪的，是没有办法套用标准的，是处在标准之间的空间地带的。这个空间地带，正是医生可以自由发挥其治疗理念的地带。患者在治疗前应尽可能地多和医生沟通，了解一下他的理念，会很有帮助。

淮北：我最近也是在考虑手术的事情。咨询了一些专家，不同的专家给出的建议也不一样，有的说要全切加碘-131治疗（我想全切的医生可能是觉得这样手术会比较彻底，防止复发），有的说要半切（医生是这样说的，你还年轻，还有很多事情没有做，这个还是早期，不需要全切）。这样的情况让我非常迷惑，不知道该选择哪个医生手术。有时候我觉得，还是全切保险点儿，也有病友是全切并且碘-131治疗后还生了健康宝宝的（我结婚了，但是还没有生宝宝）；有时候我又觉得半切可以解决问题，为什么不留下另一半好的呢？总之是很纠结。

不管是激进派医生还是保守派医生，除去他们医疗水平的差距，他们的决定没有对错与好坏的区分。区别的是他们对生命和生活的不同理解和不同看法。他们各自的立场不同，但都有各自的道理，因此适用的人群也不同。

橘子：术前要求大夫给我全"端"喽，结果我被麻过去了，他们商量着给半切了，醒来可把我郁闷坏了。去找大夫，他说觉得我年轻，完全可以半切以保证生活质量，二三十年过去了，万一复发了再来一刀也不迟。

婷儿：我手术的时候24岁，没转移也给我全切了，我也郁闷啊！

橘子：后来我也想明白了，过分纠结也没用了，我也不愿意再去补上一刀，就乐观积极地生活，做好复查好好注意，没准一辈子就过完了呢！现在我怀孕了，啥都不想，养好身体迎接我家老二。那你干吗全切？

婷儿：说半切容易复发，就给我全切的。

橘子：这个……

婷儿：我也是怀孕了，头胎。

橘子：全切不等于不会复发，这是不是可以叫预防性切除？

婷儿：不知道。针对这个问题，其实现在谈论都没意义了。

橘子：早不纠结了，一切顺其自然。

　　上面的一段对话，是群里两个年龄相仿、病情相近的病友的聊天记录。两个病人分别是激进派和保守派，而他们的医生却分别是保守派和激进派。所以不管是激进派还是保守派，两人手术后都非常郁闷。从这里可以看到，其实医生也很难。患者理解医生的用心和接受治疗结果都需要时间。

　　病人自己对待癌症和治疗的看法也是完全不同的。相当多的患者本身就是激进派，认为我一定不能给自己留下治疗隐患，最好"癌"字永远跟我说再见，手术时就全切了，碘-131治疗时也是越彻底越好。这样的病人，如果遇到保守派的医生给他半切或者次全切，常常会不领情，甚至会埋怨医生怎么不给他全切，耽误他做-131治疗，害他多做一次手术，多受一茬罪，还得多花钱做一次清甲，半点儿感激医生的意思都没有，没有找医生赔偿就算是饶过医生了。这样的病人会常常换一家医院，另外找个医生，有的甚至是求着医生手术全切再做碘-131治疗；做不成手术全切的，就直接找医生清甲，多喝一次"黄金水"，本来不需要碘-131治疗的，也要白白让碘-131治疗把好好的甲状腺灭了，再让自己的所有器官都遭受一次辐射伤害；有的一次清甲不行，还要喝2次碘水，幻想化验单上的Tg无限接近0，认为只有这样，自己才可以高枕无忧。

这样的病人占大多数，甚至病友们在这种激进的状态时，会激烈和极端到听不得别人的不同意见，有时候都到了不可理喻的程度。这种"一定要把癌症杀死杀死杀死"的壮烈又执着的态度，既可爱又可笑。这种情况常常出现在患者得知自己患病的初期。几年之后，他们在生活中慢慢体会到，原来甲癌没有他想得那么严重和危险，而当生活质量低下给自己的现实生活造成了不能忽视的困扰时，他才反思原来自己过于激进，过度治疗了。也只有到那时，他才能体会到最初保守派医生的良苦用心。但此时，通常悔之晚矣。

保守派医生的做法就没那么容易被患者理解和接受。尤其是知道甲状腺癌容易复发这个特性之后，大部分患者认定自己留着这侧的甲状腺就是留着祸患，早晚要出事，迟早要受二茬罪，不如早早做个了断，来个痛快。他根本没有意识到医生之所以不给全切，是因为他的病情根本没有到需要全切的地步。很多患者的心里是有一个奇怪的、坚定的、牢不可破的信念，就是我一定会因为这个癌症死掉的。所以如果保守派医生给他留下正常的甲状腺，在患者看来，就是给他埋了一个随时爆发的定时炸弹，使他无时无刻不在战战兢兢。当心理压力难以承受的时候，他还是会找个医生手术切掉，以绝后患。心理压力太大就是导致复发的一个重要诱因。（补充：不全切，还有一部分原因是医生的水平不够，他解决不了全切后甲状旁腺带来的问题，所以通常会选择次全切。当然这只是一小部分特殊情况。）

为什么激进派医生更容易得到患者的认可，保守派医生的做法更容易被患者诟病？这还跟我国目前的医疗体系设置有关。

我国的医疗体系和国外的医疗体系是不同的。国外每个人都有家庭医生，家庭医生是终身为他跟踪服务的。一般有了病，他们会先在家庭医生那里报告。家庭医生经过初步分析之后，再介绍相关的专科医生治疗。专科医生治疗后的跟踪反馈，还是回到家庭医生这里来。就是说这些治疗的短期和长期效果，以及短期和长期副作用，是有专门的医生负责考虑监督并反馈的。这样做最大的好处就是可以及时跟专科医生反馈他采取的治疗手段在未来持续10年或20年后对患者的生活影响。而每个专科医生都需要始终为自己的医疗观念和水平负责。这样一来，专科医生的治疗就避免了过于功利，只图一时见效痛快而不顾及患者长久生活质量的弊端。

我国的治疗体系是横截面式的。

我们国家的医院科室分类非常详细。这样的医院体系设置，就直接要求每个人都需要对自己有什么病，先进行自我判断。判断不准确，病就看不成。有些病情，因为症状不明显，病人自己都不知道该去哪个科、挂哪个号、找谁看。完全"放羊"，没有人指导。医院有的设置了导医，但是导医的指导作用非常有限。而且科室和科室之间划分得过于详细，导致了跨科室的问题就会被推诿和忽略。

有一次我肚子疼，但是没有明显疼的部位，也不腹泻，就是隐隐疼了很久。我到我们当地最好的医院挂号，想挂内科的时候，我自己先愣住了。内科里分了呼吸内科、消化内科、泌尿内科、肠道内科。除了知道不要挂呼吸内科的号之外，消化内科、泌尿内科、肠道内科，我不知道该挂哪个。问了导医，导医让我先挂泌尿内科。到了泌尿内科，医生让我先验个尿。验完尿，拿着结果回来，他告诉我，你泌尿方面没问题，到其他内科去看吧。就这样用排除法，内科所有科室都看了一圈，做了一大堆的化验，都没查出问题，最后让我去妇科检查，才发现是卵巢上有个囊肿。

科室和科室之间的详细设置，把每个人的身体做了分隔，就像是把人做了很多个切片，只有器官，没有宏观整体的一个大活人。医生们经常是只见树木不见森林，只看得见病，看不见病人。

　　有个大连的大姐，她的肺部转移很多年了。很多年前，就因为肺部水肿有积液、呼吸困难去呼吸内科治疗，但是经过一次又一次的治疗后却未见任何好转。呼吸内科每次拍CT，都只拍胸部CT。直到很多年治疗都不见效时，忽然有个医生发现这个大姐的脖子肿得很大，才建议做个颈部CT，这才确诊是甲状腺癌肺转移了。胸部和颈部紧紧挨着呢，可是这么多年在呼吸内科进行治疗时，却没有一个医生考虑过颈部和肺部的相互关系。这样的例子还有很多，不胜枚举。我们缺乏一个从专业角度上为病人全方位考虑保驾护航的人。

　　我们的医生在各自科室划分的领域都是专家，但是他们跨科室之后是不是专家，就不一定了。比如拿着同一张肺部的CT片，让普通内科医生和核医学科医生来看，他们对肺部结节的评价都不一样。我手术之前，医生让我拿肺部CT到内科做会诊。呼吸内科的医生告诉我，你别做手术了，你只有3—6个月的生命期了。呼吸内科的医生，对于甲状腺癌和核医学科不了解，他根本就不知道还有碘-131治疗这种对甲状腺癌有特殊办法的治疗手段。现在距第二次手术已经11年了，我还活得好好的。还有个病友，颈椎有点儿问题，找到全国治疗颈椎的顶级专家。那个专家告诉他，转移甲状腺癌的存活率只有40%，这可把这个病友吓得要死。可是他的病灶其实并不大，而且吸碘后，Tg才1.13ng/mL，只要经过几次碘-131治疗就可以痊愈，根本无从谈起死亡。

　　一米阳光：我术后20天左右，觉得喉咙有异物感，有时候觉得呼吸不上来，一直不知道为什么。我就去了医院，医生让查甲状腺B超和甲功，最后都正常。主刀医生告诉我，他也不知道为什么会这样。然后我回家的时候到经常去的一个小诊所看了看，小诊所的医生告诉我，是扁桃体发炎，两边都是脓……

这样的例子还有好多好多。我们的医生，很多专而不通。他们只在自己所学的专业领域里比较精通，一旦跨科室需要综合判断时，哪怕是权威专家的判断也容易有失偏颇。

曾因在星光大道捐献遗体而被大家知晓的甲癌患者王威，一度是在内科做化疗进行治疗的。在很多次电视采访中，她都说起过，她做化疗做得都大口大口吐血。直到她给央视写了捐献遗体的信后，才得到了规范的治疗。进行碘-131治疗后，她不但康复了，还生了孩子。那些不停给她做化疗的内科医生，如果知道甲状腺癌需要用碘-131治疗的话，估计王威早就好了，何至于受这样大的罪。

接着说横断面式。横断面式还体现在我们的看病过程是割裂的，是一种没有时间连贯性、没有反馈跟踪机制的看病方式。这样的治疗，只能是短平快。我们国家的很多医院有相同的科室。只要患者愿意，他可以随意在任何一家医院看同一种病。病人和医生之间没有牢固确定的关系，随意性非常大。来了病人医生只管治，至于治好治坏，医生不关心也看不到。你挂我的号，我就给你看，来一次我看一次，你不来我也不会追着找你。这种方式最直接的问题就是医生治疗以后，患者消失后，医生根本无法了解，患者再也不来了是因为他治疗好了病人再也不来了，还是因为他治得不好病人再也不来了。所以医生最关注的是，如何在最短的时间里，让病人"感觉到"他被治好了。只有迅速见效的治疗方式，才能得到病人的认可。只有得到病人的认可，才能给医生积攒好口碑。又由于患者和医生之间信息的严重不对称性，患者对疾病严重缺乏基本常识，所以患者的心理压力根本承受不了长时间的折磨，进而患者一定会找激进派的医生手起刀落来个痛快。至于像甲状腺癌这种一直要持续很多年的检查，除非病人坚持找同一个大夫不换人，否则医生根本就看不到经他手治疗的病人后续的治疗效果是什么样的。

2010年我甲癌复发全切清扫时，我的手术大夫把我的甲状旁腺全部摘除了。他说，当时甲状旁腺太难分离了，干脆就都摘了。他认为，我术后通过输液补钙，生活质量完全没有问题。当我术后连续输液200多天，血管都被扎烂了、已经没有血管可以扎的时候，我找到他，询问他甲状旁腺异体移植的事情时，他说有自体移植，但异体移植几乎不可能，不仅不能长久存活，还会身体排异，所以几乎就不可能。接着他说："移植干吗？你就每天直接打钙针，这又简单又方便。"但是当我告诉他，我输了6个月钙之后，手上和脚上的血管都被扎烂、已经没有好血管可以扎的时候，他突然愣住了。他的表情告诉我，他从来没有考虑过他的病人如果需要终身补钙，一直输液，有一天血管会被扎烂了，没有好血管能用时该怎么办。患者漫长的生命里该怎么继续补钙、怎样继续有质量地活着不是他关心的事情。他关心的只是怎样把淋巴结清扫了。可是作为患者的我除了需要把甲癌的淋巴结清扫了，我还需要能像正常人一样活着！如果我不是为了了解移植去找他而是直接到内分泌科去治疗补钙的问题，他可能永远也不会看到或者想到，甲状旁腺全切的患者手术后是过着怎样痛苦的生活的。

也是他曾经告诉我，他从业20年，还从来没有遇到过像我这样23年后复发再来手术的人。因为请他做手术的病人，等20多年之后再找他，他已经退休了。

这样的体制，直接导致医生在治疗上的功利和短视，他们往往看不到病人的长期生存需求。这是体制的问题，不是医生的问题。在现行的体制下，这是没办法的事情。不管是医生还是病人，其实都很无奈。我们能做的，就是自己做自己的家庭医生，尽量让自己为自己的生命质量和生活质量负责。

以上所说的，仅仅是想对比说明一下不同医疗体系的不同效果。国外的医疗体系并不适合我国的国情。我国的医疗资源非常紧张，根本不可能为13亿人配备家庭医生，所以目前我国的医疗体系仍旧是最适合的。不过目前国家在进行社区医院建设，就是希望能够通过一些手段缓解病人无头苍蝇一样盲目看病的困难，增加一下类似家庭医生的设置。

请牢记自己病情的个体差异，请牢记我国医疗资源的不平衡，请牢记医生有不同的治疗理念。正是这三者的区别，直接导致每个人在治疗和康复中的巨大差异。选择永远大于改变。这点在第一次手术时尤其重要，因此请慎重做出自己的选择。同时，不管你在哪里找哪个医生看病，都需要接受这个选择带给你的后果。我们每个人生活里都需要学会承担，治疗中出现的各种各样的可能性也都需要我们理性面对。

几种常见的苦恼

开心：群友们，我想问问，TSH现在是0.05，加量优甲乐后能升高吗？说是TSH得控制在0.1以下。目前优甲乐吃175mg，加量优甲乐后吃到200mg，把TSH升上来但不超过0.1，这样是不是吃靶向药效果好？

最初我看到这段话的时候，愣是看了半天没看懂。后来我才发现，他困惑的根源在于他不知道0.1mIU/L和0.05mIU/L哪个大哪个小，0.1mIU/L变动到0.05mIU/L是升还是降。

TSH要控制在0.1mIU/L左右，现在他的是0.05mIU/L，说明他的药量已经很大了，他需要减药量。但是他认为0.1mIU/L

比0.05mIU/L更高，需要增加药量才能把TSH从0.05mIU/L升到0.1mIU/L。引起他苦恼的不是甲癌的问题，而是关于小数点的问题。

玉溪：网络上说，癌症术后两三年80%复发，四五年15%复发，五年后5%复发，最后还是全部都复发了。

种草：这些数字有点儿扯淡！

玉溪：最后加起来不就是100%吗？

"玉溪"做的加法，纯粹是想当然的加法，毫无根据也毫无意义。两三年的复发率，是在手术两三年的人群里算；在术后四五年的人群中算复发是另一群符合手术四五年的人群；而算五年后复发率的，是在手术五年之后的人群中考察的。分段调查的这些人群是不同的人群。然后是这些不同的人群中，再算各自的复发比率。在手术四五年的人群里调查，发现这些人中的15%有复发。另外的5年之后的复发，是另外手术后五年的一群人里的百分数。列出数学式子是：复发人数=a80%+b15%+c5%。a+b+c=甲癌患者总数。玉溪认为这些都是在同一个人群里的百分数的算法，用数学算式可表示为：复发人数=a（80%+15%+5%），a为甲癌患者总数。这样计算是很荒唐的，而且这也不是甲癌的调查数据，最后的结果只是自己吓自己。

如画：大家好，我在2010年5月和6月做了两次手术，2011年又做了一次手术。甲状腺全切，甲状旁腺切了2粒，缺钙，每天吃2粒钙尔奇D，查血钙也是低。本来我不太在意，但是最近感觉还是有点儿吃力，总是抽麻，想问下怎样补钙好，怎么复查？

大猫：罗盖全吃了没有？你现在血钙多少？

如画：没有吃过，一直吃钙尔奇D。我看有的文章说吃了罗盖全易引发高血钙，比低血钙更加不好。我的血钙1.72，参考值2.11-2.52。

大猫：要吃罗盖全。

果果：离高血钙远着呢，必须吃罗盖全！

蜗牛：我昨天测的血钙1.6。我是原发，每天一个AT10，一个钙尔奇D，还是低钙，现在开始加一个钙，这样吃可以吗？

陈：血钙太低了，你有什么症状？

蜗牛：就是累，没劲儿，睡觉说梦话。

伤城：你这肯定是要加钙的，太低了。

蜗牛：昨天静脉点了3支葡萄糖酸钙，舒服多了。

伤城：干吗不多吃几个钙？

蜗牛：怕结石。

海棠：你肯定需要加药。

伤城：是主治医生告诉我的，你连最低的钙都没满足，怎么会结石？你这样低钙，其他问题会更多，远比结石更严重。

海棠：你怕结石，这个怕没有道理。只有过量补钙才有可能结石，你缺钙严重，不补够就不会出现结石的状态。反而因为缺钙太多，骨头会不停释放骨里的钙来满足血钙，但是这样的释放不是智能的，多释放出来的钙会凝聚到关节和骨头的末端，所以越缺钙越容易有关节增生。

蜗牛：如果是那样我就多加粒钙，现在休息不好血压有时也高。

海棠：缺钙也会引起高血压。

"如画"和"蜗牛"的苦恼是明明自己是低血钙，常年抽麻，却在担心高血钙的危险。低血钙和高血钙之间还有一个适量钙。没有达到适量钙时，无论如何都不会出现高血钙。高血钙只有在持续高于血钙正常值的时候才会出现，这有一个巨大的过渡区间。就好像是在数据轴上，高血钙是正值，适量钙是0，低血钙是负值。从负值逐渐增加钙量先达到0才有可能继续增加到正值。遗憾的是，因为罗盖全说明书里的一个有高血钙风险的提示，就有大量的病人常年让自己血钙低着、全身抽麻而不去把钙补上来。要知道，那句提醒是给甲状旁腺正常的人的。对于甲状旁腺严重受损的人，出现高血钙风险的可能性极小，而且我们不能因为一个极小概率的事情把必须要做的事情放弃了。先把钙补充到正常的适量值才是重要的。

美好：我在群里看大家聊天发现得我们这个病的好多病友都有贫血的情况，有没有这种可能，贫血的人更容易得我们的这个病？

海棠：不能逆推，治疗会引起贫血，但是不能证明贫血引发甲癌。

冰之心：碘-131治疗后有很多后遗症都是慢慢出现的，如几个月后会腺体堵塞、咽喉不适，还有的会肝肾功减退、免疫力下降。

小胖：咽喉不适可能仅仅是咽炎，肝肾功能变差可能是由于吃各种中药、各种"保健品"、各种不知道什么人推荐的偏方造成代谢压力而引起肝肾功能下降……不能把所有之后的不适都怪到碘-131治疗上，先后关系不等于因果关系。看到很多病友因为网上的不知道什么人写的东西，就去怀疑医生的治疗，讳疾忌医，还有拒绝治疗的，我就觉得很遗憾。有什么怀疑的或者顾虑的，应该问医生。不相信医生的话，可以百度学术上或万方数据上查靠谱的论文。这些也可能出错，但是至少比网上那些乱七八糟的信息还有朋友圈信息靠谱。

小罗：@我本善良@小京京 我发现我们三个有共同点。我们都属兔！属兔的人和甲状腺癌那么有缘分吗？

登哥：属兔？属兔容易得甲癌？

小罗：不知道，我属兔。你们都属兔？

天天：这个说法不对。

小罗：我是看他们都属兔，我也属兔。

登哥：我是1975年的兔。这个肯定是乱说的。

小王：我属狗，怎么解释？

秋水：我属蛇。

蓝列：我属鸡。

小罗：我随意这样说的，你们还真信啊？

"美好"的联想非常丰富，但是犯了典型的逻辑错误。A可以推导为B，但B不一定可以逆推回A。"冰之心"也是把时间的先后关系等同于因果关系。他们都是在逻辑推理上面有偏差。而"小罗"仅仅因为有三个人都是属兔的，就有了属兔的和甲癌有某些关系的联想，这显然是不合逻辑的。

团子：我全切，中央区3/4转移淋巴，侵及被膜。我觉得我Tg低，停药6.6，吃药0.26，这不会是低表达，分化不好吧？我才34岁，还算年轻啊！如果说真是肺轻度摄碘了，也不该是分化不好吧？分化不好就不摄碘了呢？

逍遥兔：有转移灶是要做碘-131治疗的，而且碘扫双肺有吸碘。

好运：听医生的吧，你的病理诊断就是高分化甲状腺癌，不要自己瞎猜，是否有弥漫性转移有待商榷。

"团子"同时还上传了她的化验单和病理报告，明明是特别轻微的病情，就因为听说了一个"Tg低表达"，就往自己身上套。这个Tg低表达是个非常小概率的情况，她根本没弄清楚什么情况下会有Tg低表达，就先怀疑自己是这样的人。群里这样的病友多得可以论筐装拿火车拉了。他们总是把小概率事件当成大概率事件，总是喜欢把最坏的事情往自己身上套，总担心自己是那个最惨的倒霉蛋。他们往自己身上套的时候，又毫无根据。道听途说，尤其是毫无出处的道听途说最害人了。

归纳下来，大家的这些苦恼都不是真正的病情导致的，而是跟病情无关的几个方面。

一方面，病友们的基础知识薄弱，有的是数学基础知识比较差，有的是阅读理解能力比较差。这些都导致他们对最基本的病理和病情的理解出现偏差。除了上面列举的数学的例子，再给大家说一个关于阅读理解的。比如甲癌的存活率是10年90%，这句话的意思是，10年之后还有90%的患者还活着。就是说有100个甲癌患者，10年之后还有90个活着，说明甲癌的死亡率很低，死亡威胁小。如果能够正确理解这句话，他的担心会放下很大一块。但是有非常非常多患者理解的是："天呀，我只能活10年！这可怎么办啊！"这样巨大的理解偏差，他能不惶恐吗？这样的情况，尤其出现在一些教育水平低的只受过几年义务教育的患者和患者家属那里，他们常常会因为阅读理解和数学知识的薄弱而多了很多困惑和苦恼。

另一方面，患者的逻辑推理能力比较低，经常出现逻辑偏差和逻辑错误，导致对病情和医嘱理解错误。他们经常随意扩大或者缩小一句话的内涵和外延，使原本的意思都走样了。

比如，"滤泡型甲状腺乳头状癌"现在被认定为良性肿瘤，排除出甲癌的队伍了，它被重新命名为"带有乳头状细胞核特征的非扩散式滤泡型甲状腺肿瘤"。前面的限定性定语是乳头状癌里的滤泡型甲癌，而且必须是没有突破包膜的那一种。只有同时满足这三个条件的才是符合定义的。刚发布这个消息的时候，很多病人就直接认为是所有的滤泡型甲癌都不是癌症了。这个理解可就差了十万八千里了。

逻辑出现问题容易导致本来毫不相关的事情甚至是把八竿子打不着的事情绑到了一起联系起来。他们的苦恼有时候让人哭笑不得。有个病友给我留言，说他跟团去旅游，因为大意把优甲乐放到大巴车上了。天气太热，大巴车的温度达到了五六十摄氏度。回来后他复查甲功发现TSH高了，因此，他怀疑是不是高温导致优甲乐失效了。我答复他说有可能。然后他的结论是"好的，那我以后不报团了"。我听完他的结论差点儿惊掉下巴。他的逻辑归因是错误的，优甲乐失效不失效跟报不报团旅游一点儿关系都没有，它只跟高温有关系。只要下次出门时，不把优甲乐放到车里，或者不让车在阳光下暴晒，就不会影响药效。即使不报团，如果下次出门还是把药放车里暴晒，药还会继续失效的。只要把药管理好，怎么报团玩都没有关系，报团不背锅。

我们国家的教育体系里没有专门的逻辑课程，只在数学课程里涉及过简单的一部分。但是逻辑是非常重要的，如果逻辑推理出现错误，就会导致很多的理解偏差。有的人的苦恼纯粹是因为在逻辑推理上面太随意而导致的。我极力推荐大家买几本简明逻辑学学习一下，它可以帮助大家减少非常多无谓的烦恼。

除了逻辑，还有概率。很多人也是因为把小概率事件当成大概率事件而担惊受怕。还举上面Tg低表达的例子。大概率事件是经过手术和碘–131治疗，Tg指标会下降，而且这一表现也同时会在影像学证据里得到体现。只有非常非常低概率的人，才会出现甲癌在快速发展而Tg不表达的情况，这种情况也同样可以在其他影像学里找到依据，比如CT片子里可以看到肿瘤的明显增多增大，而Tg反而比较低。

诚然会出现一些极个别的特例病人，但是毫无根据地就认为自己是极个别的特殊患者，总是把自己当成是小概率事件的发生者，对自己的心理健康没有任何好处，除了给自己增加心理负担，没有任何意义。我们需要做的是在大概率事件上面多加留意，没必要天天拿小概率事件折磨自己。

抗癌行动是一个全方位能力的检验，不仅仅是要有正确的医学知识，还要有比较好的数学语文基础，以及逻辑概率分析能力。这些能力，都可以帮助大家从纷繁复杂的内容里，找到正确有用的信息，减少没必要的苦恼。

信任很重要

一念：全切术后一年。我是单侧甲癌，只有0.5cm的病灶，但是突破包膜，因此全切。没有淋巴转移，没有碘-131治疗。每天优甲乐100mg。吃药Tg<0.04，TSH<0.008，其他都正常。

"一念"因为有个医生让他减药，有个医生让他继续吃而纠结。他问TSH这么低，是好还是不好。然后发给我连续3个月的TSH的变化对比，告诉我，前3个月TSH降得快，从0.34mIU/L降到了0.009mIU/L。后面3个月从0.009mIU/L降到了0.008mIU/L。他的归类属于低危，已经是痊愈的状态了，完全不需要把TSH压制得太低，现在的情况显然是超量了。我给他讲了长期过量吃药的后果和他目前甲癌的状态，他的纠结就开始了。说医生的说法不同，有的要求0.1以下，有的说一点儿没有才好。他说这句话的时候，我知道他把Tg和TSH搞混了，于是给他讲了TSH和Tg的区别。于是他又问，那我Tg控制在多少好。我告诉他要调整TSH，因为他的Tg已经很低，不需要控制了。我建议他减药，因为我认为和他的甲癌比起来，长期超量吃优甲乐带来的心脏和肝肾的损伤对身体更有害。但是此时他又绕回来了，又担心减药复发。我认为已经和他讲得很清楚了，但是他不停地在医生让减药，他担心复发，不减药又担心心脏不好里面绕圈圈。和他的对话让我越来越抓狂，我突然发现他对谁都不信任。为此我认识到他有一个非常要命的心态。就是医生说的事情，他不相信，病友的建议他也不相信。但是同时，他自己对病情又完全没有主意。这才是最成问题的事情，因为他谁都不信甚至不信自己。

　　就他的病情来讲，两个医生的处理都没有问题。如果不难受，继续这样吃，完全可以。等什么时候出现心脏问题什么时候再处理也来得及。减药也没问题，可以同时兼顾长期吃药的各种利弊。以他的甲癌问题，即使减药，复发的概率也非常非常低，所以怎么做都可以。我当然倾向于更关注全方位的身体状态。因为我超量服药七年后，出现了心律不齐等问题，所以我认为应该警惕长期超量服药这个问题。其实他的情况不管怎么做都对，但是他的问题是医生的医嘱他不敢信，怕庸医；病友的建议他也不敢信，因为病友不是医生；他自己又完全不明白到底为什么要减药和为什么要维持药量。而且他不仅问我一个人，他还在好几个病友群里一遍一遍地问。大家的说法不一样的时候，他就彻底崩溃了，也更加证明了他对谁都不信任这个事实。

其实解决这个问题很简单。要么找一个权威的医生，就信他的，就按他说的办；或者找三个权威医生，取两个医生相同的意见，不能找两个，因为一旦有相反意见，他就不知所措了。他对于有经验的病友也不信任，就不要在病友那里绕圈子了。对于疑心病重的人来说，最好的办法就是自己学习甲癌的基础知识，先弄明白这几个化验指标到底意味着什么，按照指南，确定自己的分期，明白自己的药量调整范围。弄清楚到底自己的身体是个什么样的状态。甲功的这几个指标看似复杂，其实很简单。稍微用点儿心，每个人都可以掌握。不懂两个字，用得越多，自己越被动。既然不甘心自己的病完全交到医生手里，那就自己掌握了解。只有自己做自己的命运的主人时，做选择才可以无怨无悔。

美年达：海棠，我妻子是一周前术后第一次复查，通过主刀医生刚调的药量，从1粒调到1.25粒。然后昨天我把整理好的一个病理与手术前后的血检对比再发给主刀医生看时，他直接说药量改为1.75粒，也没说为什么，你能帮忙看看吗？是不是有什么大问题了所以突然加量啊？一般调药不是按1/4粒或者半粒的量调吗？突然一下加了3/4粒，是不是说明有什么大问题？药量增大后若没有什么不适感一般是不会减药量的，对吗？

看到"美年达"给我发的这段话，我都无语了。医生最基础的药量调整，他都能解读成是不是病情有了重大发展。

在手术最初期给药，是通过患者的体重粗略估算一下其基础药量，如果患者是个胖人，可能他的起始药量就会比一般人的大些；如果是个瘦人，可能起始药量就小些。然后在这期间，还会有动态调整，因为每个人的吸收能力不一样，有的人对药效敏感，有的人对药效不敏感，所以需要不断地验血调整。通常说的1/4粒或者半粒的调整，是为了减缓患者的身体不适。毕竟是激素类药物，一丁点儿药量的改变，都会对全身的脏器有巨大影响，患者身体的感受性很不好。医生让直接加了3/4粒，是看到她的药量严重不足，如果1/4粒、1/4粒的加，还需要很长时间，而且甲减是很不舒服的。医生是想让她快点儿缓解症状，尽快把她的激素水平调整到合适的区间，所以牺牲患者几天身体的感受性也是值得的。这个变动无须跟病人解释。如果每天每次看病，医生要给每个病人都这样解释，一天他看不了几个病人。可是患者却把医生的这些正常调整治疗，当成了病情不好的信号，无端地猜测，战战兢兢，实在是毫无必要。

心如止水：海棠，我淋巴转移10个，主刀说不用碘-131治疗。我观察半年了，有个大夫让我减1/4粒药，只减了2天，又加上了，总怕复发。我只是头爱出汗，心脏没感觉。

海棠：你为什么不信任医生呢？医生既然让你减药，自然是评估过复发风险的，你不信任医生，那就做好承担后果的准备。心脏不会总是没感觉，过几年就知道了。

心如止水：让我减药的不是主刀医生，那我问问主刀医生。

海棠：去问内分泌科大夫。

像"一念""美年达"和"心如止水"这样的病友，这几年我见过很多很多。他们时常毫无依据地怀疑所有医生，总认为自己倒霉透顶，遇到的每个医生都是庸医，或者因为医生的一个小行为就对自己的病情进行无限遐想。给他减药他害怕复发，给他加药他害怕病情发展。反正不管医生怎么做，他们都有充分的理由害怕。

请相信医生的能力！一个合格的医生，尤其是三甲医院的医生，在其独当一面之前，都经历过普通人无法想象的严苛训练。从本科到硕士再到博士，少则8年，多则11年。毕业之后至少还要再经过5—10年的临床训练，才能独当一面，坐堂问诊。所以即使是看似普通的医生，即使是全国医院的医生水平之间有些差距，也不要随便怀疑医生的专业水平，医生对疾病的宏观把握远比患者自以为的要全面得多。不要每看一家医院每看一次医生都怀疑医生的技术，医生的水平没那么差，你的运气也没那么糟！

有的不仅不信医生也不相信病友，甚至是拿了病友的建议去考验医生。如果病友和医生的答复是一致的时候又对病友说："我问过医生了，你说的是对的。"这样的做法毫无意义。病友给的建议仅能做参考。同时有些经验和感受，医生是永远体会不了的，因为他没有亲身经历，所以很难感同身受。而医学的深度和严谨，也不是病友们自学几年就可以掌握的。

有的病友自己不懂基础知识，对病情和治疗都不了解，完全是道听途说地听了几个名词，或者是东看一句西听一句凑了几个自己也说不清的标准，然后就想当然地认为自己应该怎样怎样治疗。如果和医生的不一样，他就怀疑人性、怀疑人生。

这种既不相信医生又不相信病友，更重要的是自己又完全没有主意，更信不了自己的心态，是很多病友纠结焦虑的主要原因。这样的问题不解决，患者就会总是处在纠结到底该怎么办的状态。这种纠结和焦虑，非常影响身体康复，甚至是病情发展的一个重要因素。学习信任医生，或者努力让自己强大起来，都可以帮助患者摆脱这样的纠结。

逃避问题，会害了自己

糖豆：甲状腺癌术后甲状旁腺全切，术后长年低钙。

总是听见"糖豆"说她打钙针打了好几年。几年前我曾告诉她，你需要增加补钙的药量，同时换成补钙的药物，慢慢地你就可以不用打针了，药物可以解决钙的问题。她一直说她补着钙呢，就是补不上。同时一次又一次地在群里说她在输液，还因为长期低钙导致了自己癫痫。我建了甲旁减低钙的交流群以后，特意把她拉到群里，让她跟大家学习一下怎么补钙。建群半年的时间里，仍然总是听见她说自己低钙在打针。每次问她，她都说她补着钙呢，就是补不上。问她吃药的情况，她说吃4粒钙尔奇D，血钙还是1点多。很多人告诉她，你需要加罗盖全，没有活性维生素D，吃再多的钙都不能吸收。她总是说，回头试试。结果过了一段时间，她在群里说她晕倒了。一查原因，是低钙引起的晕倒。医生说是低钙引起的癫痫，口吐白沫不省人事。她说自从她手术以后，基本上每两年都会晕倒一次。术后第一年晕倒一次，之后每两年晕倒一次，今年两个月晕倒两次。常年血钙低，已经让她患上了癫痫，而且还不停地晕倒。她在群里哭诉，自己甲状腺癌手术之前跟好人一样，手术以后全身都是病。当我再一次问她，你到底怎么吃的钙，为什么一直补不上去的时候，她回答是："一天4粒钙。"

我听到她的回答，哀其不幸，怒其不争。她明知道自己已经长时间缺钙了，常年输液，低钙已经导致自己癫痫了，她的钙还是没有补起来。补了钙和补好了钙是完全不同的两个概念。不是说吃了钙片就解决问题了，而是要把钙吃到符合身体血钙的指标。如果身体不能吸收，就必须增加活性维生素D，帮助身体吸收钙。血钙指标合格，同时身体没有不适的症状，才能证明她把钙补好了。她常年吃钙但是根本没有补充好足够的钙，血钙指标常年低于正常标准，身体不断地用抽麻昏厥等症状在提示她，她补钙的功课是不合格的。这就根本不是病的问题了，而是她对待自己身体的态度问题。明知道自己的晕厥和癫痫是因为缺钙引起的，而且晕厥越来越频繁的主要原因就是严重缺钙，可是她从来没有好好思考一下，是什么原因导致她一直缺钙？补钙的方法是不是一直不得要领，需要怎么改进？除了输液，除了吃钙，还有没有更好的办法？如果这些问题，她进行过认真的思考，她就不会一次又一次让自己晕倒昏厥。可是她完全没有重视自己的问题，任由缺钙的发生。而且最让人无语的是，在补钙的群里，大家每天都在讲如何用罗盖全帮助吸收钙，还经常介绍AT10的作用和使用效果。不止一个人不止一次告诉她，她需要增加活性维生素D来帮助钙的吸收，但她全都没有听进去，还一味地只用钙片补。补钙不够，她就怨声载道。她在群里的发言，除了诉苦就是抱怨，对自己的病情完全不走心，当然就只能任由自己身体越来越差了。如果明知道自己的问题，还任由其发展，就是自己的不作为。这样的病人，其实并不可怜，是她自己纵容了自己病情的发展。

　　疾病最能考验一个人面对困难时的能力，也最考验一个人解决问题的能力。生活里如果有些问题不如意，可能拖着、逃避都可以躲过一阵子。但是要想让自己的生活更好，那所有的问题就都需要面对和解决。可能因为生活里很多事情无所谓对错，拖着躲着就是不解决也没有那么严重的后果。但是在疾病面前，逃避的态度就是身体最大的杀手。虽然说很多疾病不能掌控，但是在相当的程度上是会有改善的，尤其是在补钙和调整优甲乐方面，每个人都可以把钙和优甲乐调整好，这并不是难以完成的事情。在对待自己的病情上面，必须认真对待，才有可能有好结果。

值得开心的是，最近我们团购了AT10以后，"糖豆"的血钙终于调整好了。她在群里发来了以下的留言：

糖豆：一直以来我都觉得自己病得挺严重的，8年了，手术后吃6粒钙尔奇都麻，不得不不停地打钙针。因缺钙引起癫痫，晕倒数次。每次都在莫名其妙的情况下晕倒。现在用AT10调药后终于好了。我曾经一度很绝望。现在真的感谢海棠，感谢病友，感谢大家，让我能有这么好的改变。我很高兴。

面对困难不作为，才是自己生活痛苦的源泉。希望"糖豆"的事例可以给大家一些警醒。

思思：帮我看看我的甲功有没有问题？我29岁，想怀孕，试了半年，现在妇科医生有说我游离T4一直都是上升，没有正常过，很难怀上，让我去看专业医生。我现在很无助，也不知道看什么科。

清水：找内分泌专家，没啥大不了的，不用那么紧张。29岁，非常年轻的年龄，更是学习的年龄。妹子，多学习，多了解知识，网上有很多科普知识。你这是对科普的常识都不了解，推荐你到百度文库、道客巴巴、知网这些网站去查阅一些资料，有些资料看起来比较吃力，但是有很多专业的知识都是可以学习的。

"清水"给"思思"的建议非常中肯。这个病要伴随一生的，所以了解一下自己病情的基础知识，非常有必要。

还有个病友，患病7年后不检查、不复查、不好好吃药，最后发现了严重的远转，到远转群里求助。但是我们问他病情的时候，不管是患者还是家属，都对病情一无所知。我们无不为他惋惜。7年的时间，竟然对自己的病情完全不懂。一个对自己病情完全不了解的人，对相关知识完全不知道的人，又怎么能有效地治疗和进行日常自律呢？这是对自己完全不负责任的表现。

一个新生儿，刚开始什么都不会，慢慢地，他需要学习怎样吃饭，怎样大小便。只需要两三年的时间，他就可以正常吃饭和自理。到六七岁上小学的时候，估计已经没有几个孩子，不能独立吃饭、独立大小便了。

疾病不就是你现在身体里刚刚出生的孩子吗？你需要从得病开始，了解它的习性，了解它的规律，照顾好它的需求，两三年之后，你就会对自己的病情该怎样治疗怎样控制都熟悉了。7年的时间，你早就可以对自己的病情了解得游刃有余了。

为什么我们很多病友，病了那么久还允许自己当一个病情无知者呢？只依靠医生的病人，不就跟只依靠大人学不会自理的孩子一样吗？而且我们是成年人，学习知识的能力远比婴儿学习生活自理要快得多。

对成年人来说，如果一个专业学4年，就可以本科毕业了，7年时间本科研究生都读完了。在某个领域里，7年的时间，都可以成为专家了。如果我们对待自己的疾病，认真了解，一样可以成为专家。成为一个为自己生命负责的专家，何乐而不为呢？

不过不要妄想自己学习几天就可以超越医生，我们比他们差得远。只有了解了最起码的知识，才能更容易地与医生沟通。学习甲状腺癌知识推荐大家找正规的出版物去读，或者专业的论文刊物。不要在网上东拼西凑地看网文。正规书籍介绍的知识是全方位的，并按照逻辑逐级递进加深深度，可以帮你建立比较系统、比较完整的知识体系。如果东看一篇网文，西看一篇报道，那么你学到的知识是零散的，不成系统的，并且很容易断章取义，造成理解偏颇。

我们还有一些高学历病友，虽然他们的学习能力很强，但却钻牛角尖，经常拿着一些佶屈聱牙的论文，讨论文章里的学术问题，可是这些在医学专家那里也还是探索研究阶段，你花非常多精力学习也未必能有答案。我们的学习，不需要太过专业，先把自己的甲功八项弄明白吧！

观察和带癌生存

岁月：脖子上的淋巴结一直都存在，10多年了也没长大。Tg30.4。

桥：那不一定是不好的淋巴结。

岁月：个数有没有增加我就不知道了，反正体积10多年都没长大，Tg也没有明显的变化，就是脖子淋巴结钙化了，肺部出现了结节。

桥：淋巴结也是最近才钙化的吧，不是十几年前？

岁月：我不知道，反正脑CT报告没有问题。

岁月：我已经10年没有检查跟治疗了。

紫云：你的问题可能就出在"我已经10年没有做检查跟治疗了"。甲癌虽然发展缓慢，但是术后不能大意，坚持治疗非常重要。

知足：极端的性格，心态好时10年不复查，现在出了问题又极度恐惧。

紫云：这种性格绝不利于疾病的康复。

岁月：那怎么办呢，不可能老是做手术，谁吃得消？碘-131治疗对大淋巴结基本上没有很好的疗效。甲状腺癌治疗手段只有做手术，碘-131治疗最后没办法才进行基因靶向。

岁月：我不想手术，所以才10年不检查、不治疗。

吉子：你永远不检查就永远都不会手术？

知足：你不想手术了所以就假装这个病不存在？正确的复查治疗是必须的。毕竟是恶性肿瘤，所有恶性肿瘤的特点它也具备，比如复发转移，只不过比其他肿瘤发展慢，容易控制住。

紫云："鸵鸟战术"啊！不检查不治疗，身体不会因此而不发生变化。

嘻哈：10年不检查，因为怕手术。现在又怕成这样，着急了解靶向治疗，大伙看你这样是替你着急，都不知道该咋说了。

大漠：那你说10年没复查是啥意思？定期复查是术后必需的，你不复查就能小病拖成大病。本来手术加碘-131治疗就能治愈，现在反而要解决不能解决的难题，不是害自己吗？

大漠：甲癌不是大事，理性对待，不影响工作生活学习，反过来，不认真对待，它影响的就不仅仅是工作生活学习了，甚至是生命。

很多人有个非常不好的习惯，害怕看病就不去看病。"讳疾忌医"这个成语早就有，说明有这种情况的人非常多。病友在甲癌手术之后10年没有复查，发现是肺转之后又害怕得要死。不能因为害怕，就躲着走。躲着走这病也是存在的，并没有因为你不看病，它就平白无故消失了啊，而且平时又没有对自己的身体做有关康复的其他功课，本来轻微的病情，硬是让他拖成了比较麻烦的事情。这是非常非常严重的错误。甲癌术后必须要定期复查。另一个角度说，他10年没管，Tg也才30ng/mL多，再次验证了甲癌的发展缓慢。

甲癌必须定期进行复查，这是原则。不能因为害怕抽血或者嫌看病麻烦就放任不管，因为甲癌毕竟是癌的一种，所有关于癌症的特征，甲癌全部具备。因此该重视的必须重视。

但重视这个度又很难把握，很多人会从一个害怕的极端走到另一个极端，就是没完没了地看病，一定要寻根究底追求治愈。

胖猫：今天刚拍了肺CT，还没出报告，我咋看到那么多白点啊，是肺结节吗？好吓人啊！

小马：别吓唬自己啊！

大曹：得了这个病，病痛本身都没那么可怕，可怕的是我们老是吓唬自己。每次看复查结果都无比纠结，好像上战场一样。

三角梅：今天术后一个月复查，看到结果腿发软，心发慌。

（其实三角梅的结果正常得不能再正常了。）

胖猫：我半切，也两个转移，现在还有需要观察的钙化淋巴结。

小马：胖猫你观察多久了？穿刺了吗？

胖猫：1cm。医生没让穿刺，观察两年了，医生一直让观察，因为没有变化。

小马：我的没变化也老让手术。这3年长了4mm。

莲花：我是3次手术4次碘-131治疗，术后检查Tg5.8。心里也是纠结，不知道该怎么办了。

白雪：Tg5.8应该算低的了，我现在是Tg13.8，更不知道怎么办好。我已经3次手术5次碘-131治疗了。

在我们的复查过程中，能拿到确切结果的病友是少数，需要手术就去手术，需要做碘-131治疗就去做治疗，选择是唯一的，虽然结果不令人满意，但是总是有方法可操作的。大部分病友的复查结果，会是"观察"或者"疑似"两个字。很多人就被"观察"和"疑似"折磨得坐立不安，纠结焦虑一刻不停。

　　有的人见不得医生说让观察。任何医生不能定性的病情，在他的眼里，都是巨大的问题。有个病友手术之后3天就开始跑医院，先后换了北京、上海、南京5家权威的医院的病理专家分析他的病理切片。只有一个专家明确是癌，其他的专家答复都是疑似甲癌。这个疑似的答复，让他抓狂不已。当他还要继续寻访名医时，群里的病友们都在说他太折腾。不得不说他这样折腾真是毫无意义。此时他的头脑里，只有一个答案，就是必须确诊。可是"疑似甲癌"，也是一种确诊啊，就是说他的病情根本没有严重到确定是甲癌的地步，他应该高兴啊。他反而很抓狂，因为他需要一个准确的答案。

　　我们很多病人，在看病过程中，经常先入为主地给自己设定一个结果。如果这个结果没有符合他的设想，他就难以接受。而且会为了得到这个他认为的结果，遍寻名医，直到他找到跟他的结论符合的那个医生为止。这是一种非常奇怪的思维方式，但是遗憾的是，有这种思维方式的甲癌患者非常多。

　　心理学里有个"自我实现的预言"。如果人们开始在心里认定某种结果，那么他就会按照这个结果去做，直到真的实现了这个结果，他会说，你看我早就说过会是这样的结果。比如A刚认识B就觉得B会对他不友善，A在和B的交往中处处表现得很有防御性，B即使最初对A并没有恶意，也会从A对待自己的方式里体会到A的不友善，于是B也就不再友善地对待A了。然后A就会说："你看，我早就知道B这个人不友善。"同样，如果患者认定了自己会死于癌症，认定了自己的癌症在此期间会发展迅速，那么他会不停地到医院检查，用各种手段证明自己的病情会发展，那么他的这些行为和心理状态也会为他的病情发展提供可能。焦虑、紧张、惶恐的情绪，都是促进癌细胞生长的内环境，不停地奔波也会让身体处于疲劳状态，这也是癌细胞发展的土壤，于是在内在环境和外在意念的双重作用下，他的病情"果然"发展得"很快"。

有个病友，因为疑似淋巴结，分别找了北京、上海的三个顶尖大咖，三个大咖给了相同的答复：观察，6个月后复查。其实这句话的潜层含义，就是他的淋巴结不能明确性质，现在还没有手术的指征。允许它自由发展6个月，6个月再看有没有手术的必要。等有了手术的必要再进行治疗，反正现在是没有手术必要！既然能允许病情自由发展6个月，就说明这个病的发展趋势是缓慢的，不危险、不紧迫。但是这个病友受不了，他受不了等6个月，他月月去检查，其实这就给了他自己极强的心理暗示。这种心理暗示不仅会让他整天把时间花在看病上，也确实会让身体有向恶性发展倾向。总是处在去医院看病这样的氛围里，心情不会愉快，而且身体也很疲劳。这样的行为根本谈不到保养身体，更别说康复。

还有的病友，非常执着地要拿掉所有的淋巴结。有的病友刚手术没多久，就会发现新长出淋巴结。但是，往往这样的淋巴结，都是炎性反应，而且正常人也都有淋巴结。有淋巴结不是问题，淋巴结的形态和性质出问题才是问题。但是很多病友，只要一看到有淋巴结，就认为是癌症复发，焦虑不已，对于医生说的继续观察，完全听不进去。他会没完没了地换医院换医生，而且是非常有"前瞻性"地找大夫准备手术。可是淋巴结这个东西，最大的特性就是容易长。甲癌这个病，虽然死亡率低，但是复发率非常高。群里因为淋巴结做清扫手术，多的有做过七八次的。问题是，像这个病友这样幸运，做第七八次还有医生肯接手的，太少了。脖子不是拉链。脖子里的组织打开又合上之后，再打开，就跟第一次的组织完全不一样。有两次这样的颈部手术，再做第三次、第四次的时候，就真的只有顶级专家才敢接了。还有可能是刚做完这次，换个位置又长淋巴结了。对于有些淋巴结，不需要急着拿掉，可以等一等。有时候淋巴结太小，虽然B超能看到，但是打开后，医生的肉眼却不一定能看到。除非它长在要害位置，继续长大会影响主要器官，才需要急着手术，否则不妨给他一段时间观察。淋巴结不一定是肯定会长大，也有稳定不长的可能，还有会变小的可能。Tg有一点儿涨幅，也没有问题。重要的是把握好有限的几次可以做颈清的手术机会。未来还很长，如果每年都手术、每次都手术，10年、20年之后，没人再接你手术的时候，才是真的绝望的时候。

有的病友，一旦发现颈部有淋巴结，他的手就有了一项新工作，没事就拿手摸，一天摸很多遍。那种揉捏淋巴结的快感，就好像挤青春痘一样欲罢不能。很多人复发手术的淋巴结生生是自己用手培养出来的。手的不断刺激，加上意识的不断关注，必然会增加淋巴结增长的概率。有好多次我提醒病友别拿手摸的时候，他们都说："对啊对啊，我就是天天摸，没事就摸，想起来就摸。这个淋巴结就是让我摸大的，可是不让摸我特难受！"请大家管住自己的手！

况且手术哪有想的那么简单。术前只想到拿掉淋巴结，而不考虑手术后遗症，手术后出现了甲状旁腺损伤，需要终身补钙，一天不补就抽搐。或者出现了声带麻痹，术后呛水，声音嘶哑等问题，结果远不是他想的那个样子，生活质量大大下降之后他又后悔不已。

下面这段话，是一位75岁的阿姨给我的留言。她的病情，原本不需要进行手术治疗，只需要观察就可以了，但急匆匆进行完两次手术之后，一次比一次不满意，后悔不迭。

阿姨：手术创伤太大了！至今我一直有喉头堵塞感，颈部的压迫感、紧缩感，且左颈部与左肩部的牵拉疼痛每天都在折磨着我。今年夏天非常热，我感觉到真是生不如死……在北京见到您，心情好多了，您说这一切都必须自己面对……看到您的留言，我就不想手术了！肺癌，我都不怕！就是怕淋巴结肿大、膜破裂侵入气管……

手术后我的体质下降很快，免疫功能差，经常咳嗽，清晨痰中带血，而且双腿沉重乏力走不动路……（经常用胸腺肽、微卡等增加免疫力的药）海棠老师，过去，我是个爱运动、爱学习，生活很阳光的人，现在我老了又有病痛，感觉很无助、很无奈……我要听您的话，改变思维方式，考虑到未知的后果……我就是爱听您的话，要是早认识了您，我第一刀就不该开（原来左颈部就有2个淋巴结肿大转移），第二刀开得更不慎重，以为几个转移的淋巴结拿掉了就好了！我比您大30多岁，但事实证明，海棠老师您很老成，我非常天真，天真到可怕的地步……自己决定的事情就要自己承担全部后果，您这个提醒使我顿时清醒到无语！

这么多年，我见过有上面情况和想法的病友太多太多了。有很多的病友，在检查中过分纠结和偏执。

这个世界有太多太多的未知，也有太多太多的不确定。不仅仅是甲状腺癌有很多问题不能得到准确的答案，连整个世界是什么样的，我们都还不能得到准确答案。目前经过科学家的研究，我们已知的世界只占整个宇宙的4%，还有96%的东西是我们不知道的。整个宇宙到底有多大，暗物质长什么样，有没有超能量……科学家都没有准确答案。尽管我们的科学已经非常发达了，但是我们现在对世界的了解比起古人并没有太大的进步。不管是从宏观还是微观，我们都还在不停地探索。我们能够知道的知识，对于整个宇宙规律来说，实在是太微不足道了。

整个世界都是未知的，医学的研究也不过是小管窥豹。对于甲状腺癌来说也一样。所以不要指望你的每次检查，都能获得准确的答复。相当多的病情发展，医生是解释不了的。不过分执着和纠结于一个结果，才不会让自己陷入偏执。

比如医生让观察，就是比确定恶性更好的结果。观察的因素有很多，有的是不确定性质是好是坏，有的是尽管是恶性的，但是还没有足够严重到必须要拿掉的程度，或者暂时还没有手术指征，又或者是因为医生在通盘权衡之后，发现按兵不动远比拿掉它更好。这些可能性都有，不要做过分地解读和猜测。

用理解世界是未知的态度理解甲状腺癌的不确定性，理解疾病的复杂性和结果的不确定性，对患者的治疗和心情都会有好处。

在指南的参照下，只有很少一部分人的病情是有明确指导要怎样做的，此外还有相当多的区域是可以让医生灵活处理的，此时医生的观念就会对你的治疗有不同的影响。如果你很激进时碰上一个保守的医生，可能你根本就无法理解医生对你的良苦用心。激进的病人会不停地寻找激进的医生，他最后也总能找到一个，一拍即合，过度治疗往往都是这么来的。等到发现自己治疗过度的时候，已经晚了。过度治疗失去生命的病例已经不少了。这些过度治疗的病人，都太期待一个理想的、完美的治疗结果。

同时，医生的目标和病人的目标，并不是完全一致的。医生的目标就是治疗和攻克癌症。所以只要有病情，只要有症状，医生就会治疗。这是医生的职责所在。有些病根本不可能治愈，或者不可能在短时间内治愈，所以治愈是医学一直以来的努力方向。但是医生的职责，不一定是病人终身追求的目标。

病人的目标是活着，而且是有质量地活着。此时的医患关系，好比老师和学生的关系。老师的职责就是答疑解惑，教给你正确答案，要求你考100分。任何时候，只要你去找老师请教，老师就一定会想办法给你解答。老师恨不得你24小时都学习，然后考100分。但是你的目标是过关，60分就及格了。你只要能够大于60分，就足可以毕业。在过关的情况下，当然是分数越高越好。不过你的全部精力，不是考100分。除了学习，你还想打打游戏，谈谈恋爱，听听音乐。老师一天到晚苦口婆心地让你好好学习，你也照玩不误。在你看来，恋爱和打游戏，是比考100分更重要的事。

但是我们的病友们，在患病这件事上，就执着追求着必须100分，追求治愈。不惜花费大量时间、大量金钱，一天没有治愈就一天奔波在治疗的道路上。这样做完全可以理解，因为我们有死亡威胁，我们不想因为一时大意，而失去最佳的治疗机会。可是有时候，即使这样全力以赴，也不一定能够治愈。而且也不一定存在所谓的最佳治疗机会。但在即使不能治愈，也不影响你的生命长度、不影响你的生命质量的时候，我们为什么不能和疾病和平共处呢？高血压、糖尿病这样的病，不就是根本不可能治愈的吗？很多人就是终身服药，带病生存的。甲状腺癌也是可以的，尤其是乳头状和滤泡状甲癌，Ki67<3的患者，是可以做到长期带癌生存的。大家都知道那些每天都死抠书本的人，到社会上，也未必是优秀的人。那些考七八十分的人，恋爱也谈了，游戏也打了，学习也没有耽误的人，才是真的人生赢家。

同样的道理，把全部精力都投入到看病、一定要治愈的人，不一定有你想要的结果。因为癌症治愈根本就是不可能完成的任务。生活不是只有看病这一件事，我们的身体也不是无限制地可以一次又一次地动刀，打开合上、打开合上的，碘也不是可以永无休止地喝下去的。把有限的治疗时机，用在最有效的地方，才是最明智的。

但是对于有易侵袭远转特点的亚型、有tert等高危基因突变的、Ki67 > 10的需要采取积极治疗策略的患者，就需要进行谨慎的观察，严格遵照医嘱进行治疗。

冰糖：我是肺转移，请问Tg多少算正常？

Belinda：吃药后Tg是0属于正常，平时化验Tg<0.04。

冰糖：谢谢，降到0，多么难啊！

海棠：降到0，基本上远转患者就别想了，不可能的事情，保持在两位数以内就没有生命危险。这就好比原则上皮肤上都应该是白白净净没有一个雀斑、一个痦子的，但是你去找找哪个人可以一个都没有。说这些理想值，一点儿意义都没有。

小罗：海棠阿姨说得对。我Tg4点多，我认为我肺转移痊愈了。

花开花落：我肺转移Tg23，已经4次碘-131治疗了，还有没有必要接着做呢？

海棠：如果没有大的发展，可以继续观察。肺转移、骨转移上万的都活着呢，你们这个值连零头都不到的，该干嘛干嘛去吧。有时候呀，眼睛不能只盯着一个方向，得回过头看看，才能找到坐标，不然真的会跑偏。太钻牛角尖，太死心眼，太执着都不行。

每个人都有个体差异。那些一直追求治愈的，Tg必须小于0.04ng/mL的人，就好像是绝不允许自己的脸上有任何一点点的雀斑和痘痘。甲癌就是你身体里的雀斑和痘痘。即使有，只要他没有影响到正常功能，没有长大，为什么不能就让它安静地待在那里呢？正是甲癌的发展缓慢，让很多微小癌有了可以不手术而是进行定期观察的可能性。这时的观察，不就是允许自己的身体上有一两个不妨大碍的小痘痘吗？没必要一旦出现就必须除之而后快。如果这样，那些脸上长了很多雀斑和痘痘的人，是不是就不能活了呢？事实不是这样的，即使有很多雀斑和痘痘，他们也一样活得很好。

如果你全部的精力都用来看病，几个月可以，一两年可以，但是甲状腺癌的病程非常持久，5年、10年下来，就不一定可以了。此时的你就跟用全部精力都考100分的孩子一样，未必有好结果。

因为首先你已经没有了正常节奏的生活了。

大量的时间在全国各地看病，寻医问药，这样忙碌的看病节奏，其实对身体是严重的损耗，对精神是巨大的消耗。身体根本没有得到休息和恢复，精神也没有完全放松，病情只会越来越重，进而陷入恶性循环，越坏越看，越看越坏。再遇到激进派的大夫，有没有手术指征都开刀，为了满足你的心理要求也让你喝碘。你觉得自己一时解决了大问题，其实完全没有认识到，这样的做法给自己未来10年之后的治疗，留下了巨大的隐患。

分化型甲状腺癌的病程发展十分长，带癌生存10年、20年、30年，甚至40年都是完全有可能的，但复发率也很高。虽然高，但是没有生命危险，把这有限的几次手术治疗和碘-131治疗的机会，留到最有利的时机也许更明智。

国外有学者提出对低危性PTMC满足特定条件的可以选择观察随访的态度，不必立即手术。而日本和韩国的研究表明，随着科技的进步，2mm以下的甲状腺癌也能被发现，但是对于患者并没有更多获益。因为2mm以下的肿瘤没有手术指征，同时也没有生命威胁，可是患者却不得不带上癌症患者的标签而常年需要承受过度的心理压力。很多死亡者携带甲状腺癌却不是因为甲状腺癌而去世的。因此，从宏观的生命长度来观察甲状腺癌的发展趋势，采取适度的医疗手段，而不是杀之而后快的方式，对于相当多的患者更有益。

带癌生存，与癌共生。只要它非常温和，不需要急着动它。当然这样说，肯定不是让你不去治疗，而是观察、等待，找合适的治疗时机。它已经在你的视野里，你不是无视他，就不会耽误治疗。所以目前甲状腺癌患者最严重的现象，不是耽误病情，而是过度治疗。曾经有过报道，全国有至少50万甲状腺癌患者是过度治疗的状态。而过度治疗带来的危害远比与癌共生更大。

过度治疗

岁月：我这次准备到上海××肿瘤医院做手术。Tg30.49。看资料说如果不吸碘代表失分化了，恶性程度增加了，我现在好担心。

秀丽：我5次碘-131治疗后T9才到52，你们都是毛毛雨。群里还有更高的。

岁月：不能再拖了，看不到病灶才放心。

岁月：不吸碘只有几种可能，转移甲状腺癌、原发肺癌、结核病、良性结节、硅肺病等。

劲草：想太多没用，安心吃饭。

岁月：@秀丽　那你只能吃基因靶向药杀死剩下的癌细胞了。

秀丽：真心看着你愁，有个词叫过度治疗。

岁月：不是说有诱导分化技术吗？可以让癌细胞重新吸碘。

秀丽：又不发展你想那么多干吗？

岁月：不可能，癌细胞不可能不发展，我反正是不放心。

多肉：这个病确实和其他病不一样，忌过度治疗。

秀丽：我吸碘，倒是不想喝了。

岁月：你们胆子忒肥！

月亮：有些情况下不能要求那么完美的，过度治疗未必就好。

多肉：这是科学，不是胆量的问题。与这个病共存是很正常的。

岁月：碘-131不能服太多了，毕竟是放射性物质，怕引起别的病。

多肉：科学不是你想象出来的。

秀丽：对啊，观察就好，和平共处。

月亮：你知道碘-131服多了都不好，为什么还要急于做靶向？那个副作用很大。

岁月：我去××省肿瘤医院咨询，核医学科说甲状腺癌随着病程的增加和碘-131治疗，会去分化跟失分化，吓人。只要把病治好，有点儿副作用我也能接受。

多肉：断章取义，瞎说。

月亮：你不清楚的，那不是一点点的副作用。

岁月：不吸碘了就是失分化了，去分化就是会变成未分化癌，癌细胞在体内是不断变化的。核医学科医生是这么说的。

月亮：你太钻牛角尖了，很难和你沟通。

jing：你这样纠结的性格，对病情没好处。

岁月：我们不能太悲观，但是也不能太大意了，还是得积极治疗才是，不能放任不管。

婷婷：你太悲观了。

鱼：×教授说，首先要过情绪关，情绪不好，整天胡思乱想还会添别的病，即使这个要不了命也好不了，请消极的人好自为之吧！保持良好的情绪，积极锻炼，定期复查，跟向上的病友共勉……

　　有相当多的人像岁月一样，要么10年不检查不关注，一旦发现问题就又走另一个极端，一个猛子扎进来疯狂治疗，悲观得要命，觉得天底下就他的病最重，不治的话分分钟要挂，任谁劝都不听。但对于大部分甲癌患者来说，其实过度治疗才是甲癌患者的"重灾区"。

最担心与纠结的病人就是甲状腺癌术后群体，这是我们每天门诊接诊最多的一组，尤其许多是术前毫无表现而体检发现后来手术的病人占了绝大多数，其中绝大多数都是乳头状甲状腺癌及少部分滤泡性甲状腺癌患者。这些患者被突然体检的结果及手术搞得十分紧张与无奈，并一直处于对"谈癌色变"的惊恐和对术后复发与治疗选择的纠结之中。尽管手术医生已经告之这类恶性肿瘤具有十分特殊的生物学行为，相对其他恶性肿瘤其自然进程十分缓慢，尤其是体检发现的多数直径在1cm左右的分化型甲状腺癌（乳头状癌占到95%以上）经手术根治后的效果是十分肯定的！有大数据研究显示其术后30年的死亡率小于1%，即与人类的天然意外死亡率相差无几。故要担心术后死于该病之恐惧是纯粹的"过度焦虑"！由于社会上各种"传媒"与网络对其不当宣传扩大了"恐癌症"的作用，会导致个别心理"脆弱"的病人走向崩溃与绝望之可能，故望广大患者一定要认真与静心地了解此类肿瘤的可治愈性是十分肯定的。当医生告诉您这种良好的预后是真实的，而并非是所谓的与您的家人一起在"友善"地骗您或安慰您。明白这一点对您术后心理与生理恢复都十分重要。

尽管我们说这类肿瘤术后不会导致死亡率增加，但它具有恶性肿瘤的普遍特征，也会复发甚至转移到区域淋巴结或远处的器官，大数据长期观察研究显示其"根治"术后的复发率是随时间而缓慢升高的。总的来讲其术后十年的总复发率在30%左右。所以对"术后复发"的担忧也是让病人惊恐与纠结的巨大心理问题！好在正如上面我们讲的，即使您复发了，它也不会影响您的自然寿命，因为从它复发到致您于死地的时间比您的自然寿命还要长！而且，有这种可能性的概率小于1%。所以对于复发致死的忧虑与纠结也是多余的！

——《已行根治的乳头状甲状腺癌患者不必纠结》昆明医科大学第一附属医院甲状腺外科　程若川

如果你的手指头划掉了一块肉，我告诉你，要小心，预防感染，感染容易截肢。你会为了预防感染而提前把手指头切掉吗？不会吧。是不是先让手指自己愈合，真的发生了感染，再去治疗，而不是上来就为了预防感染就切掉手指。但是很多人对甲状腺就变成非拿掉不可，一定要除之后快。甲癌确实是有复发的概率，但是不一定必须复发。也没有必要为了预防复发，做前瞻性的手术和碘-131治疗。但是群里很多患者是为了预防复发，把另一侧好的甲状腺摘除了。明明没有淋巴转移，也去做了碘-131治疗。次全切无转移也要喝碘水追求"彻底"治愈。要把任何有可能复发的苗头都掐灭，还有的患者是"不能治愈誓不罢休"。但是最终结果如他所愿了吗？未必，有时反而适得其反。

在《风舞胡杨》中我已经跟大家分享过"虞鹏"和"塔伦蒂诺"两个典型的因过度治疗而失去生命的例子。

54岁的"虞鹏"的病情比我轻，但他因为大量淋巴组织浸润，手术的时候被切除了气管，用金属管来代替。为使金属管更好地和肌肉组织融合，他进行了放射光照治疗（放疗），这使他的气管出现了纤维化。本来他的病情，Tg也不高，也就二十几到五十几的样了，病情发展也很慢，带癌生存没有问题。但是他不甘心，一心追求治愈，所以用了各种办法。先是吃中药，在吃中药时把优甲乐停掉了，导致Tg大幅升高，这是他一个重大失误。后需再次进行碘-131治疗。但是喉部因为曾放疗导致碘治疗后气管食管组织纤维化而穿孔，引起呼吸困难和吞咽困难，不能讲话与进食。同时因为碘-131治疗之后，伤口很难愈合。曾经考虑做开胸手术从胸腔开始把穿孔的食管拿掉再把胃提上来，之后到颈部切除病灶，可是手术难度太大，没有医生肯接。只能做胃漏从胃部开口把食物打碎进食，从而勉强可以维持生命体征。进食解决了，但是唾液的吞咽不能解决。吞咽的唾液会引起胃部开口的炎症，很不好处理，同时生活质量极其低下。在他进一步考虑解决进食问题时，两个月后，因为颈部纤维化的总动脉突然破裂而匆匆离世。

"塔伦蒂诺"13岁时发现甲状腺乳头状癌且有肺部扩散，手术后直到21岁时进行了18次左右的碘-131治疗。Tg一直维持在30—70ng/mL左右，但是她迫切地想治愈，三四个月就治疗一次，一次又一次做碘-131。直到21岁发现了双肺严重纤维化，才停止了碘-131的治疗。累积18次，一共喝了多少豪居她已经记不清了。严重的肺纤维化导致她中度贫血4年，肺纤维化引起了气胸又做了气胸的手术。术后呼吸不畅，严重气短说话都不利索，走1000米都很艰难，最后由于肺功能丧失窒息而亡。走时，只有25岁。

"虞鹏"和"塔伦蒂诺"的甲癌病情，原本并不严重威胁生命。他们如果不是这么过度积极地追求治愈，还可以带癌生存很多很多年。夺去他们生命的，也不是甲癌本身。"虞鹏"是气管破裂，"塔伦蒂诺"是肺功能丧失。这两个问题都是治疗过程中带来的治疗后遗症。

之所以会出现这样的状况，是对待身体缺乏整体观念。过分追求某一个部分的治疗效果，而忽视了身体的整体性。我们人是一个整体，一定要整体对待自己的身体，从宏观的角度去看待自己的身体承受能力和治疗带来的连带效应。

我们很多病友，恨病恨得紧。他们恨不得马上把它彻底根除。但是这样做的时候，往往太冲动，只往好的方面想，完全没有考虑身体的其他部位能不能承受得了。还有治疗中会出现很多情况，是当时患者根本没有办法预料的，这些部分出现问题的时候，反而比甲癌更凶险。

2018年年初，我们群里的老病友，64岁德高望重的老胡去世了。他是滤泡状甲癌骨转移。2000年曾做过甲状腺肿瘤手术，当时是良性肿瘤。但是术后9年里没有再服过有关治疗甲状腺肿瘤的药物。2009年发现胸骨上长了个大包，手术把胸骨摘掉后才知道是甲癌骨转移。他的骨转移很严重，碘扫片子上是乌黑一片。曾经做过5次碘-131治疗，Tg一度降到20ng/mL。他一直是我几个群的管理员，每天为大量的病友答疑解惑，给绝望无助的病友打气鼓劲儿，帮病友看化验结果，帮病友调整药量，是群里病友们的榜样和定海神针。2014年发现Tg逐渐升高后又进行一次碘-131治疗，碘扫后确定病情发展明显，且不吸碘了。2017年发现Tg升到1360ng/mL，遂决定用碘-125粒子植入术。碘-125粒子是一种放射性粒子。碘-125粒子植入是新技术，辐射的射线很短，不需要隔离，但是粒子工作时间很长，半衰期有半年之久。老胡大哥连续进行2次粒子植入，第一次在胸口植入了85粒，第二次在髋骨植入了近百粒粒子，第二次治疗5个星期后，Tg下降了600ng/mL。但是他的血常规严重不合格，血小板只有40，白细胞、红细胞都低于正常水平。从后续的检查开始，Tg仍然持续下降，每次下降100ng/mL，但是血常规报告越来越成问题。2017年9月，我本来想邀请他作为患者代表去参加全国首届甲癌医患交流会，但是他当时已经身体虚弱得走不了路。发烧、视力模糊、耳鸣等症状使他大量的时间都在卧床。非常遗憾，几个月后，老胡因为造血严重不足离世。

血液科的医生给老胡的家属科普了造血功能不足患血液病的原因。有三大类：电离辐射，骨骼骨髓遭到过破坏，遗传因素。老胡的治疗，首先是排除了家族史。他连续进行了6次碘-131治疗，然后又植入2次碘-125粒子，近200粒呀，此外还有之前做过的数不清的CT和骨扫描。骨骼的破坏因素包括，一方面他本身就是骨转移患者，胸骨和髋骨都是人体造血最大的骨头，他胸骨被切除，髋骨被侵蚀，造血功能就会受到影响；另一方面，2个大病灶又都植入了近百粒粒子，癌细胞的侵袭和粒子的损伤，都造成了造血功能的障碍。当我们知道老胡的噩耗时，根本想不到他会是因为白血病去世。

幸福猪：刚刚和医生见过面，知道了一个非常震惊的消息。去年和我一起入组的卢老哥，在5天前去世了，是颈动脉大出血。原因是碘-125的辐射，导致血管和肌肉烂，最后导致血管破裂，上一次还没有好的血管，又一次破了，前后不到两个月。大家一定要注意碘-125没有医导说得那么好。有时候疾病没有要命，人给治疗死了。

碘-125治疗本身没有问题，但是治疗过程中引起的其他连锁反应却应该引起足够的注意。老胡和老卢的事例告诉我们，治疗中出现的副反应应该引起足够的重视。

我自己也走过这样的弯路。以前也是特别渴望治愈，一心想把Tg指标降下来，于是接连做碘-131治疗。最后一次，在不知道还吸碘不吸碘的情况下，冒险喝了250毫居，结果Tg没有降幅，却导致了严重的荨麻疹过敏。那次是毫无征兆突发过敏，发病时，5分钟之内，我就昏倒在地休克并喉头水肿，医生说再晚几分钟，就救不活了。后来还发生过3次120的抢救。每次想起，都是无限后怕。

记得有一次是冬天，我和老公在家后面的小河边散步，在回来离家只有1000米的地方我昏倒在大街上。我家住得偏远，出租车都不常经过，又是晚上，根本没有办法打车。120救护车也需要等很长时间才能过来。我躺在冰凉的地上，除了残留了一点儿听觉，其他知觉和力气都消失了。幸亏离家近，儿子和大姑姐及时把家里的急救针剂送来，老公摸黑给我打上，才赢得了抢救的时间，又活了下来。休克时，眼前漆黑一片，只听到孩子不停地在我耳边焦急地喊"妈妈！妈妈！"，而我却无力回应，在我的人生感受中，没有任何时候比此时更让我觉得悲凉。从那以后，我的急救针不离身。

有很长一段时间，我都陷入了恐惧之中，因为我根本不知道在什么情况下、什么状态会出现荨麻疹过敏。我感觉我随时都有生命危险。当时在我们省的医院根本查不出来病因，只告诉我不要出汗。于是两年多的时间里，我都不敢进行任何有可能让我出汗的行为。大家根本不能想象，一个一年四季不能出汗的人的生活状态和随时担心出汗就休克所承受的心理压力。所幸后来去北京协和医院，找到了最好的变态反应专家，做了全套的检查没有查出来，后入组他的科研项目，又抽了16管血，等了一年多，才拿到结果，原来我是运动诱发的小麦严重过敏。

当我加入了严重过敏的组群时，我才发现，和严重过敏比起来，甲状腺癌根本就不是事。严重过敏的人，才是随时走在死亡线上的人。很多过敏的患者，花粉过敏，说不清到什么地方，有什么气味就休克。有的患者，面粉严重过敏，别说吃面粉了，就是有人在和面，他从旁边经过都发病休克。如果我知道最后一次碘-131治疗会带给我这么严重的过敏反应，我宁可让Tg高着，也不去做碘治疗了。

群里有很多病友，碘-131治疗后出现了荨麻疹。追溯起来，其实就是碘-131治疗破坏了我们的免疫系统，导致免疫过度应答了。

碘-131治疗后，我还出现了味觉的失常现象。舌头从中间分开，左侧的味觉和右侧的味觉完全不同，左侧总有一股土味和金属味。口腔里还出现了一定程度的口干，唾液分泌减少的情况。所幸我的不算很严重。有的病友碘-131治疗后唾液腺被堵塞了，以致口腔里没有唾液，嚼一块馒头根本咽不下去，吃饭时只能吃一口饭就一口水，所有的馒头都必须泡水才能吃。在2017年北京举办的全国甲癌医患交流会上，患者代表天天快乐姐和嘻哈姐，两个人都有碘-131治疗后严重的唾液腺堵塞状况，看她们吃饭，真的令人心疼。而唾液腺堵塞的最可怕的后果是，如果口腔里没有唾液的保护，牙齿极易成龋齿，甚至一块一块地坏掉，最后仅剩下一点儿牙根。可牙齿坏掉之后，也不能安装假牙，因为没有唾液的压力，假牙就不能嵌入，固定不上。

还有很多病友在进行一次两次碘-131治疗之后，腮腺就堵塞了。有的腮腺肿好几年也不能消肿，打针输液都没有效果。当然腮腺肿也不一定就全是碘-131治疗导致的，有的患者本身唾液导管就有不通畅的地方，经过碘的刺激之后，又有些萎缩，所以可能是原来不明显的症状现在变得明显了而已。

还有泪腺被堵塞的病友，眼睛会不停地流眼泪。我的右侧泪腺也是第八次碘-131治疗之后出现了泪腺堵塞，一只眼睛总是不由自主地流泪，有时候流得眼睛生疼。

嘻哈：我和你症状差不多，可以吃干饭，但是不能吃馒头，咽不下，对能恢复正常不抱希望了，维持现状就可以。你多久了？

★★：早知道就不做2次碘-131治疗了。第一次还没怎么样。

新天地：我做了已3年了，时常下颌下腺肿，也出现了咽干东西稍哽的现象，下颌做过多次B超都说没异常，不知为什么。

雪雨奈步：我做了2次碘-131治疗，断断续续肿了一个月，每次只要吃饭就肿了，现在好好的。

子佩：做涎腺B超，实在严重时吃一点儿扶他林会有缓解。

Yuan：如果早发现可以去口腔医院做疏通，堵死了就不好疏通了。

★★：我都做疏通了，也不管用。你疏通开了吗？

Yuan：也没法疏通了，现在好一些，但吃饭还是要就着水。

★★：嗯。我都快一年了。那你平时还口干吗？

Yuan：我两年多了。干，要常喝水。

★★：那你吃干东西的时候会不会经常咬到口腔黏膜？我会经常咬到，特别是吃饼干等东西时。你喉咙干吗？

Yuan：吃饼干的时候喝水。

★★：吃花生也会。就是吃干的东西老咬到脸。

子佩：我做了好几次疏通，最后还是堵死了。大夫说，反复肿，还不如堵死得好。

★★：堵死就不肿了吗？

★★：那我这个是堵死了，早就不肿了，也就是腺体没有功能了呗？

雪雨奈步：我现在正常了，没有什么感觉。两个月以后恢复的。我当时也害怕，只要吃饭就肿起来了，等一会儿用手从耳根往导管口一推，就一口酸水。

另外，碘-131治疗对其他脏器的刺激和影响也不能忽视，对于乳腺和卵巢的刺激格外多。我在碘-131治疗期间还发现乳腺有个三级的肿瘤，手术拿掉了。并且卵巢功能严重衰退，38岁就进入更年期了，42岁就绝经了。群里碘-131治疗后发现乳腺结节和乳腺癌的患者也不少，月经紊乱的就更多了。还有人原本准备备孕生二胎的，但是经过几次碘-131治疗，彻底绝经，无法生育了。所有这些，都是碘-131治疗后身体需要承担的后果。

碘-131治疗还会引起造血功能的问题，导致伤口迟迟不能愈合。也有相当一部分人，碘-131治疗之后会出现白细胞低的贫血，所以有些医院碘-131治疗时会给病人发升白片。

当然所有这些，都不是每个人一定会遇到的，都会有个体差异。和碘的总剂量有关，和碘的吸收有关，和每个人的体质也有关。有的人喝好几次，跟玩似的，有的人一次就中招，麻烦多多。这些都是在治疗之前需要权衡和评估的。

在第七次碘-131治疗之前，我在北京某核医学科候诊的时候，看到我前面一个30多岁的男性患者，他其实已经接近痊愈，只是指标没有达到完美的Tg<0.04ng/mL。其实这个指标，也只是医学人为设定的，以现在的仪器精度来说，低于这个指标，仪器就查不到了，就说他痊愈了。可如果将来仪器精度进一步发达，精确到小数点更多位的时候，还是可以查到的。到那时这个标准值也许还会进一步降低，但是永远不可能达到0。每个人身体里都有癌细胞，所以过度追求一个数值本身就是问题。但这令他焦虑不已，总是担心复发，无论有哪个地方疼，就觉得自己转移了。于是自己买了重组TSH，要求医生给他进行碘-131治疗。医生看着他的化验单，说你这都不用再做了，挺好的了。但是他说："不行，我一定要把它灭了，不然总是为它闹心，我花钱买安心。"医生看他已经花一万多把重组TSH买来了，无奈就给他开了100毫居碘（100毫居是这家医院核医学科的起始剂量）。

他只看到碘-131治疗的好处，也许能带来Tg的降低，但是没有看到碘治疗带来的副作用以及相关的问题。他已经接近痊愈，身体里能吸碘的癌细胞本就不多，我们又不能准确评估到底多少碘是合适的，所以肯定会过量服用。但是多出来的这部分碘，要经过身体的代谢流程，必然给其他器官带来不可估量的伤害。碘-131是电离辐射，它对身体的影响不可估量，多一次辐射，就多了一次诱发其他癌症的概率。不喝碘也许可以活30年，但是因为过多接触了放射，3年、5年、10年后诱发了肝癌、肺癌之类的凶险癌症，到时候，哭都没地方哭了。

很多人在问碘-131治疗的危害，碘-131治疗毫无疑问是有很多副作用的。尽管统计数据说，碘-131治疗只会增加百分之几或者百分之十几的第二癌症的概率。但是一个女性的一生有30%—40%得癌症的概率，一个男性的一生有40%—50%得癌症的概率，哪怕稍微增加一点儿概率也真的吃不消。而且喝30毫居的碘-131和喝600毫居的碘-131的副作用显然是不一样的。最关键的是，医生如果明知道碘-131没有用，还一直让你喝，这和让你喝农药在实质上没有什么区别。一个好的核医基本上不能提高你碘-131治疗的效果，因为这是由你肿瘤细胞的分化决定的。但是一个好的核医知道你该不该喝碘-131，该喝多少碘-131，什么时候该停止喝碘-131。

——温哥华小文青

"温哥华小文青"是加拿大UBC大学的病理学博士，也是甲状腺癌患者。他术后对甲状腺癌的研究也很专业。对于碘-131治疗，该何时停止，他提出了如下的建议：

很多人都被核医学医生要求多次碘-131治疗，要求的理由经常让人哭笑不得，这些人甚至有的连需要一次碘-131治疗的指征都没有。这些喜欢过度碘-131治疗的医生多分布在：东北、山东、湖北、安徽、湖南等地方。

什么时候需要多于一次的碘-131治疗？一个简单的判断标准就是至少你第一次碘-131治疗前后的Tg有明显的下降并且碘扫有明显的病灶摄取。如果说第一次碘-131治疗完后，Tg没有大面积下降，也没有明显病灶摄碘，这样的病人第二次碘-131治疗全部是徒劳的，至今没有反例。有时候第二次碘-131治疗完，病灶会摄取一丢丢碘，但是通常肿瘤的负荷没有下降。

　　为什么说第二次碘-131前大家需要有个清醒的头脑？因为2次大剂量治疗后很容易产生一些副作用，包括唾液腺的损伤甚至胃部之后会长期不适。只进行一次碘-131治疗剂量的副作用基本还是能承受。

　　我赞成"温哥华小文青"的这个观点。我们为什么会过度治疗？就是觉得不治会死，治了才能活。但是对于乳头状滤泡状（同时ki67<10）的甲状腺癌来说，慢点儿治也许才能好好活，治得太多，反而死得快。所以治疗过程中，要学会适可而止，要学会全面评估，要有整体的生命观。不是不治疗，是有效率地治疗。之所以一再强调适度，强调放缓节奏，就是发现大量的患者在深受过度治疗之苦。

　　为什么有信心让大家放慢节奏，别治得那么急那么快？有两个重要的因素，一个是甲状腺癌发展缓慢，不是那种几个月不治就没命了的病。它给了我们相当长的时间进行休养、调整和自我疗愈。另一个是科技的进步日新月异。医学的飞速发展给我们带来了极大的医疗信心。在2010年我做手术的时候，国内甲癌的靶向治疗还几乎没有。两年后索拉非尼可以进行入组实验。后续短短四五年时间，靶向药物飞速发展，全国已经相继开展了索拉非尼、阿帕替尼、安罗替尼、乐伐替尼等好几种靶向治疗。而且索拉非尼等以前都需要自费的药物也都已经纳入了医保。另外，现在先进的分子免疫抑制疗法PD-1也有巨大的进展，最新的广谱精准抗癌药拉罗替尼（Vitrakvi）通过了美国FDA批准应用于临床。相信不久国内也会引进。面对医疗的巨大进步，我们只需要耐心等待，也许会有更加先进、更加高效的治疗帮助我们康复。

　　小花：随着钙量的提升和稳定，我的状态快恢复到将近正常水平了。调整好钙量，调整好心态，佛系生活。

你的微笑：积极的精神状态可以明显提高身体的免疫力，他会让身体朝着好的方向发展。比如会提高自然杀伤细胞的活性，提高细胞的代谢水平……尤其是高兴大笑和处于热恋中的时候，身体会释放出大量的内啡肽和多巴胺这种快乐物质。这都是很强的免疫调节物质。我觉得大家没事去多看看有关癌症方面的书籍和医学文献，你明白后就不会感觉癌症那么恐怖了。癌症其实也并不是不治之症，只是很多救命信息由于利益的关系而被隐藏了起来。现在的癌症治疗大多属于过度医疗。

花开花：我27岁，肺转移。

回忆：我26岁。

雅美：都还小。

小罗：怎么这么多年轻人患这个病？我也是26岁发现这个病的。当时那个心啊，觉得自己要死了！后来发现，没有那么恐怖。

回忆：发现得太晚了都肺转移了。

木子：你的肺转还好，没那么大，我的最大的有1.2cm，刚做完手术，还没碘-131治疗。

回忆：可是肺上的结节一般超过3mm就消不掉了。

木子：那我不知道，积极治疗吧。

雅美：是不是26都难逃这劫？我也26岁。

梦雨：这迷信的。我看见过几岁肺转很严重的，还不吸碘。

回忆：青少年甲癌容易治。

梦雨：现在说实话没感觉分年龄，哪个年龄都有，差别只是哪个高危，哪个相对发展慢点儿。

花开花：你多少？

梦雨：我32岁手术，现在37岁。不拿年龄说事，因为没有意义，怨天尤人也没有意义。

回忆：手术时候就肺转移了吗？

梦雨：不如珍惜现在的日子，好好生活。

梦雨：是啊，转移到纵隔。

回忆：肺没有是吗？

梦雨：16个淋巴结转移。

回忆：纵隔不算远处转移。

梦雨：只是没发现，不代表一定没转。现在肺部有结节，没确诊。但是从开始手术到现在我Tg都没低于10过，停药最多500多。

回忆：肺不吸碘吗？

梦雨：哪里都不吸。

回忆：哦，吃药时Tg多少？

梦雨：最高30多，现在17，下个月复查，不知道会是多少。

梦雨：如果Tg稳定，请感恩就好，每天好好生活，积极做事。现在医学一直在发展，你过好当下，挣好钱，也许以后有治愈机会呢！

我们这些老病友们用血和泪，用生命换来的经验，都是希望大家少走弯路，希望后来者不用受太多的苦和罪。任何治疗对身体都有伤害，保留一份清醒，放弃追求完美，身体才能最大获益。

再强调一遍，我说的是过度治疗，指的是过分的、没有实质治疗效果的、过分追求完美的治疗。该做的适度治疗还是需要做的，不能因为害怕副作用，把应该做的治疗放弃了。

康复是自己的责任

　　由于过去常年做的某些事，导致了现在癌症的发生和发展。如果源头没有改变，导致疾病的根本原因没有得到改善，那么就相当于始终在维持着癌症发生的环境，癌症必然会不断复发和发展。因此，比起未来该怎么治疗，最重要的事情是反思自己曾经做了什么。

转变观念，提高思维维度

在治疗的最初阶段，患者在思想上，都有一个共性，就是目光放的都非常长远，时刻准备着下一步的治疗。刚手术的就准备碘-131治疗，进行碘-131治疗的提前打听靶向治疗的适用范围。酒精消融、射频、中医等所有能想到的治疗方式，都提前开始询问。时刻准备着，随时进行下一步。病友们总是担心复发，总是在焦虑如果又有淋巴结了怎么办，如果指标又高了该怎么治疗，觉得只有提前知道了下一步能做些什么，才能安心。这是一种单向度的思维方式。这种思维方式的起点是此时，指向是未来。大家不停地在焦虑，在追寻，在为未来担心。

自然界遵循因果律。因果律告诉我们，一切事物的发生，都是先有因，后有果。发生的每个事件都是双向度的，它既是未来的因，又是过去的果。所以当我们在发愁未来会怎么样的时候，我们还需要先思考一下，为什么我们会患癌？我做了什么，导致我患癌？这是一种思维向度的改变。这种思考的起点是过去，结果是现在，是立足于当下，回首过去的一种反思。由于过去常年做的某些事，导致了现在癌症的发生和发展。如果源头没有改变，导致疾病的根本原因没有得到改善，那么就相当于始终在维持着癌症发生的环境，癌症必然会不断复发和发展。因此，比起未来我该怎么治疗，最重要的事情是反思自己曾经做了什么。

除了思维向度的改变，还有思维维度的改变。

在一张A4纸的两个宽边上，任意取一点A和B，从A到B最短的距离会是多少？我们通常会想到，两点之间最短的距离就是从A到B的直线距离。其中最短的距离是A4纸的边长。这是在平面上思考问题的答案。此外，还有可能有其他答案吗？

有的，那就是把这张A4纸卷起来，两个宽边重合。那么AB之间的距离就比在平面上量的距离短，最短距离可能是0，就是A和B在边缘上重合。

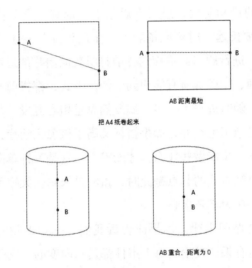

AB距离最短

把A4纸卷起来

AB重合，距离为0

把纸卷起来，就是思维的升级，从二维平面的思维变成了三维立体维度的思维。同一个问题，因为思维的方式不同，得到的答案和结果就会不同。没有建构起立体思维模型的人，往往是无法理解立体思维的解法的，他会固执地认为只有两点之间的直线距离最短，不可能有0的解法。思维的维度不同，思考问题和解决问题的方式就会大不一样，对事情的理解和处理就会大相径庭。

抗癌过程中，我们最需要的是思维维度的升级和多元化的思考方式。思维方式过于单一，就容易使自己走入一条死胡同。思维向度的改变，思维维度的改变，都可以帮助我们从更多的角度去认识癌症，找到更多手段，更多思路，更快地找到康复的方法。

重新认识肿瘤和癌症

除了病情发展了之后去做手术、碘-131治疗、靶向治疗之外，我们还需要如何控制病情呢？前面那道题的不同解决方案告诉我们，任何事情，思维维度不同，思考方式不同，就有不同的视角和着眼点。现在，我们就换一个角度去思考问题。

我们先来重新认识一下肿瘤和癌症。

世界卫生组织（WHO）对慢性病的定义是：病理变化缓慢、病程长、短期或终生不能治愈的慢性非传染性疾病。包括恶性肿瘤、心脑血管疾病、糖尿病、慢性肺疾患、精神疾病、职业性疾病、营养代谢性疾病和遗传性疾病等。其中以癌症、心脑血管疾病、糖尿病和慢性阻塞性疾患四大类为主。它具有的特点为：潜伏期长、不可根治、终生携带、治愈率低、医疗费高。

癌症属于慢性病的一种。

在《谈癌不色变》中讲道：疾病的本质就是在病因作用下的身体结构的破坏，进而导致生理功能的变化或丧失。是病因和身体结构的变化两个要素导致疾病的产生。

"结构决定功能，功能反映结构的状态"，这是自然界最伟大的法则。任何疾病的治疗，只有两个环节，消除病因和修复结构。

——石法武《慢性病治疗现状与对策》

《慢性病治疗现状与对策》里对于癌症的看法让我感到醍醐灌顶。我把这个理念简述一下。

任何疾病都是由相应的病因引起的，如果没有病因，就不可能有疾病。这也是自然界最伟大的法则之一"因果律"所揭示的核心内容。人类的疾病，如果按照病因分类，可以分为两大类疾病：感染类疾病和非感染类疾病。

感染类疾病的共同特点是：无论什么致病微生物感染引起的疾病，科学家和医务工作者都可以找到这个致病的微生物，病因明确、具体。西医治疗此类疾病，直指靶心，药到病除，非常厉害。

慢性非感染性疾病的病因是多因素的、模糊的、复杂的、不确定的。病因有一大堆可能性，但是没有明确的指向。各种肿瘤、心脑血管疾病、糖尿病等都是这类疾病。面对这类疾病，病因不明，因此药物的作用就不能消除病因，也不能修复结构。药物的作用全部都是对症治疗，因此，药物治疗只能延缓病情的进展，并不能根除疾病，如果不治，进展则更快。

肿瘤学教材上给肿瘤的定义：人体正常细胞在体内外各种有关因素的长期作用下，过度增生与异常分化所形成的新生物。

肿瘤是身体里的新生物，是多余出来的、新长出来的东西，是人的健康细胞受到体内外各种有关因素长期作用之后，人体的正常细胞发生了过度增生和异常分化。这种变化是一个变两个，两个变四个的增长，也叫克隆性增长。由全能干细胞出现功能差异化的过程叫作分化。而异常分化不是身体需要的功能。过度增长和异常分化的最终表现，就是肿瘤。

世界上所有的东西都是存在于系统中的。任何系统都至少有三部分组成——输入系统、中央处理器和输出系统。人体也是一个系统。体内外各种有关因素，对应的是输入系统；过度增生与异常分化，是在人体内发生了变化，相当于中央处理器进行了处理；新生物也叫肿瘤，对应的是输出系统。

医院诊断出来的肿瘤是输出部分。探测出来的，全部都是肿瘤。癌和肿瘤不是一回事，但是看到肿瘤之后，能够判断一定有癌。癌在身体内叫癌变。肿瘤是癌变的结果，癌变是肿瘤的基础。看到肿瘤，身体内一定就发生了癌变。医院检查到的都是肿瘤。

癌变为什么永远不能被查出来？因为医院的活检是采样判断。癌变组织都是来源于同一个细胞的克隆性增长。火柴头那么大的肿瘤组织，已经有3000万个肿瘤细胞；手指头大小的肿瘤组织，已经有10亿个肿瘤细胞。癌变是一个全身性、系统性疾病的发生发展过程，而肿瘤或者癌症，只是癌变的局部表现而已。正常细胞在癌变阶段，仪器永远探测不到。高清仪器能够探测到的，也都已经是肿瘤了。

当一个人确诊出肿瘤，到医院进行手术、放疗和化疗，治疗的都是肿瘤本身。也就是说，都是治疗的"输出部分"，是疾病的下游，是癌的结果，而并没有治疗"CPU"的部分，因此癌症一定会复发和转移。

我们的甲癌治疗不管是手术还是碘-131治疗，也都是针对肿瘤做的治疗，治疗的仍然是下游，是输出，而没有改变输入。这样也就可以解释，为什么我们很多人，做了手术和碘-131治疗，已经"毕业"了，但是过了几年，又发现了新的转移淋巴结。很多人要不停地手术，跟"割韭菜"一样，长了一个割掉一个，手术做了一次又一次，碘-131一次又一次地喝。这样的做法，没有尽头。

同时手术和碘-131治疗又是新的输入，他们对身体的作用，除了清除掉一部分癌细胞之外，还对身体造成了新的伤害。这也就是我们很多人的体质在手术和碘治疗之后，越来越差的原因。

要想改变输出，只有改变输入。只有把重点放在改变输入的部分，才有可能消除病因和修复结构。而输入部分是什么？是人体内外各种有关因素。

人体内外各种有关因素都是什么？内在因素，就是人体自身的免疫系统。人体有强大的自我修复能力，强大的免疫力可以抑制肿瘤的发生。外在因素就太多太多了。癌症被称为是典型的生活方式病，外在因素就是生活方式对身体的影响。改变生活方式，就是改变外在因素。因此，我们需要在提高身体的免疫系统和改变生活方式两个方面下力气，这是输入方式的改变。

改变生活方式是术后康复的重要环节。世界卫生组织健康的四大要素：愉快的心情、充足的睡眠、均衡的营养和适度的运动。如果要改变生活方式，就需要从这个四个方面着力，解决问题。

重要的是预防

西医鼻祖希波克拉底曾经说："并不是医生治愈了疾病，而是人体自身战胜了疾病！"

扁鹊也说："非能生死人也，此子当生者，越人能使之起耳。"不是扁鹊能使死人复活，是患者自己能够活下去，扁鹊使他痊愈而已。

澳大利亚有位著名的心脏科医生同时也是营养专家罗斯·沃克认为，现代的医疗模式是悬崖下的救护车模式。人们总是在悬崖上高速开车，等到跌落了悬崖，才等待救护车来抢救。但人们真正应该做的，是控制车速并远离悬崖。这样就根本不需要救护车了。

《慢性病治疗现状与对策》里也讲到，不同的疾病，在不同的阶段，治疗各不相同。急则治其标，缓则治其本，标本兼治。当生命危急的时候，我们是先要采取一些急救的措施，挽救患者的生命。这样的治疗，通常不是以治愈为目的的，而是让患者避免死亡，先活过来再说。然后是采取一段时间的科学医疗措施，让患者康复，回到健康状态。那些常年吃药，身体也没有康复的患者，本质上只是控制疾病的进一步发展。

在《医生向左病人向右》的书里讲到，采用各种医疗手段治疗疾病的真正意义是控制突发的病情，让本来危机的疾病得到控制，而康复则是病人在病情控制后在日常生活的饮食、睡眠、娱乐、运动等多方面协同作用的结果。治病的责任在医生，康复的责任在自己，必须采取正确的措施支持身体的康复。

对于我们甲状腺癌患者来说，第一步进行手术和碘-131治疗，其实就是先让患者远离死亡威胁。吃左甲状腺素钠片抑制，就是控制疾病的进一步发展。所有这些治疗，其实都是对抗性、控制性的手段。甲状腺癌的致病病因不明，手术和碘-131治疗都是缓解手段而不是根治手段。又因为病因不明，所以即使做了这些治疗，甲状腺癌依旧会复发。

因此甲状腺癌患者康复最重要的事情，不是没完没了地去找大夫治疗，而是好好地总结自己在生活里是如何调养的，是怎样的生活状态和生活模式把自己逼落悬崖的。

西医给你手术也好，碘-131治疗也好，是把你从死亡线上拉回来，但是拉回来之后，你自己身体的康复工作就需要自己去做了。如果你身体的修复和保养做得到位，你就可以远离疾病。

比起治病，更重要的是如何预防。就像我们平时感冒，是要在感冒一次之后引起注意，不让自己下一次再因为同样的原因感冒，而不是从来不总结经验，只管造，感冒了再去输液。同样的，比起发现长了淋巴结癌细胞就手术，我们更需要做的，是想办法不让淋巴结癌细胞扩散和转移。这才是比不停地找医生做手术更重要的事情。只有把重点放到如何预防、如何保养，让病情不再恶化，才可以免去没完没了的手术和碘-131治疗。病情不发展了，稳定到这个状态，不就可以远离手术甚至死亡了吗？

只想把病交给医生的人，是懒惰的。他们总是想通过一粒药，或者一次手术、一次碘-131治疗，把病治好。这样做最简单，最省事，最不用过脑子，但是最被动。一门心思找医生治疗，这种思维方式是单向度、单线程的。我们依靠医学但是不能依赖医学。如果把思维方式从看病的角度抽离出来，就会发现，生了病看病是最愚蠢的办法，想办法不生病，不让病情加重，才是健康最关键的所在。从吃饭、睡觉、情绪这些最基本的地方入手，改善饮食平衡，改善睡眠质量，改善基础心境，就是对身体的滋养。这些才是最重要的养病良方。

2010年到2014年，手术与碘-131治疗最初的几年时间，我深陷治疗循环之中，每次去医院检查之后，发现结果不好，就立刻开启下一步治疗模式，每次检查，都是下一次治疗的开始。我不停地去检查，去治疗，一波未平一波又起，一条漫长的就医抗癌之路，漫长崎岖没有尽头，心理压力越来越大。

经历过八次碘-131治疗之后，我的身体状况差到极点。我不停地过敏、休克、感冒，同时还出现过一次高血钙危象。种种经历提示我，必须立刻停止一切治疗，全身心地去修复身体，提高身体的免疫力。否则，癌症没有要了我的命，各种乱七八糟的疾病都会先要了我的命。

此时，我才把注意力从下一步怎么治疗转移到如何提高自身体质，如何提高自身免疫力上。我做的最重要的事情，是从"一味请医生帮我治疗"的向外求助的视角转回到自身视角，即"我能为我自己的身体体质改善做什么功课"。这是一个巨大的观念转变。

没有观念的转变，就根本不可能接受新的治疗理念和其他的治疗思路。

我逐渐开始转变思维方式，把每一次检查换一个角度去看，即每次检查其实都是一次检阅。每次检查，都是前一段时间康复功课的检阅和汇报。真正的功课是在化验检查之后，到下一次检查之间的这3个月或者6个月时间。这段时间才是努力的重点。在这期间，保证睡眠，不让自己太疲劳、太焦虑，加强饮食、注意营养，适度进行锻炼。关键的关键是让自己心情愉悦，心态平和。努力进行了这样的调整，才有可能让病情保持平稳，发展缓慢，而给自己的治疗和康复争取更多的时间。

检查结果出来之后，我便知道这段时间的康复效果如何。如果指标大致稳定，说明这段时间，我为了康复所做的有关生活习惯的调整方向是对的，调整的状态是及格的。那么我就好好总结经验，继续保持这个状态。如果指标有发展，说明这段时间我们的康复功课做得还是不够。这时就需要回过头来看，这几个月里，自己是怎么保养的，是仍然熬夜让自己太疲劳，还是因为自己过分焦虑而总是失眠？是营养跟不上，还是胡吃海塞了？有没有感冒导致的免疫力低下？这些都是需要好好反思的。

通过换个角度看检查的方式，我之前的焦虑减少了很多。我把关注的重点放到了总结经验上，而不是一味地被动治疗。换句话说，我把关注的焦点放在了预防上。通过3年的实践，我不断尝试各种改善体质的方法，我的Tg指标也从不断上涨出现了逆转——在远离医学治疗3年后开始不断下降。原来预计手术的颈部结节，观察5年后没有任何发展，手术可以继续推迟了。

所以，最重要的事情是转变观念，把治疗转向预防。只有观念转变了，治疗的行动才能随之改变，治疗重点才能转变，病情才能更好地得以控制。

世界上最好的医生是自己，最好的时机是现在！

保持愉快的心情

愉快的心情、充足的睡眠、均衡的营养和适度的运动是世界卫生组织提供的健康四大要素，也是我们的最基础的着眼点。

四大要素之首就是愉快的心情，它也是最重要的一项。我们虽总是听到那句"笑一笑十年少"的俗语，所有的人也都知道开心使人健康，但是恰恰开心对甲癌患者来说极其困难。手术前是否能保持愉快的心情暂且不论，确诊甲癌之后，相当多的患者，就没有过笑容了。焦虑、恐惧、抑郁经年围绕着甲癌患者，毫无生活乐趣可言。很多甲癌患者的脾气不好，总是因为别人的一句话或者一件小事生气，而且脾气上来就下不去。有的人生病之前脾气还可以，但是手术之后过量服用优甲乐，脾气性情大变，发起脾气来，根本控制不住。还有很多人总是处在一段纠结的关系里，生活过得不愉快不舒心，所以保持愉快的心情对一些患者来说是非常艰难的功课。

在自己患癌要面临生死，未来什么样根本不可知的情况下，患者没有情绪波动不太可能，要保持愉快的心情更是不易，各种哭才是此时的最常见的表现。眼泪是身体在压力下清除有害物质的途径，科学研究发现，真心流下的眼泪中含有大量与压力有关的激素和神经递质。忍住不哭也就让身体无法自然排毒，最终会导致免疫力、记忆力和消化能力都会受到影响。所以康复期间感觉难过的时候哭吧哭吧不是罪。

长期的抑郁和悲观消极，对身体会产生多种伤害。血清素和多巴胺是大脑里两种跟快乐有关的神经递质，心情好时它们的含量就高一些。血清素的另一个重要功能就是帮助身体降低痛感，有45%的抑郁症患者同时会伴有各种生理上的疼痛。患者长期悲观消极不仅对身体不好，还会加重身体的痛感。

如果长时间压力过大，人会记忆力衰退，思维不严谨，免疫力下降，生殖能力也会受到影响。压力还会激化过敏反应，紧张状态下，患者的过敏症状会加剧2—4倍。

经常发怒对身体的影响相当大。不仅发怒的当下会导致血压升高，在怒火攻心后的整整一个星期里，只要争吵的情景回到脑海中，人体压力指数就会再次上升。手术后身体已经不适，还和家人吵了30分钟，那么身体要比原来再多花上一天才能完全恢复。而如果患者的脾气历来火暴，一直很容易和人起争执，他的自我修复速度很可能要比其他人慢上整整一倍。

有数据表明，每当人体多分泌27%能够令人心情振奋的β-内啡肽，帮助睡眠和细胞修复的人体生长激素含量会随之提高87%，而这只需要去看一部搞笑电影就能做到。哪怕只是想笑而没笑出声来也能够抑制与情绪低落相关的皮质醇和肾上腺素的分泌。人在大笑的同时会释放许多不必要的压力。这也是为什么我们说，康复需要情绪平和，让自己保持精神愉悦的原因。

当人体内催产素含量上升时，会随之释放出大量DHEA激素。DHEA不仅能够延缓衰老、缓解压力，更能够促进细胞重生。爱、感恩、满足感都会刺激催产素的生成。当心情开朗或有强烈归属感时，心脏会分泌催产素，在它的作用下，神经系统渐渐放松，压力也得到舒缓。同时，体内组织的供氧量大幅增加，复原速度进一步提高。所以让患者处于能够感受到爱的环境里，如果我们能感恩生活的一切赐予，增加自己生活的满足感和幸福感，也能够加快康复的进程。

让自己快乐起来，让自己处在平和有爱的环境中，不仅是情感的需要，也有科学依据支撑，更是身体健康的需要。为了能早日康复，少激肿气少焦虑，多开心多感恩！

充足的睡眠

健康四大要素的第二项是充足的睡眠。

请注意，这里的定语是"充足"，而不是"适度"。这个量是足够多足够大的，只要你觉得需要休息就去睡觉，而不是所谓的八小时睡眠。

在《Nature Communications》（《自然通讯》）上，以色列的科学家们通过对睡眠、染色体动力学、神经元活动和DNA双链断裂（DSBs）的操作发现，不睡觉的情况下染色体动力学很低，DSBs的数量会增加。反过来，睡眠会增加染色体的动力学，这对于减少DSBs的数量是至关重要的。睡眠给了生物体一个减少在非睡眠条件下大脑中出现的DNA损伤累积的机会。尽管睡觉时动物对周围环境的警觉性会降低，但是睡觉可以使动物有效地维持染色体的稳定性。人在进化的过程中冒着风险保留了睡眠的功能就是为了能够让身体细胞得到修复，想让身体修复最好的办法就是充分的睡眠。因此，睡眠对于患者的身体康复有至关重要的作用。

中医认为，昼夜交替是阴阳变化，人的睡眠、活动也应该顺应阴阳的变化。睡觉是人养精蓄锐的过程，白天工作学习是释放能量的过程，阴与阳各呈一半，缺一不可。因此，中医讲究要睡好子午觉。子时也是中医的经脉运行到肝、胆的时间，肝、胆的排毒修

素E、维生素C、β-胡萝卜素和谷胱甘肽、花青素、硫辛酸和辅酶Q10结合起来吃才能充分发挥抗氧化剂的功效。如果只单纯吃其中一样，不仅效果不理想，还可能有一定的风险。比如，为什么补充β-胡萝卜素对吸烟者是有害的呢？在吸烟过程中产生的氧化物氧化了β-胡萝卜素，它在没有其他维生素C、维生素E的协同作用保护下是有害的。吸烟者补充β-胡萝卜素补充剂会增加患癌风险，但是吸烟者从膳食中摄入大量的β-胡萝卜素与癌症风险的增加没有相关性。在浆果类、葡萄、番茄、芥菜、西兰花等很多水果蔬菜中都含有天然的抗氧化剂。多吃新鲜全天然的蔬菜水果和谷类，而且尽量不用煎炸的烹饪方法，可以增加抗氧化剂的抗癌作用。

蛋白质平衡、低脂肪、来自种子和坚果的脂肪，加上充足的富含维生素和矿物质的新鲜水果蔬菜，是使免疫力最大化的最佳选择。

正是因为营养需要协同作用，所以任何宣传某一种营养品可以包治百病都是不可信的。营养需要丰富而充足，单一的物质满足不了这个要求，所以把功夫用在每天的饮食上远比买各类保健品、补品有效。

在日常生活的饮食中，我们要多吃天然的食物，少吃人工合成的食品。食物的加工工序越多繁复，烹制步骤越多，食物中的营养成分被破坏的越严重。人体只能吸收纯天然的营养素，人工合成的物质吸收不了。食品中任何非天然的物质，对于身体来说都是负担。远离精致的高糖类食物，远离氢化植物油、人工甜味剂、食品添加剂和防腐剂，远离油炸食品、香料以及果十。摄取全植物素食，同时将精制食物、盐分和脂肪的摄取量降至最低。

另外，在不同的营养书籍里都推荐了根据血型特点饮食。不同血型的人体免疫系统对不同食物的耐受性不同，因此，不同血型的人分别适合特定的饮食。人类进化过程中，人的血型也在进化。从

O到A，到B，再到AB，每一个时期都代表一种特定的饮食类型和环境挑战。免疫系统所接受的食物，是几千年前的祖先膳食的主要成分。O型血的人以狩猎生活为主，是肉食型为主的饮食；A型血的人是以谷物为主的素食者，可以多吃谷物；B型血的人是游牧生活的民族，吃较多的肉和乳制品；而AB型血是一种现代的、多层面的、复杂而多变的血型。我们可以有意识地按照血型进行饮食结构调整，辅助身体更好地吸收营养。

我们只要把生命活动所需要的原材料摄入体内，身体的自我调节功能就会按照身体各部分生理活动的需要自动匹配。我们不需要知道体内的生理反应过程是怎么进行的，只要给足均衡的原材料，身体会自动调节和匹配。营养素在体内的反应，是任何人类设计的药物都无法比拟的。我们要做的，就是给身体补充足够的营养素。

为什么不需要知道身体到底进行了什么反应？因为大自然的神奇力量超乎想象。人类对自然和生命的了解，仍然是很小很小的一部分。在斐波那契数列发现之前，向日葵就是按照斐波那契弧线去排列的种子，因为这种排列是植物排列种子的最优化方式。它能使所有的种子具有差不多大小却又疏密得当的空间。向日葵懂斐波那契吗？大家都知道蜜蜂的蜂窝是六边形的。4世纪的古希腊数学家就提出，六边形蜂窝应该是蜜蜂采用最少量的蜂蜡建造成的形状。直到20世纪末，美国数学家才证明了"蜂窝定理"：同等面积的图形对一个平面进行分割，周长最小的几何形状是正六边形。蜜蜂才不管蜂窝定理有没有证明出来，它们一直在用六边形盖房子，因为这样最省蜂蜡。当人们苦苦琢磨高铁交通设置的站点是否合理时，黏液菌却可以轻松搞定。在实验室利用燕麦片模拟东京高铁网络分布，标明东京周围各个城市节点，在东京这个节点上注入黏液菌，观察它的扩散方式。几个小时之后，黏液菌的扩散构成的营养管道连接了所有的节点。通过有用的脉络保留，没用的脉络退化的方式，最后黏液菌留下了最清晰最有效的线路，而这个线路和人们用十余年时间发展出来的东京高铁布局极其相似，甚至更合理。

还有很多生物的运作方式，都是我们人类目前无法了解的，但人类不知道不代表这些规律不存在，因此不要掉入科学迷信。比科学发现更强大的是自然界自己的运作规律，所以我们要相信我们身体自己的运作规律，身体自己的免疫系统有自己的方法和流程，我们只需要满足它们运作的物质基础，就可以充分调动免疫系统工作了。

自然疗法是用食物、空气、水、阳光等物质和人体自然功能如睡眠、休息以及有益于健康的精神因素，如希望、信仰等来保持和恢复健康的一种方法。自然疗法是以人体健康为核心，重点强调身体健康和疾病预防，更接近于中医的健康理念。自然疗法强调用整体性、系统性、持续性和综合性考虑一个人的健康，不能对身体造成新的伤害。在用自然疗法调理身体的过程中，应该灵活地把这些健康的要素组合在一起，根据身体的变化，动态应用各健康要素。

李咏在找美国顶级医生治疗17个月后去世，罗京、傅彪都找的顶级的医院和医生治疗，但是都没有成功。李开复患淋巴癌后，用自然疗法每天喝5种天然食品制作的"精力汤"得以完全康复。营养对癌症的康复起到的作用至关重要。

"老胡"去世前也曾经给大家分享过他的治疗心得：

谈一点儿治疗八年来的心得：任何治疗都会对人体有所损害，要想治愈，吃是关键。千万别清茶淡饭，营养要均衡，别到时医生有办法你身体不允许。

吃饭这件事，看着简单，其实学问非常大。我学到的营养学知识还只是一点儿皮毛，不能给大家更多的建议。但是营养对身体的

重建非常重要，所以希望大家能够引起重视，同时多找一些专业的
书籍进行学习。改善饮食结构不仅是对患者个人有好处，全家人的
身体健康也都受益，所以值得我们花时间和精力去尝试着改变。

适度的运动

健康要素的第四项是适度的运动。这里的定语是"适度"，不
是"充足"，因此不是锻炼越多越好。

很多人生病之后，首先反思就是自己的身体太差，需要锻炼
了，然后就开始积极地锻炼身体，又是跑步又是游泳又是马拉松。
但是往往这样做，反而适得其反。

对于相当多的患者来说，高强度的锻炼并不适合养病。不是
跑马拉松就能提高身体素质，高强度的锻炼反而是对身体的过度消
耗。养病的正确打开方式是锻炼的方式和强度都需要根据自己的身
体情况进行评估，要保证身体不疲劳。

《柳叶刀》上一份来自牛津大学与耶鲁大学合作的研究表明，
对于抑郁、压力等精神问题来说，无论选什么类型，锻炼永远比不
锻炼好。只要锻炼，精神健康就会好一些。对精神健康最有利的锻
炼是团队活动和有氧运动，但不是锻炼得越久越好。从时间长度来
说，每次锻炼的最佳时长应该在45—60分钟之间，少于45分钟，效
果减弱，大于60分钟，没有更多效果，而且会产生精神负担加重的
负效应。从频次来说，也不用天天练，一周3—5天每天一次效果最
好。和持续时间一样，少于和超出都容易获得负效应。所有运动里
只有散步的频次可以稍高一点儿，最多一周6天。总结起来，就是

网球、羽毛球、有氧体操，每次45—60分钟，一周3—5次，效果最好。但是并不是说要所有人都立刻调整到这个强度，依然是根据自身的具体情况进行选择。

有很多患者，刚手术出院或者刚碘隔离结束就开始跑步、游泳、打羽毛球。这些患者都太急躁了，这是康复观念上的重大误区。体育锻炼很重要，但是不是手术之后立刻就要去做的。在手术康复期间，重要的是进行身体的休养，此时需要卧床休息。先让身体得到充分的休息，再循序渐进地进行适度的体育锻炼，才是正确的康复方法。如果身体的疲劳没有缓解，又加上高强度的体育锻炼，其实是给身体雪上加霜，反而会给康复拖后腿。

有个山东的大哥加入了乐伐替尼实验组，每两个星期要从山东跑到北京复查。他们那里交通不方便，每次检查他都要坐通宵的小火车往返。吃药的副作用很明显，他的身体总是出现这样那样的反应，但是他完全没有把自己当病人，回到家里还要下地干活儿。日常的饮食很寡淡，根本谈不上营养均衡，更没有特殊的补品，仅偶尔喝点儿用玉米须熬的水。每两周就要有两天通宵熬夜坐火车，药物的副作用加上路途的奔波，他的体质越来越差。但他竟误认为自己的体质太差需要加强锻炼，于是，他要准备跑步了！

他哪里是需要加强锻炼，他是太需要充分休息了！正常人每两个星期就出一趟差，来回都只能坐着睡都会很疲惫，需要好好补觉，充分休息，更别说他还是一个癌症晚期患者。看病本来就很奔波，加上吃药带来的各种副作用，他不但不休息，还要回家继续干体力活。这个节奏，哪里是养病呢，他是在持续消耗自己的身体，不但对他的抗癌没有益处，反而给癌症发展提供了更好的内在环境。

锻炼需要适度。对于体质差的患者来说，切莫过度锻炼消耗自己。

放慢节奏，充分休息

世界卫生组织的这四个建议，是有次第的。首先最重要的是愉快的心情，然后是充足的睡眠，其次是饮食，最后才是运动。而且运动的要求也是适度的，并不是高强度的。

因此让患者精神放松心情愉快，保证充足睡眠充分休息是头等重要的事情。

有很多患者问我术后该怎么办，他们的病情都是很轻微的，通过一到两次碘-131治疗就可以痊愈，有的是不需要做碘-131治疗的，但他们没完没了地问，吃点儿这个行不行，要不要再到日本或美国看病，能不能做干细胞，真的是前沿医学都打听了个遍，其实根本用不到。当我告诉他们只需要充分休息、放松心情的时候，他们往往听不进去，认为一定要做点儿什么才能安心。

很多患者发现患癌之后，生活就变得紧张忙碌了。他们要马不停蹄地去跑医院找医生看病，还要打听各种治疗方案，为自己的后续治疗做准备，还要遍寻各路的中医名家，发掘各种民间偏方，到处购买传说中的抗癌补品，以及学习各种抗癌资料，并且立刻开始加强体育锻炼。他们唯独忘了一件事，就是放慢生活节奏，并且让自己充分休息。

不少患者生病的原因是压力过大，长期极度疲劳。但是他们往往习惯了这样的生活节奏，而且从来没有考虑过让自己充分休息。相当多患者有严重的心理负担，对癌症和死亡非常惶恐，因此产生了严重的焦虑情绪。他们不能让自己闲下来，因为一旦闲下来，他就觉得惶恐害怕，而这些表现恰恰是极度焦虑的反映。他们对放松、休息有很强的抵触，根本就闲不住。

这个阶段最需要的是放松心情，安静休息，踏踏实实地养病。我们的术后生活节奏要放慢，要充分休息，缓解疲惫，让心情保持愉悦，用简单的几个字概括，就是要"静""慢""养"。

先让心静下来。患者不停地找各自后续治疗的途径，找偏方，找补药，其实都是在向外求，都是在希望找到简单省事的办法，一劳永逸地解决问题。可是越是向外求得急，就越不能向内看向自己，从根源上解决问题。只有让自己的心先静下来，好好地看向自己、反思自己、面对自己，才能想清楚自己到底应该做些什么，要做哪些调整。

让身体静下来。即使不睡觉，也要让自己多一些卧床静养的时间，让自己的身体进入充分的自我修复的状态。手术或者碘-131治疗后充分休息才能让身体尽快完成修复任务，术后休养是为了刀口的尽快愈合，碘-131治疗后休养为了让身体尽快从甲减恢复到正常状态，得以让碘-131治疗最大程度地发挥治疗作用。此时需要在家静养，而不是好容易解除隔离，就急匆匆地出去旅游或者跑马拉松。

让生活节奏慢下来。只有生活节奏慢下来，才能让自己的身体不那么疲惫；生活节奏慢下来，才可以有时间好好爱惜自己的身体。但是生活的压力和生活的惯性导致相当多的人根本不能接受自己的生活节奏变慢。包括我在内，在父亲也生病的那段时间，我家的生活节奏就是快得不得了，每个人的事情都很多，把时间填得满满的。我曾经还很得意自己对时间的统筹能力，但是那时其实是对身体很大的消耗。总是想改，总是身不由己，总是节奏快得让自己都没有时间喘口气。最后是急性荨麻疹让我被迫把自己的节奏放慢，让自己的生活减少负累，增加静的时间。开始的一段时间极其不适应，但我逐渐发现，这样慢下来的节奏，才能满足身体康复和休养的条件，体质才能进行深度改善。所以术后和碘–131治疗后，一定要留出足够的时间让自己的生活慢下来、静下来，不要急着重新投入原来的生活。

病要养。病来如山倒，病去如抽丝。甲癌再不凶险，也是癌症。手术之后即使康复得快（有的几天就能回去上班），也是经历了一次身体创伤的过程。身体需要养，需要花时间和精力去呵护。我们的身体需要以年为单位进行修复，不是休息几天就可以搞定的。很多人挂在嘴边的话就是我都没把自己当病人，该干什么还干什么。这种精神面貌是好的，但是如果从行为上完全不把自己当病人，不去关照自己的身体，那疾病的根源就没有解决，复发就只是时间问题。因此，一定要花时间认真地对待自己的身体，该休息就休息，该补养就补养，不要忽视术后和碘–131治疗后的重要休养阶段。

巧妙利用中医

人体是一个高度精密的大系统，任何一个部位出现严重的问题，都会对身体的健康产生影响。身体的康复也遵循木桶原理，最短的那块板是决定身体状态的标准。因此，我们在治疗和康复过程中，也要从整体上对治疗和康复进行权衡。而中医恰恰是具有整体观的医疗方式。

手术后有一多半的患者会寻求中医的帮助。伟大的汉文化传承5000年留下来的中医是我们中国人的福气。有中医，我们中国人就多了一种治疗的手段。能够利用中医帮助我们康复，也是一件非常幸运的事情。

西医是因病施治，所以西医的治疗都是"流水线"，谁来看病都是一个流程。西医的治好，只是符合了一些标准，至于这个标准对于每个人来说是否合适，西医就不管了。医院对疾病按照人体系统分科是为了便于学习某一方面的专业知识，但是身体是不分科的，任何一个组织器官有病，都会对全身造成影响。所以西医看病"只见树木不见森林"。西医被人诟病的最大的问题也是这一点。

西医是把病当成敌人，"谁"有问题，就"干掉谁"。甲状腺有问题扔掉甲状腺，肝有问题扔掉肝，关节有问题换个关节。或者把问题盖起来，头疼了吃止疼药，头是不疼了，但是什么原因引起的头疼，不知道。但是人是一个整体，器官丢失带来的整个身体环境的改变，西医不管。目前的医学和科技，没有发明出可以完全替代人体器官的人造组织。扔掉任何一个器官，人体的生活质量和生命质量都是下降的。这点在甲状旁腺缺失合并甲状腺缺失的患者来说，体验极其深刻。我们拿掉甲状腺之后，即使疾病好了，身体也是"残"了。疾病是可逆的，有康复的可能。但是残了之后，就永远变成残缺的了。这个代价其实是非常巨大的，带来的生活痛苦也是很严重的。

西医最擅长的是创伤急救，但对慢性病却束手无策。和西医不同的是，中医在治疗慢性病方面有特长。中医利用对整个身体五脏六腑的调理，可以使病了的人体重新恢复健康的标准。西医不能治愈的慢性病，到中医那里就可以。

中医把人当成一个整体来考虑进行治疗，兼顾身体所有的情况。中医是基于"道"的思考方式，讲究"天人合一"，帮助人们按照符合大自然规律去生活的医学。

西医是"因病施治"，中医是"因人施治"。因为人与人之间的个体差异，所以每个人的脉象都不会一样。中医根据不同的脉象而给出适合每个病人的药方。所以中医的药方，谁的跟谁的都不一样，都是根据病人自己的情况下的方。

但是中医的运用依然存在很大的争议。中医能够治好很多病，但是配伍的那些中药里面，到底是哪味药的什么物质起的作用，说不出来。这些药材的配伍归经，到底是什么在起作用，没有人给出简单明了的数据。所以给人的感觉就是"稀里糊涂"的就好了，仿佛说服力不够。加上近几年不断发布的中草药里的马兜铃酸导致肝肾衰竭和致癌等问题，也让人对喝中药心存畏惧。

一多半的患者手术或碘-131治疗之后，都会找中医去看看。同样地，关于中医中药的争论也非常多。我见过确实有患者手术后复发的淋巴结节，吃一年多中药消失的，但我也见过吃半年多中药，淋巴结没好，但是发现吃出了肝囊肿的。我自己也是吃中药吃出来了肝区囊肿。到底该如何使用中药，依然是一个大大的争论议题。

很多人利用吃中药治淋巴结，一吃就好几年。我觉得这个方法非常值得商榷。《神农本草经》里把药分为上、中、下三品。上品可以"久服不伤人"；中品的药"无毒有毒，斟酌其宜"，可以暂时吃一段时间；下品的药"多毒，不可久服"。病好了就应立即停止。药对人体正作用大、副作用也大，只能暂时服用。徐文兵解读《黄帝内经》时说，一服中药如果有效，根本不用吃那么长时间，吃一段时间就会好了。如果没效，那更不用一直吃了。所以中药最多吃3个月，还要记得检查肝肾功能。

但如果仅仅是因为不知道中药怎么把病治好的就全盘抹杀中医的作用，显然对中医有失偏颇。以前中医的气和经络理论等一直有人认为是玄而又玄的东西，但是目前科学家发明的特殊照相机，利用高伏特电压的瞬间激发，将人或是物的影像摄入底片中，从中可以看出该人或物的"气场""能量场"。俄国和美国的科学家经过长期研究，认为人体存在着一个光导纤维系统，中医学的针灸穴位是人体中经络系统对光最敏感的部位。中医经络和五行等理论也越来越被科学研究证实是确实有效的。所以，通过疏通经络，改善体质，也是一个康复的方向。

中医学一贯强调"天人相应"和"整体性"，人与自然之间不断进行物质和能量的交换，以维持阴阳动态平衡。同时，人体内各系统之间亦不间断进行物质和能量的交换、维持着各系统间的阴阳动态平衡。这些现象正是"耗散结构"在人的生命体中的具体表现，现代研究表明：人的生命体是一个远离平衡态的开放系统，他与外界交换物质和能量的通道除了"吃"这种粗放的通道外，更重要的是通过经络系统的"浮络"及各个穴位到内连五脏六腑的"经脉"这个精细的通道而完成的。这是保证完成"大生理功能"物质和能量供应的主要途径。经络中的精微物质能与每一个细胞接触，通过细胞膜上的离子通道能与细胞中的物质接触，所以才有完成"大生理功能"的条件和机会。笔者认为人体与自然、体内各系统、细胞内外时刻都处于一种动态的阴阳平衡中。

根据中医天人相应的原则，采用天然中草药，调节五脏六腑的功能状态，恢复人体的阴阳平衡、脏腑平衡、气血和调，达到人与自然、人体内部环境的协同，杜绝了"癌细胞"生存的土壤，从根本上控制癌细胞转移和扩散。

——李忠《癌是一种状态》

按照中医的理论，人的健康离不开两大要素：充足的气血和畅通的经络。人生病一定是气血不足或经络有瘀堵、五脏六腑不协调导致的身体不适。甲癌患者大部分都经络淤堵、气滞血瘀、肝气不舒、脾胃不和。除了吃中药，中医还有针灸、艾灸、推拿、刮痧等很多治疗手段。通过改善体质，调动和激发我们身体自己的免疫力是身体康复的关键要素。不要忽略自身免疫力的强大能力，先把我们的基础体质改善好了对总体康复就大有裨益。运用中医改善体质，你会发现中医大有用武之地。

找个中医大夫，用中药调理一下脾胃，或者到中医院的针灸科、康复科请中医大夫帮助你进行经络的疏通，都会对我们的身体改善有帮助。另外，在《求医不如求己》里说，一切慢性病患都可以在腹部找到相应的阻滞点，每天自己把肚子推推揉揉，又能帮助睡眠又能改善脏腑功能。经常敲打肝经胆经的经络，艾草泡泡脚，用艾灸除湿气，这些中医的日常保健对我们都很有帮助。我们都可以通过这些中医的方法，进行体质的改善。

千万不要一门心思地找"偏方"治癌症。一旦陷入这种偏执的理念中，就很容易被人骗。有大量的游医抓住了你治病心切的心理骗钱。不需要刻意地治疗癌症，只需要找正规的中医院，进行正规的脏腑调理治疗，进行正规的中医经络疏通，就是安全有效的。用中医来调理体质，远比用中医治癌更有发挥空间。中医调理后的体质是全方位的改善。把脾胃调养好，经络疏通好，就是为自身的免疫系统提供了最基本的物质基础。有了这些基本功课，免疫系统才能充分发挥作用。

我在看病时发现，很多医生只要一听到我是甲癌，他的思路就被带跑了，他的重点就是去治甲癌，但是效果往往不好。后来我再去看中医的时候就告诉医生，不需要他特意帮我治甲癌，只需要他帮助我进行整体的调理就可以，医生反而轻松而拿手。脾胃功能好了，吸收转化的能力才会变强，否则吃多少好药、好的补养品，身体都不一定能吸收。有了基本的物质基础，再去做什么治疗都会事半功倍。当然这只是我的个人经验，大家是否适用，需要根据病情酌情处理。

在进程发展中的疾病，人体是有感觉的，酸麻疼痛都是提醒身体不舒服需要进行干预了，但是如果没有血液指标或影像学的依据，西医就无从下手。因此西医就让观察，什么时候发展到足够大，可以手术的时候，西医再去开刀，或者指标高出正常值范围，西医才给用药。现代医学的化验是即时性反映，进展趋势在没有形成显著疾病特征之前，化验反应不出来。但是中医在病程进展阶段就能够给予一些治疗，及时终止病情发展，有时采用的治疗方式非常简单，但是非常有效。

我在2019年年初的时候，突然发觉头疼，持续了20多天不见缓解，头疼的范围在不断扩大，痛感在不断加深。排除了高血钙引起的头疼，为了排除脑转移，我到神经内科就诊。但是做了脑CT、核磁、脑血流图，花了2000块钱，什么都没有查出来。唯一能确定的是，排除了脑转移，但是其他什么问题都没看出来。医生也没有办法，说让我去看中医吧。我找社区的中医看，说我是有点儿受风，给我做了一个星期的艾灸和针灸，就痊愈了。

中医和西医不是一个思维体系，所以如果你信中医，就按照中医的要求去做，如果信西医，就按照西医的要求去做。千万别拿着中医的药方去问西医可行不可行，也别在需要严格按照西医治疗的（比如碘-131治疗）时候，让中医来掺和，中医的调养会影响西医的治疗标准，应该把西医治疗和中医调养间隔开来。

需要特别提醒大家，左甲状腺素钠片是甲状腺功能减退的替代治疗药，所以吃中药期间，也不能停左甲状腺素钠片。吃左甲状腺素钠片的作用是抑制甲状腺癌，所以我们服用它时是亚临床甲亢状态，这个状态本身就是病态。中医是以人为本调整体质的，所以调整完之后，TSH肯定会升高。因此，在需要抑制甲癌的阶段，不建议吃中药，否则会相互冲突。

另外在经络疏通的过程中，会出现血钙降低的现象。甲状旁腺缺失的患者在疏通经络的过程中，容易出现明显缺钙反应，或者经络疏通之后需要增加补钙药的药量，这些都是正常现象，及时调整补钙的药量即可。

深度觉察和反思

检查自己为什么生病，是什么让自己患病，需要自省，这对于很多人来说是非常痛苦的。有很多人根本不知道为什么要反思自己以及要反省什么。

小胖：海棠姐真棒，Tg继续降下来，我的Tg四年从48涨到83。

海棠：反思自己。

小胖：反思？反思能降Tg？

海棠：对！

小胖：关键是我从来不折腾，看来我这四年的马拉松算是白跑了！锻炼不如反思。

海棠：也许就是你跑马拉松引起的身体过度疲劳和营养匮乏。所以只有全方位的反思自己的生活方式、生活习惯、情绪性格，你才能找到需要改善的地方。首先是要看到，然后才是改变，反思是第一步。

小胖：明白了！谢谢姐。

从哪里下手反省，对我们大多数人来说都比较迷茫。因为"生活方式"这几个字太笼统了，到底要做什么，怎么做才是正确的生活方式，有时我们并不清楚。

从身体的基本状态进行反思，先从最基础的睡眠和一日三餐以及大小便的情况进行观察。就拿我来说，我睡觉每天晚上都起夜上厕所，我父母也是这样，所以我觉得起夜是一件非常正常的事情。只要我晚上起夜一两次，回来还可以继续睡觉，我就觉得睡眠很好。所以每次看病，不管是中医还是西医问我睡眠情况的时候，我的回答都是睡得挺好。直到我到北京学艾灸，当医生老师给我把脉问我睡眠情况，我照例回答很好时，同寝室同学立刻反驳说："你一晚上起两三次，这么差的睡眠还叫好？"我才知道，原来好的睡眠是一觉到天亮，中间不起夜（除非睡前喝太多的水）。可是我这么多年，竟然浑然不知。根本不知道的情况下，如何能改善呢？

大家可以从吃饭的胃口，大小便的次数、形态和规律，手心脚心的温度，流汗的多少等方面对照健康状态找问题、找差距进行对自我身体的深度觉察。

从日常生活习惯中反思。这点对很多人来说更难，因为很多习惯，根本就是无意识的，没有人觉得不好。但是正是这些不好的习惯，日积月累导致身体越来越差的。

比如，我上中学的时候，听女同学们说月经期间不能摸凉水、不能洗澡、不能吃冰的食物。回家问妈妈，妈妈说："女孩子也不能那么娇气，哪有那么多的事啊，该干嘛干嘛。"我就再也没有在经期注意过这些事情。我照旧凉水洗衣服，想洗澡就洗澡，想喝冰镇饮料就喝冰镇饮料。年轻的时候也从来没有痛经过，但是月经的颜色和血量都不太好，我也没有当回事。直到几次碘-131治疗之后，卵巢功能下降，我开始出现痛经、周期紊乱、血色暗黑、血量减少等问题。后来听了徐文兵老师讲《黄帝内经》，我才知道自己这么多年都在"作死"，没有好好地善待自己。

再比如，我从上中学开始就留长发，一直到要做手术才剪成毛寸。长发好看是好看，但是洗起来太麻烦。晚上洗发总是吹半天干不了，湿着睡的话第二天起来就会头疼，所以我常年都是早上洗澡。可是早上要赶着上班，所以我洗完澡后经常是湿着头发或者半干着出门，冬天的时候甚至头发上带着冰碴。我发现我身边的朋友们也都是这样干的，他们也从来没有觉得不好过。我现在才知道，洗完澡后一定要把头发弄干，不可以湿着头发被风吹，风邪和湿气进入体内都影响身体健康。

现代的科技发明彻底改变了我们的生活方式。有了冰箱，冰鲜食物成了我们日常饮食的重要组成部分。我们喝着冰镇啤酒，吃着海鲜十分过瘾；有了大棚，我们随时可以吃到反季节水果；有了空调，夏天就再也不想出汗了，走到哪儿都是"四季如春"的温度；有了暖气，大冬天的也可以在家里穿个小背心吃冰糕；有了汽车，就一步路都不想多走了；有了电梯，一层楼都不想爬；有了电视，可以通宵追剧，看的人头晕眼花也乐此不疲；有了手机，更是24小时在线，一刻都不想放下。电灯的发明开启了能源时代，但也同时带走了人们的睡眠时间。农业科技的突飞猛进，我们的餐桌上除了丰富的食品种类还多了残留农药和转基因食品。食品的繁多丰富，除了满足了我们的口腹之欲还让我们多吃了很多添加剂和反式脂肪酸。科技进步虽然使生活方便了不少，但是也带来了健康的隐患。

身体的进化是缓慢的，落后于时代的。人是经历过几万年以后才逐渐从采集时代的体质进化成农耕时代的身体体质，现代社会的生活方式是否适合农耕时代的身体，还没有经过时间的考验。有些发明看似进步，但是未必健康。一些时代进步带来的生活方式的改变，是我们的身体健康问题的源头。因此，在生活方式方面，还需要回归一下传统。怎样能长寿，农耕时代的老祖宗已经为大家总结了不少经验。

上古之人，其知道者，法于阴阳，和于术数，饮食有节，起居有常，不妄作劳，故能形与神俱，而尽终其天年，度百岁乃去。今时之人不然也，以酒为浆，以妄为常，醉以入房，以欲竭其精，以耗散其真，不知持满，不时御神，务快其心，逆于生乐，起居无节，故半百而衰。

夫上古圣人之教下也，皆谓之虚邪贼风，避之有时，恬淡虚无，真气从之，精神内守，病安从来？是以志闲而少欲，心安而不惧，形劳而不倦，气从以顺，各从其欲，皆得所愿。

——《黄帝内经》

回归传统的生活方式，根据大自然的运行规律作息，日出而作，日落而息；按照土地自然的耕作时令吃当地的应季食物，不吃反季的大棚食物；按照节气的变化增减衣物，到夏天该出汗的时候出汗，冬天该保暖的时候保暖。不为了追求时尚而穿露背露腰露脚踝的衣服，不为了贪凉吹空调睡觉，不为了过瘾大量吃冰食等，这些生活细节，都影响了我们的身体健康。

我在站桩之后发现自己的腹部总是冰凉的，我就只喝热饮。我发现自己的手脚冰凉之后，我就开始注意日常保暖并且经常用艾草泡脚。我觉察到自己爱出汗容易受风怕冷后，夏天都随身带一件开衫或者披肩，知道要去空调房待很久就一定穿长裤。为了饮食健康，我减少去外面吃饭的次数，尽量都回家做饭，去超市尽量买当季的新鲜食材，减少反季水果蔬菜的摄入，有条件的时候多花一点儿钱也买有机的果蔬和肉食。

生活的细节需要自己进行深度的觉察和反思。只有发现了、觉察了，才可以进行改变。建议大家从生活细节入手，比如从日常的饮食起居开始着手进行改善。

改变生活习惯很难

双鱼：现在天天喝酒抽烟。天天睡三四个小时。

小王：牛。

独客：出院问医生，医生说除了海带紫菜少吃，什么都不戒，但是出院资料卡上说要少吃辛辣、油腻的。网上戒的就更多了。我现在还是吃得清淡，时不时放纵自己整一下麻辣的！不然太清淡，人遭不起！

大力水手：还有术后抽烟喝酒的吗？

圣诞老人：有点儿早，伤口长一段时间再麻辣吧。

大力水手：昨天没忍住抽了一支烟，现在有点儿害怕了。

红红：今天吃烧烤了。吃完吐出来的想法都有，吃的时候可香了。

茗：我也是，吃的大腰子，吃得可嗨了。

大侠：我也吃了，活着就吃吧。

小天：海鲜、麻小儿、烧烤、啤酒都破戒了。

飘：你说的这些我都还没吃过，早上吃点儿咸菜都觉得是罪恶！

茗：嗯呢！嗯呢！

飘：这段时间天天在外面吃饭，吃一次罪恶一次。

小天：我术后一年就开始放纵了。

飘：我才四个月，就有点儿放纵了，今天吃了好多牛肉干。

小天：碘还是可以吃的，适量就好，不能太多。

时光：放飞自我。

婷婷：我三个月就吃了一次海鲜。

随缘：你们还敢吃海鲜，我就吃了一个钉螺，还有三个海螺，负罪感满满的。

蒲公英：我连鸡蛋都没敢吃。

随缘：好想吃麻辣龙虾、螃蟹、生蚝和扇贝呀。

平安：河鱼没事吧？

娟：没事。

娟：除了海带紫菜都吃了，和没生病之前一样吃饭。

成都小猫：我天天吃辣椒，不然没吃的，我还吃泡椒猪肝。

平安：掌握好度，偶尔为之没事。

小希：现在感觉每一天都很宝贵，以前都在过日子，现在更珍惜身边爱自己的人，对很多事情看开了，不计较，不抱怨了。啥都没有我的身体重要。

在水一方：对，好好对自己的亲人，特别是父母。

极品鲍鱼：其实吧，咱这个病一般都不影响正常寿命的，是最幸运的癌症。有了这个病，正好提醒了我们要有正确的生活习惯和正确的人生观、价值观、世界观，多好啊，咱们是因祸得福啊。所以我觉得这个病不是啥坏事，反而是个好事。我就因为这个病把烟酒全戒了，要不然还戒不了呢！

小希：对呀，很多人有这个病就开始抱怨，意志消沉。我现在想开了，这未必不是件好事。我生病后少吃了许多垃圾食品，天天自己做饭，更注意身体了。我不抽烟，可是我戒不了啤酒啊太好喝了，尤其是第一口！爽呀！

极品鲍鱼：戒烟限酒，你可以少喝。

小希：嗯，现在偶尔喝一两口啤酒。

在水一方：少喝点儿没事。

开心就好：大家说到我心里去了，这个病让我改变了很多。

江西底钙：我怎么一点儿也没变，除了吃那么多药。

开心就好：@江西底钙　慢慢学会改变，不改变不行。

江西底钙：@开心就好　怎么改变？吃我不忌口的。现在不再熬到深夜才睡觉，一般11点左右就睡了。

极品鲍鱼：良好的生活习惯，良好的饮食习惯，咱们通过这次得病应该都建立起来了，剩下的就是坚持良好的习惯，享受每一天。

开心就好：@极品鲍鱼　说得有道理。

　　好多人就是在刚生病的那几个月，认真反思自己过去的生活习惯有哪些不足之处。手术初期，认真作息，按时忌口。随着刀口的恢复，病情的控制，身体不那么疼了。原来克制在身体里的一些不安分因子就开始蠢蠢欲动了。时间一长，曾经的坏习惯就卷土重来。有大量的病友术后半年就开始破戒，说好的戒烟戒酒就都只是摆设了；原来熬夜的，又开始通宵了；原来不运动的，又开始在沙发里窝着追剧了；有相当多的病友，平时过的是撸串、啤酒、K歌的豪放生活，但同时又有深深的罪恶感，心里的小鼓不停地在敲——这样不会复发吧？

　　如果不想总是在拿化验结果时出现自己不希望看到的结果，就必须好好改善自己的日常生活习惯和生活理念。生活习惯改起来太难了。即使知道有些生活习惯不好，要彻底改变也不是一件容易的事情。人的惯性，太强大了，也太可怕了。

　　就拿睡眠来说吧。大家都知道，如果要养病，必须保证睡眠，不能熬夜。但是不熬夜这件事，对于很多人来说，太困难了。有相当多的病友，自从手术之后，就只能靠安定帮助才能入睡。有的人是习惯性熬夜，让他早睡简直是煎熬和折磨。

很多人觉得，白天上了一天班，晚上还要管孩子，孩子好容易睡觉了，才有一点儿时间是属于自己的，看看电视，玩玩手机，还没怎么放松呢，就十一二点了，早睡真的太浪费了。还有的人从来没有十二点之前睡过觉，真的让他十点钟躺在床上，就像翻烙饼一样，根本睡不着。还有很多病友，就刚手术那段时间早睡过，因为睡着了就不疼了，等刀口恢复了，曾经的坏习惯也就卷土重来。

我自己就有特别切身的体会。我以前总是十一点半以后才睡觉。而且我睡眠质量特别差。入睡的时候，好歹有点儿动静或光亮，我就很难入睡。而且一躺到床上，脑子里就有很多想法：明天需要做什么啊，今天还有什么事没完成啊。反正是一到睡觉，这些乱七八糟的想法就开始活跃了。好歹一思考，就兴奋得睡不着。手术后有段时间更是夜不能寐，总是半夜两三点起来哭，或者写东西。我知道这样的习惯非常不好，但是在那个特殊的时期，我根本就无法入睡。慢慢地病情稳定了，我开始努力要求自己改变睡眠习惯。但是总是不知道到底都干了什么，反正躺在床上的时候，就已经十一点多了。

直到我有一次去苏州，见到了"海螺"大哥。"海螺"大哥告诉我，他为了养病，每天雷打不动，晚上九点半躺到床上睡觉。我回家后立刻反思，我总是不重视睡眠，何来的身体康复呢？那段时间刚好是我的病情不容乐观的时候，所以我对于如何全方位改变习惯非常用心，有强大的信念支持我。睡眠是改变习惯的第一项，于是我特意用A3的大纸写了"保证休息，放慢节奏，加强营养"三句话贴在床对面，以示提醒。在开始的一段时间，我终于可以有意识地要求自己早点儿上床了。在这两年里，我尝试了大量很快入睡的方法，什么睡眠音乐啊，什么睡前揉肚子啊，什么意念控制啊。反正乱七八糟各种各样的入睡方法。通过大量的实践，我终于知道，我睡前什么都不想，不做令自己兴奋和刺激的事情，就可以好好入睡了。而睡够了，第二天醒来，就是说不出来的好情绪。所以当我越来越尝到早睡的甜头之后，我才有更多的动力早点儿入睡。我的睡眠时间，才慢慢地从十一点半，调整到基本十点左右睡觉了。而九点半睡觉，我还是做不到。每当九点吃钙片的闹钟响起来的时候，我都明白，我要准备睡觉了，但从明白到真的收拾好一切躺到床上，还需要一个小时。我只能对自己的低下的效率无语。其实我心里很明白，就是觉得九点半就睡觉太早了。而且有时候，本来坚持得不错的习惯，可能就因为一件小事，或者一个喜欢的电视剧而破戒。重新调整回规律的睡眠时段，又需要极大的意志力。不过通过不断地调整和改善，我的睡眠质量大大提高了。

大家都知道，"江山易改，本性难移"。真正难移的，是生活习惯和思维方式。其实也并不是不能做到，只要严格自律就能达到，但是人们面对一些诱惑和习惯的时候，往往不愿意特别严格地要求自己。就像减肥一样，大部分人都是反反复复半途而废的。除非他自己意识到了，不这样做，自己要付出非常大的代价的时候，才能真正改变。

正因为甲癌把我们推到了生死边缘，我们才有可能调动自己的全部意志力和决心去进行改变。从另一个角度来说，甲癌是给了我们一个极大的警醒和鞭策，给了我们一个改善自己的高强度推力。如果面临生死的窘境都不能让我们有足够改变自己的动力，那可以肯定地说，生活里没有什么东西能够让我们改变的了。如果不肯拿出足够多的精力和时间去改变，那就早晚要拿出时间再去做手术。一次又一次复发就是甲癌在提醒我们，我们改变得不够彻底。

所以，真正的康复最大的难题不是治疗，而是在生活中彻底地改变自己的不良生活习惯，并且持之以恒地坚持下去。

复利思维

癌症康复，最重要的一件事是自律。

病不是一天得的，也不是一天好的。甲癌虽然发展缓慢，但能够被称为癌，就有它可怕的力量。能够痊愈的患者非常少，反而复发的患者非常多。我们努力做的，就是无限期推迟复发的可能性。

每个人身体里都有癌细胞。只是在某些条件下，癌细胞被激活了，并且发展壮大，成为肉眼可见的肿瘤。此时，引起了我们的注意，我们才去手术或者碘治疗。其实在发现他们之前，这些癌细胞已经不知道在我们体内存在了多少年了。

癌细胞是我们常年用我们的生活方式喂养起来的。手术之后，如果不改变生活方式和习惯，不对身体做一个彻底的"大扫除"，就相当于依旧给癌细胞提供了它生活的环境，那么癌症复发只是迟早的事情。就好比你的菜板常年放在阴暗潮湿的地方，它总是发霉。你不停地除霉，但是除完之后照样把菜板放回原位，那菜板还是会发霉。如果除霉之后，把菜板换个位置，放到阳光下去晒着，再也不把它放到阴暗潮湿的地方去，菜板才有可能不再发霉。

我们要想甲癌术后推迟复发，最重要的事情就是要改变曾经不好的生活习惯。改变已经养成了多少年的陋习，无异于脱胎换骨，极其考验一个人的意志力。因此，自律就变得格外重要。

下面我把复利思维推荐给大家。

一片池塘出现了一小块浮萍，它每天增长一倍，预计30天就能长满整个池塘，请问，多少天能长满一半水面？答案是第29天。也就是说，第29天看的时候，浮萍才覆盖池塘的一半，但是只需一天时间，浮萍就覆盖了池塘的全部。

一张纸对折64次后，高度差不多能达到地球到月球的一半。这就是复利的力量，这种思维叫复利思维。

复利思维的本质是：做事情A，会导致结果B，结果B，又会反过来加强A，不断循环。复利思维经常会被应用在经济领域，就是人们常说的利滚利。经济学家用一个公式（1+r）n表达复利效应。r代表你正在做的事情，n代表时间。

当r为正时，如果每天坚持看书半个小时，也许一两天，你和别人的差别无法显现，但是三四十年之后，差异是你想象不到的。

当r为正时，你每天坚持跑步半小时，也许一两天，你的身体并没有变得多么强壮，但是三四十年后，和你同龄的人，有的可能疲弱不堪，而你依然像年轻人一样精力充沛。

复利思维其实很简单，就是简单的事情，持续做，认真做。它的真正核心，就是时间。巴菲特说："人生就像滚雪球，关键是要找到足够湿的雪和足够长的坡。"2018年的俄罗斯世界杯，33岁的C罗，依然有着20岁的身体素质，弹跳高度竟然能超过专业篮球运动员，靠的就是日复一日的体能训练。

浮萍在第29天才能开满荷塘的一半。之前的那些天，都看不到太明显的改善，也许到27天时你还会说，都这么久了，才开了那么少，何年何月才能开满呢？或许此时我们已经准备放弃了。

所以复利的思维也在告诉我们，坚持一件对的事情的时候，不要太期待短时间内看到显著的效果。但是只要它是对的，就要一直坚持下去。很多事情，都是有瓶颈期的，瓶颈期的时候，很容易让人丧失希望，选择放弃，而此时只有坚持下去，才能最终获得意想不到的收获。

就好比烧一壶开水，最开始的时候，水根本没有变化，只有一直持续加热，才能到达100℃的沸腾状态。在刚开始烧水的时候，虽然表面上看没有动静，但是它在积蓄能量，能量持续聚集才能沸腾，在此之前的任何一个时刻把火拿掉，水都不会开。

不要期待几天时间或者几个月的时间改善，指标就有大幅的降低或者逆转。效果是累积的，只有量变达到了相当的数量，才有可能发生质变。你很有可能已经做了很多功课，指标依然是持续增长的，指标没有改变不代表完全没有效果，只是累积的效果还没有达到而已。

大家为什么坚持不下去，就是在短时间内看不到效果，就觉得失去了希望。康复需要以年为单位计算，只要方向是对的，就要让自己坚持下去，短时间内看不到效果也不要灰心。

坚持做了一年艾灸之后，我的身体才有了灸感，体质才有了明显改善。我坚持做了6年的心理沙盘和情绪管理，做到3年之后才体会到情绪管理的进步带来的巨大好处，我已经2年多没有过剧烈的情绪起伏了。我的Tg指标，也是在我做了3年多功课之后，才开始出现逆转下降的，在此之前Tg一直都是逐渐上涨的，不过涨幅在逐渐减小。

另外，在康复期间，在身体好转的过程中，是有好转反应的，身体的好转不是直线上升，而是螺旋式上升的。在好转过程中，身体的自我调节会出现一些诸如刀口痒、麻，一到下雨天就难受等症状，发烧、腹泻、起皮疹、全身疼痛、极度疲劳等也都是身体自我修复过程中的正常表现。所以不要因为身体稍稍有点儿变化就惶恐而中断调整。

当我们日复一日，利用复利思维对待自己的身体康复时，坚持下去，也许复发就永远不会发生了。每天花点儿时间做些运动，每天多睡一个小时，每天好好吃饭，每天心情愉快，不让自己生闲气，只要时间足够久，身体自然会有改善。虽然这些看似简单，但是常年坚持，需要耐心，需要毅力，需要坚持，需要自律。一个习惯的养成至少需要66天，把它设置成不用太费力就可以做到的标准，把心态放平和，不当任务，把它们融入自己的生活，变成生活里的一部分，也就不觉得坚持非常困难了。

但自律的同时又不是教条。不是说我要求自己每天走一万步，今天外面下刀子我也得去，感冒浑身无力我也得走够一万步，没走够步数就有负罪感。而是在安排自己的事情上面，尽量做得有规律、有质量且持久有效，不是为了康复而折磨自己的精神和身体。如果感冒了就要顺应自己的身体需求去卧床，感觉疲劳了就去休息，远比刷一万步更能让自己好得快。如果此时坚持刷步数，那是自我折磨，不是自律。

边际增益

我学习到的边际增益这个理念来源于《睡眠革命》。作者尼克·利特尔黑尔斯曾经是英国的运动睡眠教练，曾经为NBA、英国天空车队、英格兰足球超级联赛选手和奥运会金牌得主等顶级运动团队和运动员提供睡眠服务。他曾和英国天空自行车车队合作，帮助运动员提高比赛成绩。他和教练一起运用边际增益，通过改善赛车手的健康状况、赛车策略、心理战术，预防感冒以及改善睡眠等一切能改善运动员身心修复的方法，来达到提高成绩的目的。

边际增益解释为在自己所做的事情中的一切细节都有1%的可提高的边际收益，不忽视任何一个要素并加以改善提高，如果每个方面都能够提高1%的话，那么，所有这些小收益加起来，效果就会非常显著。

这个思维方式非常重要，对我们的康复功课有很大的帮助。边际增益的方法，应用在我们的康复中，就是一切对康复有利的方式都值得尝试。

很多病友问我平时怎么做的时候，我都告诉他们，要从加强营养、改善体质、改变性格等方面去做功课。但是有相当多的病友，听到我的回答之后觉得无从下手。他们已经太习惯有病找医生了，太依赖别人给出一个短平快的方案解决问题，离开了医生就不知道自己能做什么。这个边际增益的方法告诉我们，只要是对康复有益的事情都可以去尝试。这样就比较容易着手了。

我们知道世界卫生组织健康的四大要素是愉快的心情、充足的睡眠、均衡的营养和适度的运动。那我们就在这四个方向上去做功课就可以了。做什么能让我们心情愉快，就去做什么；哪些方式能够保证充足的睡眠，就采取哪些方式；什么样的饮食可以让我们加强营养，那就去摄取；什么样的运动适合自己的身体改善，那就去实践。我们可以操作的内容就丰富多了。

比如，要改善睡眠，可以调整自己的生物钟，改变睡前饮食和睡前的习惯，还可以调整寝室的灯光，改善床品，调整床垫的软硬和枕芯的填充物，改变床单的颜色等，全方位地调整睡眠。任何对睡眠有帮助的事情，都可以去尝试。

又比如，要心情愉快，那我们可以去做自己喜欢的事情，见自己喜欢的人，培养自己喜欢的爱好，或者也可以改善自己的家庭关系，改变自己的处事风格。甚至还可以进行深度的成长创伤的修复，情绪管理，非暴力沟通等，从各种帮助改善脾气的地方着手。

再比如，要调整体质，可以通过中医的按摩、艾灸、针灸、刮痧、拔罐等经络疏通的方式（需要在中医指导下进行），也可以通过跑步、游泳、瑜伽、太极等各种自己喜欢的运动去进行。

所有这些，都是我们可以去做的事情。对于每个人来说，都需要根据自己的情况，制定属于自己的康复功课。比如，有的人身体和睡眠都很好，就是爱发脾气，那他可以从改善脾气着手；有的人脾气很好，就是不会释放压力，工作压力太大，那就从学习放松自己着手；有的人就是睡眠也不好，脾气也不好，营养也不好，那就从好好睡觉、好好吃饭、好好说话开始做起。这些改善都是有可操作性的，患者都可以找到最适合自己的康复方案。真正的康复，一定是对自己做深度的觉察和反省之后，根据自己的实际情况实施适合自己的调整方案。

我们的身体是一个大系统，我们的生活也是一个大系统。身体和家庭生活都是紧密相关的。改变自己需要全方位入手。如果常年饮食营养跟不上，睡眠也不能保证，那即使天天去跑步、心情再好也不会对身体有太大改善。如果家庭关系不融洽，亲子关系不协调，每天和丈夫生闷气，或者一辅导孩子写作业就发脾气，两天一小吵，三天一大吵，那即使每天都注重营养，每天都跑步，天天九点睡也没用。所以改善家庭关系，改善亲子关系，改正自己的暴脾气也是康复的关键因素。

在每个复杂的系统里面，都有相当多的变量起作用。每一个变量的小变化，都会引起整个系统的联动变化。这也是边际增益效应能够起作用的原因。但是追根究底，到底是哪个因素单独起了关键的作用呢，很难说。我们也不需要弄明白是哪个变量起作用。我们的目标是更快更好地把病治好。一切对康复有帮助的事情都可以去做。提醒大家的是，在确定同类几种方法中的某一方法是否有效时，可以采取先单一再叠加的方式。这样能及时判断是哪个部分出现了问题，待各个方面都安全之后再叠加效果。

每种方法，都有它自己的逻辑体系，不能相互比较。但是只要它的逻辑体系是自洽的，就是可以尝试。但是每一种方法，都有其适应的范围和适合的人群，这些方式都有其使用的局限性，不要指望一种东西是万能的。很多事情，只有亲身经历之后，才能更加了解它，因此必须要亲自去实践去探索。

对于疾病的治疗方案，大致可以分为三种情况：有害无益，有益有害和有益无害。我们在选择时需要多做思考，然后再去采取行动。对于有害无益的治疗，一定要慎重，甚至是拒绝。如果治疗是使身体更差，那肿瘤就会长得更快。对于有益有害的治疗，需要权衡利弊，利大于弊，就值得尝试，但是同样需要承担弊带来的后果。如果弊大于利，就需要慎重考虑，看看有没有其他方式或者其他选择。对于有益无害的各种治疗方法，就要去尝试，给自己的身体一个修复的机会。修复身体体质、改善心情脾气、均衡营养等方法，都可以适度尝试。

下面讲讲我的实践经验。当我开始关注如何提高免疫力时，我才发现，除了治疗还有很多事情需要去做，值得去做，甚至必须去做，才能转变身体的"被动挨打"的局面。

于是我做了"沙盘游戏"调整自己的抑郁和焦虑情绪。抑郁和焦虑调整好之后，我进行情绪管理的学习和个人自我成长的学习，改变脾气，改变性格。三年之后，我才突然发现，我已经有半年多没有发生过剧烈的情绪起伏了，而且亲子关系、家庭关系都得到了全方位的改善提高。

我还坚持做了三年多的艾灸和针灸，这对我体质的改善非常大。以前我总是手脚冰凉，坚持两年艾灸之后，手脚冰凉的症状没有了，抵抗力也增加了，轻易不会感冒了。中医讲大多数疾病是因为身体的寒湿造成的气淤血滞，所以我不吃冷饮，不喝冰水，不吹空调。最近加上了经络的疏通理疗，我的身体更舒服了。在看了《求医不如求己》之后，我才发现自己的肚子都是硬的，五脏六腑摸哪哪疼，于是开始每天推腹。推腹半年之后，小肚子柔软了许多，消化功能也有了改善，我食欲大增，体重也不断增加，以前永远都超不过100斤，如今长到了120斤。大家都说，现在的我再也不是那个弱不禁风的人了，而是健康丰满得恰到好处，是个健康人的样了。

我还学习了营养理论。说实话，坎贝尔的《救命的饮食——中国健康调查报告》和吴永志的《不一样的自然养生法》在我家的书架上放了两年，我都没有把它们列入我的读书计划当中。反而觉得这些都是跟张悟本喝绿豆汤之流一样的书。那时我根本不认为好好吃饭、讲究营养搭配是一件重要的事情。当我读了《细胞因素》《营养圣经》《营养的奥秘》《失传的营养学——远离疾病》等一系列的营养书籍之后，我才开始有欲望拿起这两本书去读。在我逐渐接受了营养理论之后，我在家里做饭和吃饭就开始有了改变。以前我是个特别不愿意吃，也不讲究吃的人，只要有口饭，能不饿就行了。但是学习了营养理论之后，我发现尽管每天都按时吃饭，但是这样随意吃饭对身体的输入都是低质量的，那身体如何能反馈给你高质量的身体状况呢？于是我开始学习做饭，注重饮食营养，同时摸索补充适合自己的营养素搭配，身体开始出现良好的改善。

改善睡眠的功课前面讲过了，我做了大量的功课。其中最让我意外的收获是治好了鼻炎。我常年有严重的鼻炎，但是一直没有当回事。治过没治好就不再管了，鼻炎导致我睡眠的时候总是用嘴呼吸，每天早上起床，都要大口大口地吐痰。而晚上因为张口呼吸，加上一侧声带麻痹，所以声带经常粘住喉咙而呼吸困难，所以我总是要半夜喝水润嗓子。可是一喝水人就精神了，再入睡就很困难。治好鼻炎后，我惊喜地发现，晚上经常出现的窒息问题解决了，早上也没有痰了。并且因为鼻腔通畅了，吸氧量明显增加，睡眠质量得到了意想不到的提高。所以治疗鼻炎对睡眠的改善也是一个重要方面。

居住环境的改善，对我的身体康复也有帮助。以前为了孩子上学方便，就在老公分的一套40多平方米的小房子里住了近10年，那个房子是旧房子，是没有地下室的一楼。小院子里还有两棵树。这个房子一到夏天的雨季，就返潮得厉害，冬天暖气也不热，所以家里总是一种潮湿阴冷的环境，导致我常年手脚冰凉，感觉怎么都暖不过来。孩子上初中以后我搬了家，新房子是高层带地暖，而且楼前没有任何遮挡，阳光充沛。生活的舒适度提高不少，我手脚冰凉的情况也改善了。

当所有的方面都持续改善，不断增加边际增益的时候，康复就会自然而然地发生了。于是当进行一年一度的检查时，我的检查结果也给了我惊喜。结束第八次碘治疗之后，原本的Tg指标是逐年上涨的，从60多涨到了90多。但是最近一年的检查，Tg指标不但没有继续增长，反而降了近40个点。在此期间，我没有进行过任何西医的治疗，用的完全是中医和营养的理论同时辅助情绪管理。指标能够下降，说明身体康复的速度超过了癌细胞增长的速度。通过实践，可见改善输入对体质的增强是起重要作用的。

希望大家把改善体质、提高免疫力这件事重视起来。从自己的生活方式入手，全方位改变自己对身体的输入才是康复的根本。

接纳甲癌

接纳甲癌就是要伴随一生的疾病。接纳现在发生的一切，接纳自己现在的一切感觉和感受，不回避不评判，接纳生活如其所是。只有接纳，心情才能平静，然后才有可能生出智慧，去适应或者改变。

患者术后常见的心理变化

患甲癌后，长期带癌生活使相当多的患者精神压力超出自己的承受能力，大量的患者也确实是内心比较脆弱，所以不同程度地出现了焦虑症、疑病症等心理问题。这在病友群里也是常见的现象。

乐哈哈：心情烦躁的有没有？

小柠檬：有！有时候很烦躁。

弯弯：有时候烦躁，有时候忧郁。

潇湘：比如说发现有肺部结节，碘-131治疗吸碘觉得是转移了不好，不吸碘，又担心是不是转移不吸碘，挺纠结的。可这样纠结来纠结去，生活就不平静了。

椰子树：是呀，心里老是担心。现在不服碘，可以吃含碘的中药吗？

笑翁：感觉是过度治疗了。因为没有一个地方或者一个医生给我说你术后到底该怎么治疗。在没有体检以前，根本不知道自己是癌症病人，每天还活蹦乱跳的，开心得不得了。自从检查出来，从说要不要手术到现在，心情再怎么调节也不好，明明高高兴兴的一天，一会儿就浮想联翩。

满满：我的旁腺素才10。还能不能恢复了？我的医生现在还在忽悠我，命运安排我遇到这个医院这种医生，苦难开始了。我已经怕了，可能还要做两三次碘-131治疗。

贵港：你才手术几天，还是有可能恢复的，不要给自己太大压力，要出问题的，我就是给自己太大压力了，现在要吃抗抑郁的药了。想太多也没用的，不如放宽心，该干嘛干嘛。

小王：我停药后Tg20多，肺上有结节，大病理上写转移癌不除外，请问我这是肺转吗？现在压力很大，几乎睡不着觉。

似水年华：各位心态超好！

挑着担：把自己变成机器人，心态想怎么样就怎样。

哈伦：最近我家那位给我买了本书叫《ACT，就这么简单》。

似水年华：我还没调整过来，还在郁闷中。

哈伦：讲的就是接受承诺疗法，调整心态的。

挑着担：郁闷能解决的问题都不是问题。

似水年华：暂时还做不到，努力中。

沧海：宗教信仰就是调整心态的，心态好，一切都会好起来。

似水年华：胆小怕死！（大哭）

挑着担：我其实也是偶尔可以做到，希望以后可以达到"全机器人"境界。

安心：@似水年华　怕什么来什么，不要怕。

似水年华：这个病要经常复查。

挑着担：全世界的事都给你担心完了，请问，我还能做什么呢？

似水年华：希望能达到忘我境界。

似水年华："还好得的是甲癌"，有朋友这样劝慰我。

挑着担：晚上偷偷庆幸了是吧？

似水年华：晚上一个人感叹不公。

挑着担：叹完就公了？

似水年华：太难熬了！

冲冲：@似水年华　咋跟我的感受一样！

似水年华：这段时间满脑子都是这个。身体恢复得又不是很好。

燕子：@似水年华　有一个恢复的过程，慢慢就好了吧。

挑着担：不妨这样想，还能把我怎样啊？

劲草：@似水年华　不要总是这样想。病都是有原因的，像多愁善感了，爱生气了，压力大了，都会生咱们这个病。

似水年华：还能把我怎么样，有本事一下把我打倒。

安心：我去年刚刚手术完，平静地接受了现状。倒是现在心态不好，还失眠头痛。

映莲：仔细想想，没有什么遗憾的，就该吃吃，该睡睡，比起很多人已经非常幸运了！完全坦然了。

似水年华：我刚开始一个月心态很正常。

似水年华：遗憾太多了！

映莲：那就更好了啊，上帝还给你留了这么多时间去完成遗憾，如果没有这个病，你会一直拖着不去做想做的事。

似水年华：看见别人健康快乐，就羡慕嫉妒恨。心态是不是很邪？

蓝星星：别人看着健康也不一定健康呀。你走在街上谁知道你病了？

映莲：我们能吃、能睡、能运动，感觉以前感冒都比现在难受些。

似水年华：一想到那个字，就更难受。

安心：能吃、能睡、能运动。我其实就是心态不好，一个小念头一个小小的声音就把自己惊醒了。

映莲：别去想。其实我们都害怕看到复查数值不好的时刻，但是没有那一刻的时候就忘记自己生病了！反正能吃、能睡的，也没有什么身体不适。

冰心：沉舟侧畔千帆过，病树前头万木春。

与狼为伍：心态，心态最重要！

患者生病之后，尤其是手术之后，身体发生了变化，心理上也不同程度地发生了变化。这些变化，有几个方面。

一是对时间的感觉发生了变化。

当一个人的生命受到威胁的时候，对时间的感觉也是会发生变化的。不是感觉时间过得太快，就是感觉时间过得太慢。大家在找医生安排手术的时候，恨不得赶快躺到手术台上。可是手术第一个晚上，各种疼痛难忍，又会让人觉得，这一夜怎么这么漫长啊，什么时候才能熬过去呀！当我们的病情发展的时候，就觉得自己的生命快到尽头了，时间好宝贵，时光匆匆，自己还有很多很多的留恋。当复查等待拿结果的时候，既期待病情稳定，又害怕病情复发，不知道下一步怎么办。每次等待拿结果都仿佛等待死刑宣判，那段时间，就会感觉时间过得太慢了，非常煎熬，非常痛苦。

不管是感觉时光过得太快，还是太慢，都会让患者陷入一连串的往事回忆中。而因为疾病引起的各种心态，也都会成为引起回忆的诱发因素，有时这些回忆非常强烈，它们会抑制对未来的信心。群里经常有人一遍一遍地回忆自己的手术经历，感慨自己碘-131治疗时期的隔离时光。有的人会经常对比自己患病之前的生活和患病之后的境遇，而疾病通常是一种失去的经历，所以常常会引起患者的悲观情绪。

二是情绪变低落。

患病必然会导致患者的情绪低落，尤其是知道自己患的是癌症之后。不管病情多轻，即使是早期癌，即使能痊愈，患者也会心情低落。手术之后，运动量必然减少，身体的疼痛也会持续存在，这些都非常影响心情。这些经历还会增加患者的委屈、孤独、失落等感受，而心情不好的时候，即使和别人聊天也是很无趣的。

而患病治疗也明显破坏了我们正常的生活规律，看病奔波，术后修养，碘-131治疗隔离，都打乱了我们正常的休息节奏。有的人术前担心得整夜睡不着觉，术后疼得整夜睡不着觉，隔离时孤独得百感交集睡不着觉，各种生活规律的破坏也成为一种极其强烈的信号，冲击着我们的内心世界。加上每一次治疗都是一次选择或者赌博，每个人都没有可比性，更增加了我们对未知世界的恐惧和担心。因此，有的患者从生病以后就出现了不同程度的抑郁和焦虑，有的患者术后两三年都必须靠服用药物才能入睡。

三是注意力从外界转移到自身的体验和感觉上了。

患者的注意力从外界转移到自身的体验和感觉上了。尤其是甲状腺全切之后，全身的内分泌系统都发生了变化，导致全身几乎各个部位都和原来不一样了。这些改变让患者更在意自己身体的变化。有的患者术后体重发生了大幅度的增减，有的开始掉头发，有的皮肤变得粗糙，有的月经发生紊乱，有的脸上开始长粉刺，有的浑身无力，有的易亢奋、爱出汗。在服用优甲乐调药期间，在为做碘-131治疗停药期间，在服碘之后的重新调药期间，身体都会不同程度地出现上述的变化和波动。这些感觉经常会引起大家的不适，也会更加注意观察自己的身体。因此，患者的关注面会变得狭窄，会从对外部世界的关注，转向自己的体验和感觉。此时他们更关心自己身体的机能状态，注意力和兴趣都在不断减退。如果此时你问美国大选、英国脱欧或者油价上涨的问题，他根本不会关心，他更关心为什么自己的手拿勺子的时候会抖，或者今早梳头时头发又掉得多了，或者为什么今天早上下地的时候脚趾是麻的。

　　我也是这样的。最初生病的一年里我还坚持看报、看新闻，但是随着病情的反复，我越来越没有心思去关心国家大事，因为这些事情和我的病情比较起来，太无足轻重了。中东地区的战事根本不能吸引我的注意力，我更在意网上好医生的推荐。什么油价的涨跌，什么脱欧、美国大选、意大利经济崩溃这些事情我都只是听一耳朵就算了，没兴趣深入了解。几年之后，我突然发现，似乎很多事情我都不知道了。等病情开始平稳的时候，我才逐渐把注意力转移到外界，重新融入社会，关心国家大事，关心社会发展。这个转变是一个长期的过程。而如果病人的病情一直是在进展的，就不可能投入太多的精力去看新闻关心家国天下，能把自己搞舒服了，就是最重要的事情。所以跟一个长期患病的病人聊天，很快你就会发现，你们无话可说。因为他对国家大事和新闻不关心。而患者自己最了解病情，其他人的安慰只是隔靴搔痒，几句话就说完了。长期这样下来，必然会变得相当乏味，与社会严重脱节，再融入社会就会觉得比较困难。

　　前两年，我一直想引导病友们不要每天只谈论病情，适当地聊些别的话题，转移一下注意力，因为总是说病情，必然会导致大家越来越焦虑。只要有一个人说自己哪不舒服，就会有一堆人跟着附和；有一个人说病情发展了，别的人就会不由自主地担心自己是不是也会发展。所以总是处在非常焦虑的环境中。我无数次地发布其他话题，引导大家做一些调整，转移一下注意力，但是发现根本就是徒劳无功。任何话题的讨论不足三五分钟，就会有人把话题拉回来。当我明白了病人的心理发展规律之后，我就再也不做徒劳的努力了。群里永远有人正处在这样只关注自己身体的生活状态里。

　　四是对客观世界和自身价值的态度改变了。

　　另一个主要的心理变化是，对客观世界和自身价值的态度发生了改变，就是通常说的人生观、世界观、价值观这三观的改变。疾病会使患者的自我感觉和整个精神状态都发生变化，同时对周围事物的感受和态度也会发生转变。

生病之前一心玩命奔功名的，可能立刻觉得只要好好活着就行，金钱名利都是身外之物，从工作狂变成了养生党。有的患者患病之前总是心眼小，生闲气，生病之后觉得，生气是跟自己过不去，我只要自己开开心心的，其他的啥都不计较了。很多很多病友，生病之后，觉得自己突然活明白了。还有的病友生病之前省吃俭用，艰苦朴素存钱买房子，生病之后，想明白了，使劲儿吃喝玩乐，觉得活着不好好享受，死了留给谁呀？从大家的聊天和反思里能看到大家三观的巨大转变。这也是开篇我为什么说，甲癌就是我们人生的分水岭。因为患上甲癌之后，大部分患者的三观都主动或者被动发生了改变。这些三观的改变，对每个人的人生都有着巨大的影响。也正是三观的改变，整个人生之路，也都会发生调整。有的病友原本打算创业的，生病之后就把旺铺关了；有的病友，手术之后就把房子卖了；有的病友生病之前打算结婚的，手术之后没勇气结婚了；有的病友想要二胎的，生病之后觉得还是把自己照顾好吧，不知道还能陪第二个孩子多久，还是不要给自己找麻烦了。以上种种的人生抉择，都是基于对自己身体状态的评估和自己人生观、价值观、世界观的改变而做出的选择。

因此，对于我们甲癌患者来说，治疗身体疾病的同时，关注心理层面的健康非常重要。一方面我们需要长时间带癌生存，如果一直背负着巨大的心理压力，那么对身体的康复来说无疑是增加了巨大的阻力。甲癌的高复发率，不能排除心理压力过大的影响。另一方面，长期带着高压生活，也严重地影响患者的生活质量。如果生活毫无乐趣可言，那活着还有什么意义呢？

长期压力过大，还会导致免疫系统失调。高压力可以导致结核病、疱疹、白血病和过敏性疾病。此外，过度控制、孤独、冷淡、社会支持系统不良等变相压力，也会破坏免疫系统，会让我们的康复之路难上加难。

因此，我们的康复，必须要从患者的生理、心理和社会功能三个方面着眼。只有考虑到精神状态和疾病之间的关系，康复才能更有效地进行。

心态变化规律

很多人生病之后的情绪都非常低落。有相当多的病友从此以后，就深陷甲癌给他画的牢狱，焦虑抑郁很多年；有的病友因为种种原因，手术和碘-131治疗后落下了非常多的后遗症，康复遥遥无期，或者一直期待一个完美的治愈，反复治疗而不得，变得极其沮丧。

这些情绪波动都是正常现象。

心理学家伊丽莎白·库伯勒发现人在濒死时会经历一些特定阶段：否认→愤怒→商讨→抑郁→接受。

甲癌患者的心路历程也大概遵循这样一个规律。刚开始都是否认，"不会吧？化验结果错了吧？我这么年轻怎么会得癌呢？"但是这个否认不会起太长时间作用。患者很快会有一些愤怒，引起他们愤怒情绪的因素有很多，尤其手术之后，会有巨大的情绪波动。"都是这个破医院的医生给我做的手术，害我现在这么受罪；都是你们不好好照顾我；都是整天加班熬夜害的；都是……"然后便逐渐进入商讨阶段，"如果我好好睡觉，好好吃药，能不能痊愈呢？如果我锻炼能不能痊愈呢？没准我服了这次的碘就可以痊愈了，我的甲状旁腺只是暂时的功能减退，我少吃点儿钙刺激一年就会恢复了吧？"但是当治疗效果没有他们想的那么顺利的时候，就会开始抑郁起来。如果他们能够不气馁地坚持下去，接纳自己的癌症，接纳自己的身体现状，就可以走出抑郁。接纳之后，获得心灵的宁静和情绪的平和，那就是一个新世界。

在愤怒和商讨阶段，患者的大部分精力都是在发泄不满的情绪，想尽一切办法回到原来的生活轨道里去，动用一切资源企图把身体完全治愈，消灭治疗的后遗症。处在这个阶段的患者，经常会买大把大把的保健品和补药，会不停地换医院换医生去治疗，过度治疗也常会发生在这个阶段。此时如果如实告诉他，某些情况根本不可能恢复的时候，他们完全听不进去。此时的求助，更多的时候不是求助，而是找个人宣泄情绪。即使别人给出中肯的建议，他也会因为和自己的理想偏差很大而拒绝思考和接受。他们带有非常强的结果倾向性。但是也只有经历过这个阶段，现实生活不断地告诉他真相，他才可能从幻想中走出来。

还有非常多的病友，经历过几次病情反复或者治疗不顺利之后，心态走到第四个阶段，就走不出来了，于是一直在抑郁焦虑痛苦中挣扎。有的人的强大只是短暂的自欺欺人的精神胜利法，或者只要不谈论癌，就可以生活得很好。他把所有关于甲癌的这些东西都屏蔽掉，不听不看不想，这跟把头埋在沙子里的鸵鸟没什么区别。还有很多人嘴上总是说，我现在内心强大了，或者我已经不焦虑了，但只要出现病情恶化，他的强大会瞬间破功，心态也会瞬间重新陷入抑郁中。原来之前所有的坚强，都是伪装。

在这个过程中有情绪的起伏很正常，有的人时间长些，有的人时间短些。不管男女老少，不管在白天还是夜晚，不管面对亲朋好友还是独自一人的哭泣，都是正常的、自然的、符合人情感需求的。那种为了表现自己坚强，不肯在人前流泪的做法也不可取。嘴上说一定要坚强，不过是口号。不是哭了就不坚强，也不是不哭就一定坚强。

患癌之前的人生经历越是起起伏伏的人，就越是能更快地接受现状；患癌之前的生活越是一帆风顺，越是很少经历人生挫折的人，度过这几个阶段就越困难。有的人会长期陷入某个阶段不能解脱。而真正地接纳甲癌，就是从对完全康复、对完全消灭后遗症死心开始，从坦然面对现实开始。

之前的几个阶段挣扎的时间越长，给自己的情绪带来的影响越大，我们也就越痛苦。理解了这个规律，我们越快地接受现实，对身体就越有益。

甲癌患者的性格特征

"老天爷为什么这么对我，我做错了什么？为什么让我患癌？"这是大家在患癌后会经常问自己的一些问题。

越来越多的研究表明，癌症是典型的生活方式疾病。癌症患者都有癌症性格。如果能够了解了是什么样的性格导致的癌症，那么我们修正自己就有了方向。

看看病友们自己的总结。

蜜桃：在我这12个病友里面，还有我病房的病友里，我自己做了个小调查，9成的人脾气不好，而且性子比较直，喜欢操心，责任心强，还有最重要的一点，就是心很善，都是好人！！！

娟：我这个病在手术台上8小时才出来，医生说没有想到是这个病。我也吓了一跳，眼泪一大把。现在我看见脖子那歪歪扭扭的疤，心里就不好受了。我是疤痕体质，疤就在那长着，我都用头发遮着。我的脾气也越来越坏，容易发火。老公说我现在怎么这个样子。我也不知道了，管不住自己，太累了。

布衣：海棠，我连续两天几乎一口气看完《风舞胡杨》，甚至都破了病后休养的戒，两晚看书都熬夜了。书中所记录的求医历程，患者的无助心理，不甘落后的努力争取，我都深有同感，也就是你说的共情！当然最多的还是你不屈不挠的精神让我佩服！你在书中对甲癌及相关治疗的介绍和对数据的分析，让我受益匪浅！我想表达的，一是你说明了几个指标的参照意义，让我明白了医生调整药量或治疗的依据，免得瞎猜惶恐。二是你总结的关于患者的共性，我相当有共鸣。我两次住院都在注意观察总结，做事认真、追求完美、爱操心、要强、敏感，是我们这类人的性格特点。同时我也注意到，也许正是认真、执拗这些特点，造就我们这类患者的现状（或者叫成就），就是这些人在各行各业的能力普遍比较优秀，小有成绩。我在住院中接触的病友也都是各行业的中层干部或创业成功者，个人素质都不错。

一个人问自己为什么患甲癌，偶然因素太多，不好归纳总结。但是如果上万个甲癌患者聚集在一起，一些因素就会显露。这几位病友的总结，我深有同感。

我们一起来看看甲癌患者有哪些共性。

首先，甲癌患者都非常善良，有责任感，认真，仔细，对工作尽职尽责，对家人也都关心照顾。其次，生活里是贤妻，是良母，是模范丈夫，是尽责的父亲，是家里的顶梁柱，同时还是朋友们的"及时雨"，有责任有担当。很多甲癌患者对自我要求比较高，是完美主义者，所以他们的工作成就都很高。有非常多的患者是公司的中高层管理者，或者是各个行业的业务骨干。他们都热爱自己的工作，并且热心钻研，有的甚至成就斐然。套用现在流行的词，甲癌患者大部分都是"白骨精"——白领、骨干、精英！我们甲癌患者是一群非常优秀的人。

同时我们也可能是为追求自我价值而过度付出、透支自己的人，也可能是一群为了追求完美不断对自我加压的人，是经常负担过重而没有及时把压力用合适的方式疏解宣泄出去的人。压力过大，是癌症产生的一个因素，我们可能因此诱发了甲癌。

在我建立了QQ群以来的几年里，群里总是非常热闹。引起我注意的是，群里三天两头有吵架的。病友们常常因为一句话就吵得不可开交，有时甚至两边劝架的也互相吵起来。病友经常会因为一件小事就相互攻击，有的甚至因为一句善意的提醒而大吵一架。还有的人观点非常偏执，谁劝都听不进去。彼此误会也是时常发生。时间久了，很多病友自己也认识到，自己的脾气不好，经常爱生气，但就是改不了。很多病友曾跟我说起过，他们在确诊甲癌之前，有段时间脾气非常火暴，说来就来，而且脾气上来了，恨不得把房子点了才能解气。

还有的病友极其偏执纠结认死理，谁劝都不听，是不折不扣的杠精。有个病友非要建议大家把每个人手术的医生名字放到自己的昵称上，大家都说这样不好，但是他非常执着。别人说他较真的时候他很有情绪，为这事念叨了一下午，直到晚上有个人说服了他，这件事才告一段落。群里还经常发生一群人劝一个人，但是最后把劝的人累死也没起作用的事。有个人害怕看病，就当"鸵鸟"，十年不检查，后来发现癌细胞向肺部转移了就认定自己要死了，每天发各种负面情绪的消息。大家连续劝了他四五天，各种摆事实讲道理，告诉他其实他的病情完全没想得那样恐怖，只要好好治疗，找个好大夫手术就可以，虽然不能治愈，但可以带癌生存，可他完全无视，车轱辘话来回说，吐槽无休止，认为病友们不懂他的苦，幸灾乐祸。他还总是拿着一知半解的几个名词往自己身上套，认定了自己非死不可，谁都救不了，可是他自己又极不甘心。大家给他推荐的好医生他嫌贵嫌远，说他找的医生已经很好了，可是他又不信任他自己找的医生，说医生不负责。来回倒腾这点儿事，也不听劝，也不认帮，自己又不甘心，走入一条死胡同，没有解决办法。他的行为让群友们极度抓狂。

总的来说甲癌患者容易生气，易激动。有的人比较敏感、脆弱、心眼小；有的人非常固执，爱钻牛角尖，特别较真，认死理，所以遇到事情不灵活，极易与别人发生争执；有的人完美主义，不仅过高要求自己，还过高要求他人；有的人很强势，性格更具有攻击性，常常吵架；有的人极其自卑，总是给自己过低的评价；有的人性格内向，情绪不往外发，而是都发向自己，所以常常自己生闷气，自己和自己怄气，委屈、憋屈、不情愿、不甘心。但并不是每个患者都有相同的问题，有的人在某些方面多些，有的人在某些方面少些。有些方面程度深些，有些方面程度浅些。但是不擅长处理情绪，是大家的共性，是我们这群优秀的人同时具有的性格小瑕疵。

我以前也是这样的一个人，是一个经常发脾气、爱钻牛角尖、认死理的人，而且很容易被别人的一句话或者一个举动激怒，情绪一旦被激起来，还好久都不能平复。

总结这些特性并不是要贬低自己，对自己和甲癌患者妄自菲薄。这些共性是我建立平台以来逐渐显现的，是客观存在的，患者们沟通时也都认识到了这些特性。大家也可以从本书的患者聊天记录里发现这些特性。我也非常理解并且相信，有一些病友看到上面这段话会有情绪反应，会有一些不适。但大家也需要理解，只有真正地面对这些问题，我们才能有机会修正自己，从知道到接纳之间还有很长很长的路要走。

　　甲状腺癌是典型的情智病。甲状腺就是主要负责调节情绪的器官。长期情绪不好，会导致甲状腺的过度负荷，进而发生病变。甲状腺功能不正常了，也会导致患者的情绪剧烈起伏。这两者是互为因果的关系。简单说，就是爱生气会让甲状腺不好，甲状腺不好也会让我们更爱生气。

　　我观察到脾气不好，爱生气有两方面原因，一方面是视野格局不够大，或者是思维方式单一，因此对事件的理解和接纳程度低，对变化的承受能力低；另一方面是自己的情绪管理能力低，很容易就被别人的一句话或者一件事激怒，同时不能很好地沟通和表达自己的情感需求。

　　一个人的视野和格局，以及思维方式，都会影响他对事物和周围环境的适应程度。视野和格局狭窄时，不能在更高的层级上看问题，就常常会被眼前的一个小问题而困住，甚至死抠那个问题，问题得不到解决就绝不放过。可从大局观来看，这个问题根本就不值得一提，或者根本不需要过分在意。但是当自己被困在狭窄的格局和视野里的时候，大局的角度他是看不到的。思维方式单一，思维维度单一，对很多事情的理解，超出了他的思维认知维度之后，就无论其他人怎样说，他都理解不了。看问题的方式过于扁平化，单线程化，也会导致苦恼和困惑，以及对别人的不理解。一条道走到黑，钻牛角尖，偏激和固执，发生争执也就很正常了。

　　我以前就经常被人说爱钻牛角尖，但是我自己根本就理解不了，有时候还觉得自己不被人理解，特别委屈。我还特别死板，不会变通，就是人们常说的一根筋。我自己也知道我有时很固执，但是我根本不知道为什么和怎么改。

　　2010年甲癌复发第二次手术之后，我开启了疯狂的阅读模式。我迫切需要从书里找到能够帮助我战胜癌症的思想武器。我从每年至少阅读20本书逐渐增加到每年40多本书，将近9年的时间，我阅读了大量的哲学、社会科学、文学等书籍，中医、营养学、心理学的知识我都有涉猎和学习。此外，我还听了很多音频的讲座和有声书籍，边做家务边听讲座。我从不断学习中扩展了自己思维的维度，并且拓宽了思考问题的角度，不断地向作者们学习思考和理解世界的思维方式。然后我发现，我的视野和格局都得到了提升。我发现以前曾经困扰我的事情，现在对我来说已经不是困扰了，我包容和理解了不同的思维方式，朋友们都说我现在变得豁达和通透了。

从2012年在天涯社区发布第一篇文章开始，我的生活圈子逐渐扩大。原来我的生活圈子充其量和百十号人打交道，后来和上万的病友交流后，我就越来越能接纳与自己不同的人，接纳不同的人生观、价值观。也是在和大量的病友交流后，我才逐渐发现和确认思维方式单一、知识体系不完整、格局和视野受局限对我们的影响和禁锢。

正是在阅读和交友中，我逐渐明白，对于任何一个问题，每个人都可以有不同的角度，我们所看到的，也只是自己的角度。几乎每个人都是盲人摸象，只摸到了大象的一个部分。如果一定要让别人认同，你摸到的那个部分就是大象的全部，这是不可能的。如果你知道了大象的全貌，自然就不会和他人争执了。或者即使不知道大象的全貌，也愿意接受别人和自己的观点立场不一样，这样才能不在孰是孰非里面纠结。很多事情根本就没有对错，接纳与自己不一样的立场和观点，就可以变得更加平和，也就减少了生气的概率。

总是听人们说要想胸怀宽阔，就要读万卷书，阅无数人。多读书和广交友这两件事确实可以帮助我们开阔眼界，拓展格局，减少苦恼。

另一个方面，就是情绪管理能力。

不是说"江山易改，本性难移"吗？我们平时说某人性格好，总是温柔可人，遇事不疾不徐；或者说某某某性子火暴，总是点炮就响，一言不合就拍桌子。这些不都是天生的吗？

所谓的性格脾气好不好，说的就是情绪管理的能力高不高。善于进行情绪管理和情感沟通的人，他们可以"表达愤怒"。而不善于情感管理和沟通的人只会"愤怒地表达"。爱发脾气的人，在情绪起来的时候，就已经被控制了，随着情绪就发泄出来自己的不满。"气死我了！你怎么可以这样！"这些语言都是在愤怒地表达。"我很愤怒！""你这样做，让我很痛苦。"这样的语言是在表达自己的情绪和感受。其实这些话可以用平和的语调说出来，同样可以表达自己的愤怒或痛苦。

愤怒只是一种情绪，和其他所有的情绪一样。我们表达愤怒时，有时附带了其他破坏性的行为和能量。比如说"我很生气"，这是愤怒；摔东西、打人，也是愤怒。愤怒本身只是种情绪，它并不一定要用暴力或者极端的方式表达。我们需要学习在每一次情绪起来的时候合理表达真实的自己，合理表达愤怒，而不是压抑愤怒。

同时愤怒里包含着力量和自尊自重。当你被侵犯不断地退缩时，你很难不愤怒，而且愤怒是有力量的。愤怒有时也是我们改变的动力。很多事情是你一气之下做的，不仅做了，而且效率很高。要是没生气，可能你还会一直拖延下去。人类很多的作为和精彩，都是一怒之下或盛怒之下做出来的，所以愤怒并不总是糟糕的。

我们的身体就像一个容器，当情绪压抑积累到一定程度，就会像火山爆发一样失控。情绪上的痛苦，是一股强烈的能量，一定会找某个出口发泄，要么是借由某个小事情绪爆发，要么是身体以疾病的方式发出警告。有越来越多的研究表明，癌症是身体内向攻击的表现，就是说，癌症患者是在一定程度上压抑了自己的一部分需求，而变成了对身体的内向攻击。因此，我们并不是要压抑愤怒，我们要学习做的是合理地表达愤怒。

由于我们几乎没有学会如何正确地表达情绪，所以总是在压抑压抑再压抑之后，情绪无法控制了才被迫爆发。所以愤怒就成了暴力与狂躁的代言。愤怒的潜台词，就是我需要你，非常愤怒，就是非常需要。这些情绪是在提醒我们自己有一些需求没有被满足，比如被尊重的需要、被呵护的需要、被看见的需要等。化解愤怒，就是要为自己的需要负责，自己去满足自己的需要。这是爱自己的重要功课之一，也是心灵成长的重要功课之一。

在与人交往中，有效沟通非常重要。什么样的沟通是有效沟通呢？明确表达你的需求，而不是让别人猜；表达你要的，而不是你不要的；表达你的感受，而不是情绪；表达你的需求，而不是抱怨；表达你要去的方向和未来的目标，而不是抱怨你所在的位置，不是陷在事件里。比如晚上你一个人在家待着很害怕，希望丈夫下班回家陪你。他明明答应了，但是却左等不回来右等也不回来，手机也联系不上，一直很晚才进家。你很生气他没有早点儿回来，同时因为联系不上他而很担心。如果你见到他进家第一句话就是："这都多晚了，你才进家！明明答应我早点儿回来，现在倒好，你看看几点了。为什么关机？早就把答应我的话忘光了吧！"这种表达就是情绪化的表达，并且是在抱怨。这样的话说出来，肯定后面的对话都不愉快。他也许都懒得告诉你他为什么没有及时回家，你为他的担心他也接收不到。而如果你说"天太黑我一个人在家很孤单很害怕，我希望你能早点儿回来陪我，可等了这么久你都没有回来，我很难过。联系不上你，我很担心。我希望你下次有情况变化的时候，能够及时告诉我"，这就是表达了你的需要，表达了自己的情绪和期待。这样的沟通，就是有效的沟通。他自然也就会愿意详细告诉你，他到底发生了什么，而且他也会关注你的需求并且愿意满足你的需要。沟通中把以"你"为主语的句式改成以"我"为主语的句式，表达自己的感受而不是指责抱怨别人，沟通的效果会大大改善。

关于如何改变自己，跳脱自己固有的表达模式，跳出窠臼，《西藏生死书》里的一首诗非常好，把它摘录在这里。

人生五章

我走上街

人行道上有一个深洞，

我掉了进去。

我迷失了……

我绝望了。

这不是我的错，

费了好大的劲才爬出来。

我走上同一条街，

人行道上有一个深洞。

我假装没看到，

还是掉了进去。

我不能相信我居然会掉在同样的地方。

但这不是我的错，

我还是花了很长的时间才爬出来。

我走上了同一条街，

人行道上有一个深洞。

我看到它在那儿，

但还是掉了进去……

这是一种习气。
我的眼睛张开着，
我知道我在哪儿。
这是我的错，
我立刻爬了出来。

我走上同一条街，
人行道上有一个深洞。
我绕道而过。

我走上另一条街。

通过不断觉察，反思自己，学习如何避免"人行道上的洞"，学会如何"走上另一条街"。这个过程，需要不断实践，才能逐渐改变。情绪管理是可以通过不断学习实践而提高的。我的情绪管理的学习过程，像极了这个首诗所描写的过程。

当我开始学习情绪管理的时候，我真的觉得管理情绪太难了。无数次脾气说上来就上来，如山洪暴发，根本拦不住，而且情绪一旦起来，好半天都下不去。我也真的有过恨不得把房子点了才能痛快的感受。觉得都是别人的错，都是他们惹到我了。通过不断学习和觉察自己的情绪，我逐渐能够在发完脾气之后，摇摇头对自己说："我怎么又发脾气了，我怎么一点儿都不能控制一下自己的脾气呢？"这时是最沮丧的时候，感觉自己对待情绪爆发毫无办法，充满绝望。但是我没有放弃去觉察每次自己因为什么而生气，我为此生气的深层需求是什么，然后去尽量满足自己的深层需求。一年半之后，有一次，我在对孩子发脾气的过程当中有个觉察，发现自己又在发脾气了，想要停止下来，然后硬生生地让自己发了一半的脾气收住了。脾气没有发痛快，真的觉得很憋得慌啊！但是同时我有了非常大的成就感，就是原来我可以做到控制自己的情绪。然后我又用了大约一年多的时间，逐渐过渡到我可以在情绪起来的时候觉察到自己有了情绪反应。而且当我有情绪反应的时候，能继续觉察，又是什么让我感觉不舒服了，我的需求是什么？然后我就可以语气平和地表达自己的需求了。这些情绪的觉察是在生活里无处不在的学习和实践中得到的。虽然一开始很难，但是逐渐就有了巨大的转变。然后有一天，我突然发现，我已经大半年没有过剧烈的情绪起伏了。因为没有了激烈的情绪起伏，表达自己的需求时反而更容易沟通了。家庭关系和亲子关系都得到了全方位高质量的提升，Tg指标也开始了逆转下降。

通过将近四年的学习，我的情绪管理能力得到了非常大的提高。我的亲人和朋友都说我像换了一个人，是脱胎换骨的改变，而改变的最大的受益者，就是我自己。我体会到了更多内心的愉悦和平和带来的巨大力量。

总结一下，虽然甲癌患者的性格有一些瑕疵，但是通过多读书交友，增加阅历，提高自己对情绪的管理能力，学习有效的沟通方式，并且及时疏导过度的心理压力，我们的性格都可能发生改变。我们有可能更好更快地康复，还可以过上更加愉悦的生活。

学习好好爱惜自己

好好爱惜自己，这句话好像都已经被说得烂大街了，但是仍然有很多人不知道什么算是真正的爱惜自己。通常大家普遍认为，住大房子，穿时尚的衣服，用名牌的包包，把自己打扮得光鲜亮丽，或者让自己获得很好的社会地位和经济条件，就是对自己好。但是这只是爱惜自己的一部分，而且也不完全正确。

爱自己就是不断地满足自己的需求，从马斯洛的需要层次理论引申，真正的爱自己有以下几个层面。

爱自己的第一个层面：

吃好、喝好、睡好、冷暖照顾好，健康长寿；

爱自己的第二个层面：

收拾打扮好自己，补充自己的知识面，去接受文化艺术的熏陶，做个讲卫生、行为得体、有礼貌、有美感、热爱生活的人。

爱自己的第三个层面：

接受自己的出身，接受自己的容貌，接受自己目前的境况。

爱自己的第四个层面：

正确对待自己的情绪，允许它们的存在，重视它们的表达，接受它们的暴发，慢慢学习与之相处，疏导、不抗拒、不评判、放松观察它们的流经。

爱自己的第五个层面：

去沉思、觉察情绪背后的原因，探究这些原因来自哪些原始伤痛，直视伤痛，拥抱伤痛。

爱自己的第六个层面：

我们身体的每个细胞都有许多记忆和印痕，每一种情绪都是这些古老印痕的表达，其实每一种情绪就是一个众生。我们能与每种情绪和解并深深地爱上它，不就是开始爱自己体内的众生了吗？

爱自己的第七个层面：

我们经由爱自己，走向爱自己体内的众生，走向爱外在的众生，从而开始走向合一。

　　爱自己包含了三个核心的自我信念：无条件地自我接纳，不自我苛责，淡定从容；足够高的自我价值感，不自我攻击，自信有主见；发自内心的配得感，进入任何关系都不惶恐焦虑，安全感强。

　　可以看到，相当多的人，只能做到爱自己的第一、第二个层面。而我们患了癌，就说明我们没有认认真真地把自己的身体爱惜好。虽然有环境因素，有个体差异，有遗传因素等外在因素，但是同样不可否认的是癌症患者大多都有不健康的生活方式，不太完善的性格以及不及格的排遣压力的能力。癌症不是一天长出来的，是长期身体和心理情绪不协调导致的。

　　好好爱惜自己，不仅是要好好爱惜自己的身体，还要好好照顾自己的情绪。身体的不适和疾病也都来源于我们内在的信念，内在积压的悲伤、愤怒等负面情绪越多，身体就越容易生病。因此，疾病有着提示的作用——它向你指出那些需要疗愈的地方。

　　病友们喜欢给我讲他们的人生故事，大量的病友在确诊患甲癌之前的三五年里，都有过比较大的精神压力，或者是比较强烈的人生变故，导致那段时间过得并不舒心。有的是父母亲人病重或者病故；有的是婚姻关系巨变，丧偶或者配偶出轨；有的是亲子关系破裂，婆媳关系恶化；有的是遇到事业的巨大转折，创业失败或者下岗等。在那段时间里，他们并不能很好地处理这些变化带给自己的精神压力。很多人常年为了生计压力巨大，但是又没有学会正确地释放压力，经常为了工作熬夜，压力巨大时又时常失眠。有的人常年过度付出，认为这样牺牲自己是为家庭做贡献，但是满腹的委屈无处宣泄，都压抑在自己的身体里。有的人常年身处在一段纠结、消耗和折磨的关系里，又没有能力走出这段关系，常年压抑自己的情绪或者妄图利用其他的手段转移注意力，于是沉浸在声色犬马里麻醉自己。种种因素导致了身体没有被好好照顾。这样的生活，即使是吃得好、穿得好、住得好，也算不上是正确爱惜自己。甲癌发展得很慢，能够确诊甲癌，说明这些问题已经在身体里持续了相当长的一段时间，而我们毫无觉察。

正确地爱惜自己，是一个全方位的功课。虽然我们现在不能知道到底是哪方面因素占更主要的比重而导致癌症，但是至少目前我们知道是哪些行为容易引起疾病。我们需要修正和克服这些容易引起疾病的方面，才有可能真正地远离疾病。因此，我们除了需要不熬夜，常运动，均衡饮食，还要保持心情愉快，让自己的日子过得舒心。说真的，这些改变很不容易。但是正因为不容易，才需要我们努力学习改变。所幸甲癌发展得极其缓慢，我们有时间进行调整和修正。

甲癌是一个信使，命运用甲癌来对我们进行提醒。它告诉我们，我们没有好好地爱惜自己。从现在开始，我们必须要好好地爱惜自己了。既要爱惜自己的身体，又要爱惜自己的情绪，学会在生活里照顾自己的情绪，表达自己的感受。我们要从缺失甲状腺健康那一刻开始，时时地觉察自己身体的变化和感受，时刻照顾它的需求。这是低级的照顾，但是也是最重要的照顾。此外我们还需要逐渐学会照顾和安抚自己的情绪。从现在开始，爱惜自己，爱惜生命吧。

爱自己并赞同自己，这会创建一个安全的空间。信任、价值和承认将在你的头脑里协同起来，在你的生活中创造更多友爱的人际关系，引来更好的工作、更好的居住环境，甚至连你的体重也会恢复正常。爱惜自己和自己身体的人从不虐待自己，也从不虐待别人。

爱自己，对我来说，是从"不再因为任何事情而责怪自己"开始的。

——露易丝·海《生命的重建》

很多人会问，爱自己不是自私吗？当然不是自私，而是先满足自己的需求，然后再满足别人的需求，是先尊重自己、尊重自己的感觉，不是不爱别人、不尊重别人的感觉。这是个序位的问题。先爱自己，是尊重了生命的序位。我们不能给出我们自己都没有的东西。就好比只有你自己的碗里是满的，你才有东西分享给别人，你自己的碗都是空的，又如何给予别人呢？我们给出的爱，只能是满而溢之后自然流露的爱。这样的爱，别人接受起来才是舒服的，才是有温度的、有力量的。所有没有爱自己的人给出的爱，都是交换。这时给予的爱并不纯粹，接受的人也不会舒服。爱好了自己，才能给出无私的爱、没有需求的爱、没有交换目的的爱。

当我们加倍爱自己的时候，就会激发出一系列新的个性特征：自信、自尊、乐观、活泼、开朗、大方，而这一切都将有助于我们改善目前的处境，使我们得到更多的爱。

甲癌患者，真的是非常幸运的。命运给了我们一个严重的警告，然后又给我们时间，让我们得以修正自己，学会正确地爱惜自己，好好改善自己的生活方式和人生态度。这就是甲癌的善意。

甲癌患者是上天的宠儿

生活是什么？生活是在你已经规划好的事情之外所发生的一切，所以我们应该对变化充满感激！

——斯科特·派克《少有人走的路》

甲癌应该就是我们生活里规划好的事情之外所发生的事情。但是很少有人对它充满感激。前面也从科学角度分析了，为什么我们手术以后要让自己多开心少焦虑，但是很多病友会说："我知道要这样，但是做不到啊！"

大马：我做完手术6年了，全切，坏情绪、缺钙、抑郁全都来了，还总是疑神疑鬼，有时狂躁不安，有时觉得失落失望。一直害怕复发，每次体检B超都如临大敌。

月儿：接受现实。

大马：从发现结节开始，是与不是，做与不做，是否转移，是否复发，都给我带来了巨大的精神压力。

悠悠：天哪，一个甲癌不至于这样子吧。

大马：从那时候开始觉得自己原来如此脆弱。

悠悠：太纠结了，想太多都没有必要，这几年好好生活多好。跟你的性格和抗压能力还是有很大关系。

大马：刚开始，一听癌症，先吓个半死。当时老婆刚怀孕，想想未出生的孩子，就是无比痛苦。工作压力又大，人直接崩溃了。

悠悠：问题来的时候，刚开始肯定会不敢面对，但是彷徨无助毕竟是暂时的，后面就可以好好规划一下，迎接更好的人生。

大马：好好一副牌，被我打烂了。

月儿：我也是烂牌，烂牌有烂牌的打法，好过没有牌的人。活着比什么都强，互勉。

007：我每天睡觉都很乏，睡了就做梦，中午必须得睡一觉，偶尔还会头晕。有一段时间了，害怕自己死了。

007：我这几年胃镜做了好几次，总感觉胃不舒服，一查还没事，可能吃钙刺激的吧。

杨过：这么多问题，一部分归于心病吧。

凡尘：多喝酒，多吃肉，多跟异性交朋友。

007：得这个病的都有心病吗？看来以后只能靠幻想了。

你的微笑：以前我也是这样，睡眠质量不好，主要原因大概有两个，一是心理压力大，害怕恶化，还有一个就是身体变虚弱了。我觉得第一个是影响精神状态的主要因素。

Sylvia：是的，你是如何调理的呢？

玉溪：我也是经常不开心，得了这病，好像注定判了死刑。

你的微笑：如果你认为自己的病很可能会恶化，可能会活不了多久，连累了家人，最后会痛苦地死去，放不下孩子，放不下老公，放不下……那会变得压力非常大，整天都生活在恐惧中。

你的微笑：我以前就是这样，尤其是检查结果发现又复发了的时候，这种感觉会变得非常强烈，看什么都感觉非常美好，非常珍惜，只要能活着。在生理状态上往往表现为乏力、腿软、头晕、注意力无法集中，晚上无法入睡。

你的微笑："注定判了死刑"这话我以前非常认同，现在我一点儿都不同意你这个观点了，我现在认为一点儿事都没有，我觉得这真的不是什么大问题。这病对寿命可能会有些影响，但也可以活很久。我认为我还能活到80岁呢！

葫芦：谈论死亡，其实也不是什么负能量。每个人的生命走到最终，都会面临这个问题。人生死是平等的，不平等的是生命的过程、死亡的过程。害怕的是孤独和遗憾。所以，最好是心里有个底，每天都要尽量精彩点儿。人生无常，一个健康的人，说没也就没了，何况我们这些被天选中的人呢，不幸中的万幸。

小谢：是，好好过好每一天。

　　大家焦虑抑郁的最核心问题就是死亡恐惧，一切恐惧的核心都是死亡。死亡是每个人无法回避也不能逃避的终极宿命，所以这是每个人都不得不面对的事情。而死亡最可怕之处就是我们谁都不知道，我们每个人将在何时、在哪里、以何种方式离开这个世界。死亡的不确定性才是我们恐惧的原因。因为不确定性，所以没有任何一个人的死亡经验可以借鉴。我们也不知道可以以何种方式应对死亡。有的人的死亡过程极其痛苦，而有的人来不及痛苦就已经结束了生命；有的人的死亡是逐渐走向生命的终点，而有的人仅仅是去睡觉就没能再醒来。有时候死亡是一个漫长的过程，有时候死亡又是一瞬间的事情，我们永远都无法预料意外与明天哪个先来。正是死亡的无常，才让每个人提起死亡都色变。孔子说："不知生焉知死。"活人的事情还没有弄清楚，活着的时候应该怎样做人还没有弄懂，哪有时间去研究死人的事情和该为死人做些什么。中国人的传统文化都认为死亡是一件晦气的事情，都在极力回避，所以我们的文化和生活都是回避死亡的。正是因为总是回避谈论，当有一天，死亡命题突然摆在面前不得不去面对的时候，很多人都崩溃了。

　　其实，人生就是一个从出生开始就走向死亡的单向旅程，而且每个人的旅程长短都不一样。不管我们有多不情愿，它就是客观存在的真理。没有人规定说每个人都能或者都必须要活到什么岁数，有的人出生几个小时就离开了，有的人都没有机会长大到成年。生命宝贵就是因为生命是短暂的。面对死亡是一件很需要勇气的事情，也恰恰是一件非常重要的事情。死亡告诉我们人生总有尽头，教育我们要学会珍惜。只有知道死亡的无常，我们才能好好珍惜生活的美好和幸福；只有知道生命是有限的，我们才能把时间用在做更重要的事情上，把时间花给对自己重要的人，而不是虚度光阴。正是有死亡的无情，才能让我们体会生活的幸福和温暖，学会珍惜当下，活在眼前。

接近死亡可以带来真正的觉醒和生命观的改变。濒死经验最重要的启示，是改变了他的生命。这种改变相当大：降低对死亡的恐惧，更能接受死亡。增加对他人的关怀，更加肯定爱的重要性。追求物质的兴趣减低，更加相信生命的精神层面和精神意义。癌症之类的疾病是一种警讯，提醒我们生命中一直被忽略的深层部分，比如精神需求。

——索甲仁波切《西藏生死书》

不仅仅是对死亡的恐惧，我们还有不断失去的痛苦。患癌是一个不断失去的过程。我们失去了甲状腺，失去了甲状旁腺，失去了吃高碘饮食的乐趣，失去了原来的生活节奏，失去了生活的目标……这些突如其来、计划之外的失去，也让我们感到痛苦。很多人总是怀念生病以前的生活，总是觉得现在的生活令人厌恶。

但是，人生从来就是一个不断失去的旅程。我们在儿童时期渴望自由，到青年时期，我们获得了自由，但是我们失去了单纯的童真；我们青年的时期渴望成熟，可是当我们成熟的时候，我们又失去了青年时期的激情。我们的人生，就是在不断地失去中更迭成长的。我们每个人的成长过程，都是一个不断学习接受失去的过程。当我们不断长大变老，我们还要学习接受失去朋友、失去父母，最后失去自己的生命。失去是死亡发来的练习题，而失去恰恰也是在提醒我们，要学会珍惜。如果从来没有失去过，我们就永远学不会珍惜。虽然失去了这件东西，但是它教会了我们去珍惜现在还拥有的其他东西。而且世界上的事情，永远是有失有得的，失去的同时，一定会带来收获。如果我们总是把眼光盯在失去的事情上面，我们就无法关注到我们获得的东西，这未尝不是又一次损失。

我们之所以对失去难过，是因为我们认为我们的人生理所应当只有获得而从来不应该失去什么。我们最大的痛苦，莫过于觉得自己不应该痛苦。而人生唯一的真相，就是人生的苦难重重，没有任何一个人的人生是轻轻松松一帆风顺的，也没有任何一个人的人生是可以永远快乐的。没有经历过痛苦的人，他的快乐也是肤浅的。经历过苦难磨砺的人，才能体会真正的幸福快乐。

从这个意义上讲，甲癌是非常仁慈的癌症。甲癌带来的死亡威胁并不严重，或者说，甲癌只是一个信使，给我们带来了关于死亡的讯息。它要求我们看到死亡，明白生活的意义，同时给予了我们充足的时间，去改正错误的生活方式，去珍惜当下并有机会过上更好的生活。

甲癌患者是上天的宠儿。甲癌在给我们指出了错误的同时，还给了我们时间去改正自己的错误。比起那些突发心梗去世的，比起那些发现癌症没几个月就离开的其他癌种患者，我们真的是太幸运了。他们都没有时间发现自己的错误，或者发现了，也没有时间去改正。

而我们有！

接纳甲癌，接纳生活

甲癌送给了我们一个包装丑陋，但内核精美的人生大礼。可我们很多人，看到丑陋的包装，就想一脚把它踢开。所以，我们根本没有好好正视过它，反而被这个礼物的包装吓破了胆。

"这不是我想要的是生活，这不是我想要的人生！"几乎每个甲癌患者都会在心底发出这样一句呐喊。我们的人生从确诊甲癌开始，就走向了另一条人迹罕至的岔路。原来可以策马扬鞭的大道变成了必须小心翼翼的崎岖山路，巨大的人生落差让我们无法面对。落差越大，痛苦的感觉就越明显。

回避问题和逃避痛苦的趋向，是人类心理疾病的根源。换句话说，人们在面对问题和痛苦时，必须做出选择。你若选择面对痛苦，迎难而上，你的心智就会变得成熟；你若选择逃避，也就为自己选择了心理疾病。

不害怕不是勇气，它是某种脑损伤。勇气是尽管你感觉害怕，但仍能迎难而上；尽管你感觉痛苦，但仍能直接面对。

一旦我们领悟到，发生在我们生活中的所有事情，都是用来指导我们生命旅程的，我们注定会成为赢家。

——斯科特·派克《少有人走的路》

我们越想摆脱某种痛苦，这种痛苦就越明显。当我们不停地发出"不要想粉红色的大象"的声音的时候，你的头脑越会不停地浮现那头粉红色的大象。这是头脑对抗痛苦的方式，但是越这样做，痛苦越被不断地重复和呈现。刻意的忘记就是提醒，焦虑的想法会顺势增加。你越想对抗这种生活，这种生活带来的苦恼就越会被扩大。

2017年在北京言几又书店做读者分享会的时候，我曾经问到会的朋友们一个问题，"你们有多久没有体会到心花怒放了？"大家的回答几乎一模一样。"从发现甲癌开始，就再也没有过那种极致的开心了。"从拿到化验单的那一刻起，好像就再也没有心情去做别的事情了。

我发现有很多病友，自从患了甲癌之后，整个人生，都开始拐弯了。他的一切都是以治疗甲癌为指向，一切围着甲癌转。可大部分的人病情之轻微，根本不值得这么做。

给大家打个比喻。人生之路就好比是一趟远行的旅途。我们在途中不知什么原因，遇到了一群讨厌的苍蝇，这群苍蝇就是甲癌。因为它们太讨厌了，我们可能在刚开始的时候，会不停地想怎么打苍蝇。于是不停地挥着苍蝇拍打。这个很正常，也可以理解。但是如果你接下来的生活，就是发誓要把这些苍蝇打到一个不剩，同时追着苍蝇跑，它们跑到哪里你打到哪里，也许你就再也不能继续自己的行程了，你的余生就只剩下打苍蝇了。而且你会悲摧地发现，不管你怎么做，苍蝇也不能打死打尽。你一直追着苍蝇打，可是苍蝇太狡猾，它不停地上下翻飞，你根本找不到它的飞行规律，想打打不到的时候，心情也会极度烦躁和郁闷。也许你太专注打苍蝇，早就忘了自己原来的旅行目的是什么，也早就忘了快乐是什么了。

实际生活中，一心只想"打死苍蝇"的病友太多了，一心只想着甲癌的病人太多了。有相当多的人的生活节奏是这样的：看病—检查—手术—碘-131治疗—隔离—检查—换一家医院看病—检查—换一个城市看病—检查—看病—手术—碘-131治疗—隔离—检查……有的病友的奔波就为了弄清楚一个不太确定的描述或疑似，其实大可不必。他们通常会非常执着地这样走下去，不消灭甲癌誓不罢休。几年的时光，都是这样在奔波和疲惫中度过的。

对待苍蝇，也许更好的办法是手里拿一个苍蝇拍，如果苍蝇影响到了你，你就抬起手来打掉它，如果没有影响到你，虽然有点儿烦，但只是在不远处嗡嗡响，那就等什么时候它落到你的身边，再去打死它就是了。打不死的时候，先让它这么飞着，而你该怎么赶路就怎么赶路。同时思考一下，你的身上带了什么东西不停地招苍蝇，你要怎样做才能不招苍蝇。飞舞的苍蝇也不会影响你看美景，闻花香，去远方。你仍然可以在苍蝇的"陪伴"下，抵达你的旅途目的地。人生路上，会遇到各种各样的"苍蝇"，别因为一只"苍蝇"，忘了你的旅途。别因为甲癌，放弃了你的诗和远方！

若想减轻痛苦，我们能做的，或者说唯一有效的，就是接纳。

接纳甲癌就是要伴随一生的疾病，接纳现在的生活就是这样的，接纳现在的自己就是这样的。接纳自己身体的虚弱，接纳自己心灵的脆弱，接纳自己的无助感，接纳自己被打乱的生活节奏，接纳现在很迷茫很困顿的生活，接纳现在很痛苦的自己。接纳现在发生的一切，接纳自己感受到的一切，不回避，不评判，接纳生活如其所是。

这就好比应对流沙，越挣扎陷入得越深。所有想要从流沙里跑掉的行为，都只会让自己越陷越深。只有趴在那里，尽量平躺，伸开手脚，最大限度地扩大身体和流沙的接触面，减少挣扎，才能有机会慢慢滚到安全地带，从流沙里解脱出来。那个最大限度地接触流沙的行为，就是面对。面对痛苦，不逃避，不评判，接受它的存在，接受它的发生和影响。只有接受，心情才能平静，然后才有可能生出智慧，去适应或者改变。

我们打个比方。比如你在举办一个家族的家庭聚会，你邀请你所有的亲戚都来参加，而甲癌是一个不爱洗澡、和别人很少来往、也很挑剔的一个亲戚，你非常不喜欢他，但是他就是来了，站在你的门口。现在你要怎么做？

你也许会下定决心说："我讨厌他，我绝不会让他进来的！"你可能当着他的面把门关上，并且大喊"滚开！"，那么接下来会发生什么呢？首先，再也不会有什么聚会了，你也不可能愉快了，你要做的就是把这个讨厌的客人赶走，而可能其他的亲戚也都被这个混乱的场面影响到了。他们可能会和你争执，让他进来吧。还有的人躲在远处观望。但是不管怎么做，甲癌都成了聚会关注的中心，你的聚会也受到了影响，你却束手无策。而对你自己来说，从你阻止他敲门的时候，你的聚会就已经结束了。

但是假如你不把他赶走，而是秉持着欢迎所有的亲戚来访的态度，那么你会告诉他，在哪里有好吃的东西，还可能会给他拿块儿蛋糕。这样就算你还是不喜欢他，但是你仍然可以拥有一个美妙的聚会。你可以和其他人交谈，自由走动，而他也一样。你们之间并没有多少交集。所以，接纳甲癌就是接纳那个你不喜欢的不请自来的客人，但是你仍然可以继续你自己的人生盛宴。

再来举个例子。比如，你正在驾驶一辆叫"你的人生"的公交车，公交车在途中一定会不断有乘客上车或者下车。车上有你喜欢的乘客，他们坐在前排，靠近你。甲癌是一个中途上车的乘客，也许他是一个粗鲁的、吓人的"黑帮成员"，样子凶巴巴的。你很不喜欢这个乘客。

此时你看到这个"黑帮成员"就非常难受，是不是特别想让公交车停下来，把他强行赶下车？如果你强行让他下车，你要做的第一件事就是停车。在和他抗争的时候，"你的人生"就暂停了。甲癌很有可能并不会因为你的抗争就会乖乖地下车，也有可能永远停留在这个车上。就像有些痛苦的回忆，一旦"上了车"，就会永久地留下来。或者你特别想让他离你远一点儿，让他坐到车的最后面去。为了让你自己不再看到他，你要他做很多伪装，让他看起来不那么吓人。但是即使是他打扮了一下，你也还是知道，他就是那个"黑帮成员"。也许你不得不提出难过的交换条件，只要不让你看到他，你会驾车去任何他想去的地方。现在你觉得舒服了，而你却为此付出了沉重的代价。驾车驶向甲癌要求的方向时，你已经失去了对"你的人生"的控制。

怎样做更好呢？就是不再逃避，学会接受。在你车子的前方标明你的目的地，所有上了这辆车的乘客，都会被你带到你要去的方向。你允许甲癌在你的车上，而你关注的是你的人生目的地。因为你是你人生的司机。

（聚会和公交车的例子，来自ACT接受与实现疗法里史蒂夫·C·海耶斯、斯宾斯·史密斯所著《学会接受你自己》中应对负面情绪的举例，我进行了加工。）

我们得学着接受，生活里就是有很多不如意。我们要学着接受死亡威胁就是比别人来得早，要学着接受现在的生活就是需要我们调整人生的走向，要学着接受命运带来的改变，学着接受生活要我们做出的改变。接纳它，不抗拒它，理解它，试着和它在一起，逐渐就会发现，情况其实并没有想象的那么糟糕。接受之后，反而会逐渐带来改变。

接纳生活，我们才能得到心灵的解脱。这点我深有体会。

当我碘−131治疗结束后不停地突发荨麻疹休克之时，我有相当长的时间觉得非常沮丧，不知何时因为何事就会引起的休克让我每天都如履薄冰。那时的医生让我不要出汗，可是出汗这事怎么能控制住呢？为了避免因出汗引起休克抢救不及时而"暴尸荒野"，我几乎足不出户。这种足不出户让我觉得像被囚禁起来一样，我打心眼里憎恶这种生活状态。我的精力都花在要治愈荨麻疹这件事上，我花大量的时间和精力避免出汗，还为此跑到外地寻医问药反而肝中毒了。我的体质和精神状态越来越差，最终导致中度的抑郁和焦虑。我这个阶段所做的事情，就是在不断对抗过敏。我越讨厌过敏，过敏发生得越频繁。我越花精力对抗它，就越让我体会到生活处处受限制的窘迫和压抑。

后来我逐渐接纳了自己的身体状况，不再为时不时的过敏休克惶恐，而是随身带着肾上腺激素笔或者地塞米松，只要过敏时就打一针。当我渐渐地接纳了过敏是我的生活常态之后，反而不焦虑了。不出门就在家里待着，我看书、写字、品茶、缝纫、烘焙、做手工。我打开了另一种生活方式。而我也越来越发现安静的生活带来的美好和愉悦。如果没有过敏，我可能一辈子都不会认真体会静下来的那些美好。2016年冬天，石家庄的雾霾极其严重，为了躲避雾霾，我在家里连续待了21天没有下楼。同样是足不出户，我此时完全是享受足不出户带来的乐趣，而丝毫不觉得是被囚禁了。我了解了身体的需求，适应了生活的状态，生活就会变得平静，过敏发生的次数反而少了很多。2017年，我在北京查出来是小麦过敏。医生要求我吃小麦就不要运动，要运动就不要吃小麦，我非常愉快地答应并且接受了。对于过敏有了充分的接纳之后，我的心情特别平静。我非常惊奇地发现，原来只要接纳了生活的现状，不做任何抗拒，反而可以使自己生出更多的智慧去适应或者改变，生活反而更容易变成自己想要的样子。

生活里发生的事情，总是需要我们不断地去接纳。这份功课需要经常做。

过敏好了一段时间之后，我又因更年期激素紊乱而头疼。2020年年初的时候，总觉得吃吃药就好了。新冠疫情开始的时候，医生停诊我在家用艾灸的时候，也还挺有信心，觉得还有艾灸可以辅助治疗，应该很快就好了。至少我还找到了一种方法帮助自己，比停诊停药干等着熬过疫情主动多了。

担心耽误病情，不敢吃止疼药。但日夜不停，一直持续高强度的头疼，不管怎么治疗都不见效，换了好几个医生，吃了快半年的中药都始终不见好转的时候，情绪终于开始日渐瓦解，有些崩溃了。

虽然已经在第一时间排除了甲癌的脑转移，甲癌也并没有进一步的发展，这方面我还是挺安心的，但是总是这么疼的抓肝挠肺的日子还是太煎熬了。加上艾灸不能用之后，身体的机能因为出汗进一步紊乱，那种沮丧的心情可想而知。最重要的是日夜不停的头疼带来的精神损耗和毅力消耗，意志力大幅度衰减，感觉日子越来越难挨，做事情的动力越来越少。更多的时候，是心有余而力不足，脑子里计划了一堆事情，但是，疼得只能在床上躺着。去年上半年，就这么浑浑噩噩地过去了。

头疼很严重的时候，我日夜琢磨的就是怎么治，那时候，头疼就是我的敌人，我一心在想办法祛除它。但是，实在是它比我厉害。

直到我连续换了三个医生，发现依然不停地在原地绕圈圈后，我终于开始承认头疼的严重性。头疼不是一天两天能解决的，我必须做好相当长的时间与之共存的心理准备。头疼还要持续很长一段时间，我必须学习与之相处。

这个转变是个漫长而孤独的过程。我花了很久的时间认识到，我对头疼的深恶痛绝和咬牙切齿，都对我的恢复和治疗一点儿用都没有。我就像是用力挥拳却打到棉花上一样使不上力气。加上各地疫情的影响，去外地找名医又非常不方便，我只能在现有的条件下，克服困难，咬牙接受。接受我现在就是疼得很厉害，而且也找不到更有效的方法；接受我现在就是每天只能无所事事地躺着卧着懒着；接受我就是一个病人，不能再像我想的那样去活蹦乱跳；接受我每天就是要花大量的时间熬中药，无聊又枯燥，药那么苦也必须每天吃，一顿都不敢少；接受我现在的疼痛没有人能理解，我又是怎样的煎熬和焦虑；接受这就是我目前必须过的生活，无奈又无助。

这里面有很多很多的不甘心和无可奈何。这是一个臣服的过程，我必须低下高昂的头颅，承认在头疼面前，我是弱小的、无力的。这个对于一贯要强、心气高的我来说，也同样是个不小的挑战。

医生让我吃了两个星期的抗焦虑抑郁的药之后，我连着昏天黑地的睡了快一个月，疼痛竟然减轻了许多，从原来的持续5、6级降到了2、3级，但感觉是半个脑子都被掏空了。此时我竟然觉得，现在的情况比起之前好了很多。虽然每天仍要顶着半个脑子的感觉仍然非常古怪，别人也理解不了，但是我竟然觉得这已经是一大进步了，都让我不禁欢喜雀跃了。于是，我尝试着顶着半个脑袋，去做一些力所能及的事情。我接纳我需要顶着这样的半个脑袋过相当长一段时间，心里竟然对疼痛和不适的抵触都少了很多。药虽然还是苦，每天熬药虽然还是很无聊、很消耗时间，但是我已经没有那么多的不甘心和不情愿了。

下半年的日子，我每隔一到两个星期就去调一次药方，然后拿回一大口袋中药，每次去的时候都给医生画小图，因为语言描述在我的诡异的头疼面前太匮乏了。通过这些小图，日子久了，也能直观地看到，头疼在一点一点缩小范围，减小强度。我也越来越能心平气和地对待这件事了，同时也明白，中医的治疗就是很缓慢，只要有效果，慢就慢点儿吧。

原来的那些对抗，一点一点变成了理解、接纳和陪伴。头疼不再是我的敌人。我也明白，头疼其实是身体在对我说话，它在提醒我，我曾经没有好好爱惜自己，现在它在向我提抗议，而且是非常强烈的语言，强烈要求我去看到它、理解它，然后好好爱它。在下半年，我用更多的时间去试图理解它的这种特殊的语言，我明白，这些都是我过往的经历对身体欠下的债，现在，我需要好好地当个还债人，一点一点把曾经亏欠身体的部分补回来。臣服，就是放下自己以为的那些傲慢，心甘情愿地去为主宰我的身体服务。

2020年下半年，我就是顶着半个脑袋和2、3级的头疼过日子的，并且尽量把日子过得不那么压抑。当我真心接纳了头疼和头疼带给我的各种痛苦以后，生活变得不再是剑拔弩张，而是回归了条理和层次，我可以心平气和地安排我的生活，理解身体的感觉，重新调整生活的重心和节奏。对自己没有了过分的苛责和负面的评价，而是有了更多的包容，更关注自己的内心的需求，更关照自己的身体状态和精神面貌。下半年，虽然头疼依旧，和上半年的生活节奏没有什么太大差距，但是生活质量提高了。头疼的问题依旧没有解决，但是我却逐渐能从中获得生活的乐趣了。

接纳自己

除了接纳生活，还要接纳现在的自己。我们很多病友对自己罹患甲癌和手术之后发生的改变不接纳。

这几年，我见过各式各样的颈部手术疤痕，最漂亮的是在颈部锁骨处顺着皮肤的纹理有个小刀口，那是最美容的切口，几年之后几乎看不到手术的痕迹。但是大部分人没有这么幸运，有的手术刀口的样子极其挑战想象力。最常见的是竖着一刀再横着一刀，像个L型；有的从左耳下经过颈部一直到右耳下，看上去仿佛换过一个头；还有的几次手术后的刀口加上疤痕组织，仿佛在脖子上长了一棵千年古树的枝丫，卷曲盘旋，苍劲有力；还有一个病友的脖子疤痕，竟然是左一撇右一捺，锁骨再横着来一刀，像极了一个大大的"囧"字。这些手术疤痕确实非常影响个人形象。于是很多人手术之后无法面对自己的手术疤痕，春夏秋冬，都要想办法把脖子遮挡起来。有个朋友术后5年多都只穿高领衫。很多甲癌患者术后新添了两个喜欢的物件，一个是各种丝巾，一个是定制项链。共同的目的只有一个，就是遮挡疤痕。很多新病友基本是除了睡觉，任何时候脖子上都有东西挡着疤痕，有的睡觉的时候还贴着疤痕贴，有的甚至去医院复查，看刀口恢复得如何时都要贴着疤痕贴去。但是患甲癌5年以上的老病友，很少有无论何时都带丝巾和项链的习惯了，因为大家已经接纳了自己的疤痕。

年少时，我也是很多年不能接纳自己的疤痕，但是越是不接纳，就越感觉别人会注意到我的疤痕，自卑感就越严重。后来我就对着镜子看疤痕逐渐练习，直到我把这疤痕印在脑子里，不管我照不照镜子，我都知道自己疤痕的样子和位置。我明白，它会伴随我一生。从那以后，我反而可以不去介意这个疤痕了。我想穿什么样的衣服就穿什么样的衣服，再也不去刻意遮挡了，对于疤痕带来的窘境也不见了。接纳即可解脱。

有的朋友不能接受自己患癌的事实，不愿意让别人说自己是癌症患者，所以如果有人说了几句无心的话，他就觉得特别刺耳。这些也是对自己现状的不接纳。

苹果：我心情太不好了！别人是不是都不愿意接触咱们得癌的人啊？咱们也不传染啊！

曹：别想太多了。

苹果：可我怎么感觉单位同事都不愿接触我。我看上去跟正常人也没区别呀！感觉受歧视了。真是太糟糕了！太伤心了！

孔雀：我心态不好。

学会放弃：不能自己得了病，就怨天尤人，要多理解身边人，尽量让自己快乐起来。

孔雀：别人羞辱我的言行举止令我肝郁。我认为对我的不尊重就是羞辱。

在生活里，如果一群人向前走着，你在后面喊一声"胖子"，只有胖子会回头，而瘦子根本就不会在意。只有胖的人，才会在意别人喊他胖子，因为胖是这个人的特质。如果这个胖子不接纳自己胖，那他回头时的表情就会是愤怒的，他就会感觉到羞辱。而如果他接纳自己是胖的，那他的表情就是平和的，"胖子"这个词就不会伤到他。

如果你不接纳自己是甲癌患者，就会认为"甲癌患者"是短板，是缺陷。也许别人普普通通的一句话，或者很正常的一件事，你都会认为自己被伤到了，你感受到了侵犯和不尊重。任何涉及甲癌患者的事情都会刺激到你。其实是你对"自己是甲癌患者"这个事实的不接纳，才会有那么大的反应。而"甲癌患者"跟"胖子"的意思是一样的，只是一个特征而已，不带有褒贬的色彩。只有自己赋予它贬义的时候，你才会在听到别人用这个词的时候难受。

而对于喊"胖子"的这类人来说，"胖子"这个词，是按动胖子情绪的按钮。如果一喊"胖子"就有人生气，他就会多按几下。如果不管怎么喊"胖子"，这个胖子都不生气，喊的人也就不会再喊了。因为这个情绪按钮失效了，不好玩了。就好像是游乐场里的游戏机。只要按一下，游戏里的玩偶就会动，那谁看见了，都会拍一下，有事没事都会拍。但是如果不管怎么按，这个玩偶都不动，玩的人拍两三下之后，发现没反应，自然就不会再拍了。所以，这个情绪按钮有没有效，是在"胖子"自己身上的。同理，掌握"甲癌患者"情绪的按钮，也在我们自己身上。

接纳自己是癌症患者需要时间。我也是花了很长时间，才接纳了自己的人生经历。一旦接纳，自然就生出了新的力量，所以那时就有勇气拿起笔来写文章和大家分享我的经历。随之我的生活就发生了翻天覆地的改变，也才有了《风舞胡杨》的诞生。接纳会带给我们力量。

在我持续了近六年，并且还在进行的沙盘游戏的疗愈中，最重要的一个课题，就是接纳自己。这是一个不断面对自己、接纳自己的过程。我也必须要说，接纳自己的这门功课真的太难了。有三年多，我差不多是哭着过来的。当我每一次面对自己，面对自己的自卑，面对自己的被抛弃感，面对自己的无价值感，我都哭的撕心裂肺。每一次看到自己的矛盾和纠结，都是来源于对自己的不接纳，也深深地感到无力。我经常跟老师吐槽，接纳自己太难了。但是就在一次次面对自我，逐渐接纳自我的过程中，我也不断成长和成熟起来。三年之后，我发生了脱胎换骨的变化，我所有的朋友都说我像换了一个人，我越来越能享受生活里的幸福了。这些都要归功于接纳。现在的我对当时的抑郁和焦虑充满感激，正是它们引导我走上了心灵成长之路，而心灵成熟带给我的改变是全方位的。接纳会带来巨变。

所以，亲爱的战友们，如果你还对甲癌带给你的生活充满恐惧和抗拒，焦虑和抑郁，先试着接纳现在的生活状态。只有接纳，才能让你的头脑不再去关注那些痛苦；只有接纳，才能让你的心态变得平和，改变和转化就会不知不觉发生了。即使短时间内，你看不到变化，接纳也能让你比较舒服地适应生活。只有平和的心态，才能促进身体的康复。越接纳，康复得越快。

选择与放下

接纳之所以非常困难，是因为大家都会比较现在的生活和过去的生活，很显然，现在的生活比起过去的生活有落差。如果现在的生活比过去更幸福，大家都会欣然接受现在的改变，没有人不愿意接纳。

先跟大家分享一个古老的故事。传说人在死亡以后会上奈何桥，奈何桥上有个孟婆，孟婆会给人喝一碗忘魂汤，喝了忘魂汤人就可以投胎转世了。我以前就不能理解，为什么要喝这碗汤。这一辈子好多美好的事，我得记着。但是我现在觉得就应该喝，古人是有大智慧的。因为曾经的这些好，如果不忘得干干净净，就过不好下辈子。过去的生活太美好了，总在不停地怀念过去，就不能过好现在。总是有这种沮丧的情绪的时候，下意识就不可能平静。所以就得把这一世全忘了，忘得干干净净，一切归零，下辈子一切好坏都跟这辈子没关系，才能过好下辈子。

同样，我们手术其实就是一个分水岭，就是一次"重新投胎"，再世为人。你如果总是在想自己手术之前的状况，不停地往回倒，之前好的时候什么样，那就过不好现在的生活。只有接受了现实，才能没有那么多情绪。不管怎么努力，曾经失去的那些东西不可能再回来，纠结它没有任何意义，该放下的就要及时放下。

要接纳现在，就必须要承认并且接受现在的生活并不如意这件事。这让很多病友痛苦不堪。接纳还需要我们勇敢地面对现在的生活，需要有勇气承担之前的选择造成的结果。

甲癌术后有相当多的人，对自己的治疗带来的改变不满，无法接受现在身体的变化或残缺，不停地对过去的选择充满悔恨和抱怨。他们一直生活在过去当中。治疗越顺利，治疗的后遗症越小，接纳现在越容易；治疗越不顺利，手术或者碘-131治疗的后遗症越多，出现意想不到的状况越多，就越容易后悔，接纳就越不容易。

很多人手术之后出现的后遗症让他并不满意。比如甲状旁腺的缺失，带来补钙的大烦恼，或者碘-131治疗结束后腮腺堵塞，导致吃饭都困难。不少人抱怨，都是因为××手术，我才这样的；都是因为××医生，我才这样的；早知道会这样，我才不全切呢；早知道这样，我才不××呢。

我们总是后悔，早知道是这样，我当初就会如何如何。但是，实际并不是这样的。我们在当时所做的每个选择，都是在当时的那个时空中，在我们当时的认知层面里，能做的最好的选择。给我们一百遍机会，我们仍然会这样选，这是因为我们的知识领域、思维维度、经验体系决定我们只能做出那样的一个选择。而之所以我们会后悔，是因为，经历了这些之后，我们的经验体系、认知体系或者思维维度都成长了。我们从成长后的视角，去看曾经的那个自己，才会后悔，但是回归到那个当下，我们唯一的选择，就是现在已经做了的那个选择，而且那已经是当时最好的选择了。所以，不要再去纠结这些，不停地后悔难过了，这是你唯一正确的结果。

反过来，如果期待自己将来的结果最好，那么就要在自己现在的这个当下，尽量多地进行了解和学习，提高自己的认知能力和思维水平，从而帮助你在做出选择的时候能够更明智，才能尽量让自己的将来不后悔。

是的，确实是有人给过你建议，给你支过招，帮过忙，出过点子，但显然结果你并不满意。不过他出的主意是你同意了的，没有人拿刀逼着你去做的。不管当时你有多紧迫，有多慌乱，不管谁帮你做的决定，给的你建议，都是你同意并且接受的。按照别人的建议去做的同时也是你自己认可并且接受的。我们要为自己的人生负责。没有你的允许，别人对你做不了什么。好的坏的，都是你的。不停地抱怨别人，其实就是没有活出自己，只是别人的一只木偶而已。如果是这样的话，你应该感谢甲癌，是它让你认识到，你的人生，不是别人的牵线木偶，你要活出你自己的人生。

我们每个人都要有自己的判断力，并且要对我们自己的选择承担后果。任何一件事都是有好有坏的，每种选择都是有利有弊的。那种一看就是好或者一看就不好事情，我们自然就知道怎么去做，也就不能称之为选择。选择之间往往会有矛盾和冲突。一般选择的动机冲突有四种类型：双趋势冲突、双避式冲突、趋避式冲突和双重趋避式冲突。

双趋势冲突的选择就是典型的鱼和熊掌不可兼得的选择。两个都好，两个都想要，但只能取其一。双避式冲突，就是两种情况都是对自己带来损失的冲突。比如炒股会赔本，存钱又贬值。那是选择去炒股还是去存钱？我们会怎么选？两个都有损失，哪个损失小选哪个。趋避式冲突，是一个目标既对自己有利，又对自己有弊时就是趋避式冲突。又想吃糖又怕胖，就是这样的冲突。双重趋避式冲突，有多个目标，每个目标对自己有利也都有弊。反复权衡拿不定主意时的冲突差不多都是双重趋避式冲突。两份工作，一个收入高离家远，一个收入低离家近。两个选择都满足一部分需求同时需要放弃一部分需求。这样的选择是双重趋避式选择。

进行趋避式选择和双重趋避式选择非常困难，因为每个选择都有弊端。因此，对弊端的承受程度是一个重要的考量标准。

甲癌患者治疗过程中和康复生活中遇到的冲突选择大部分是后面的三种冲突类型。我想手术拿掉一个淋巴结，淋巴的位置不好又担心下不了手术台；我想碘-131治疗彻底痊愈，又担心碘的副作用；再喝一次碘可以痊愈，可是再喝的话，我一年之后才能生孩子，现在生孩子的话是最佳年龄，但是又担心会不会遗传。怎么办？我们每一次治疗，都是有风险的，在你不断追求治愈的同时，就要承担相应的代价。塔伦蒂诺和虞鹏，不就是在不断追求治愈的路上，付出了生命的代价吗？虽然残酷，但是事实。

成年人世界公认的行为原则，就是做出自己的选择，并且承担与之相应的责任（或者叫代价）。我们期待它好的方面的时候，也同样要承担风险。只有你敢于承担自己的责任，明白这是自己选择之后必然要承受的后果，也就自然可以做到无怨无悔。我们做的每一个选择，每一个决定，都有可能决定自己的人生走向。所以，为自己的选择负责，做自己人生的主人很重要。做选择的时候请仔细权衡，做出选择之后请勇敢承担。

生活里有大量的病友在不断地做选择，但却不愿意承担相应的后果，所以他的痛苦比别人多。

海棠老师，我在今年3月请了上海××医师，并在本院头颈外科主任的陪同下做了第三次手术，做颈部淋巴结清扫术，刀口有一尺多长……术后发生过淋巴漏，右侧颈部的引流液最多的两天都是2900毫升以上，创口虽然在10天左右基本愈合，但反反复复结痂、脱落、渗血……持续了70天，苍天保佑，我终于挺过来了（人家说我命大）……至今已有4个多月了，但是，我每天都像在受酷刑！前面颈部紧绷、喉头堵塞、创口疼痛。前面颈部的同一切口切过三次，从一开始就牵拉着后面的颈椎，引起了颈椎病，后颈部肌肉酸痛、僵硬，有时会出现像触电般的断裂感！加上双肩部功能障碍、疼痛利害（事实上就是肩周炎）……因为是癌症，不能够做理疗，推拿医生不给我推拿，我害怕针灸……疼得厉害时，半夜睡不着就吃止痛药……经过功能锻炼，双肩功能有好转，双肩疼痛还是没有办法……

我说了这么多了，主要是想和您商量：从术后一开始，核医学科就叫我做碘-131治疗，我因为创口没有完全愈合，第一次没有做，顾虑重重……因为，推拿科坚持要看我的骨扫描报告后再决定是否给我做推拿，又因为CT报告说我有肺转移可能，核医学科又说碘-131治疗肺部转移的小结，所以我又约了第二次。我已经在6月26日吃优甲乐了，至今已经13天了，准备7月16日入院，但我现在仍然犹豫不决，进退两难！因为，我每天太难受了！如今甲减症状出现，双腿沉重怕冷……家中只有一个84岁的老伴儿，我难啊！海棠老师，你的书我都快翻烂了，这碘-131到底有治疗作用吗？我这种情况，您给分析分析，我做，还是不做呢？

　　这是那个70多岁阿姨的又一次留言。其实她的病情，第一次手术都不用做。她接连做了两次手术，声带麻痹，甲状旁腺受损，她后悔不已。我已经在一年前告诉她，她的病没事，观察就可以了，不需要再继续手术和碘-131治疗。在北京言几又读者见面会上，我和北京的头颈专家陈晓红教授又一次都告诉她可以继续观察，但是她仍然选择进行第三次手术。有主见是一件很棒的事情，但是选择之后的结果，需要自己承担。术后康复本来就是一个艰难且漫长的过程，这些痛苦需要自己承受，没有人能代替呀。既然举棋不定，没有想好，那为什么要去接受碘-131治疗呢？对碘-131治疗有什么作用没有信心，为什么要停药呢？停药就要承受严重甲减的痛苦，做碘-131治疗就是要接受这个流程，碘-131治疗之后的痛苦也必须承受呀。停13天又不停了，又要重新吃优甲乐，那做这些事情的意义是什么，没事刺激一下甲癌，让它再发展得更快一点儿吗？不敢面对冲突做出属于自己的选择，并且不能承担自己的选择带来的无论好的还是坏的的后果，那么不管年龄多大，都不是一个成年人的思维方式。这位70多岁的阿姨，像个小孩子，只想好的都归她，坏的都不要。但是很遗憾，天底下没有这样的事情。

　　还有很多人遇到事情的时候，喜欢说我不知道该怎么办，我顺其自然。往往这个顺其自然是把自己选择的权利，拱手让给了别人或者时局事件。这种顺其自然某种角度说也是你的一种选择，只是这种选择是你选择了被动。那么出现的所有的结果，也需要全面接受。因为你在放弃自己选择主动权的时候，就放弃了为自己的人生争取主动的权利。

　　真正的选择不是你想要拥有哪些东西，而是你愿意放弃哪些东西。只有对可能失去的东西彻底释怀，才能轻装上阵，用更好的姿态去追求未来。

——星云大师《人生就是放下》

还是那位阿姨，在上面的留言一年后，又给我留言，吐槽第一次手术。

罹患甲癌之后的人生，面临的选择非常非常多。如果总是不能面对选择承担后果，那么就会陷入无休止的纠结、后悔、抓狂当中。如果不停地纠结和后悔就是活在过去，而过去已经过去，我们永远都没有办法去改写，所以唯一能做的，就是停止追悔。也只有不再把思想聚焦在过去的时空中，我们才有可能抬起头，看到现在和将来。

当我们每次做出选择，明白自己将要承受有可能出现的后果，并且勇敢面对自己选择的后果时，我们就是自己生命的主人。我们掌控着自己的生命和人生的走向，做出选择时就会更慎重，也就没有什么可抱怨和指责的了，并且更可以豁达地迎接未来的生活，不管好的还是坏的。那种人生态度，就是坦然和达观。也只有这样，我们才能随时接纳生活，才能随时拥抱生活的不确定性，迎接生活带来的精彩。

活在当下

相当多的病友，要么是活在对过去无休止的后悔抱怨和自责之中，要么是活在对未来无休止的担心恐惧害怕之中。有的人时而活在过去，时而活在未来，但就是没有活在当下。"杞人忧天"就是典型的没有活在当下。

什么是当下，就是现在，此时此刻。当下就是现在的每一分每一秒。

没有任何事情可以发生在过去，所有的事情都发生在当下。也没有任何事情会发生在未来，所有的事情都只发生在当下。

当下才是最珍贵的东西。首先，因为它是唯一真正存在的东西，你的整个生命就是在这个永恒当下的空间中展开的，而这个永恒当下是唯一不变的常数。生命就是此时此刻，你的生命从来不会不在此时此刻，未来也不会。其次，当下是唯一可以带你超越有限大脑的切入点，也是唯一可以带你进入永恒的本体领域的关键。

——埃克哈特·托利《当下的力量》

过去的已经过去，永远不会再回来。不管对过去有多么不舍，我们都不可能重来。所以，让过去过去，是我们唯一能做的事情。

不管未来是什么样，都是一个头脑里想象的世界，它能不能真的变成现实，需要靠现在的你一点一点实现。也许通过你的努力，美好未来会来；也许通过你的努力，可以让恐怖的未来推迟或者不来。一切都取决于现在的你，要做什么和怎么做。只有认真地把现在的每分每秒过好，才可能有一个好的未来。把握现在，才能把握未来。

人生是一段单向旅程。我们的人生就是由无数个当下组成的一个过程。我们人生的每个时刻都是重要的时刻，如果没有好好珍惜，就都会错过，再也不会回来。如果我们的每个当下都在后悔懊恼，那么我们将有一个后悔和懊恼的人生；如果我们的每个当下都害怕焦虑和恐惧，那么我们过的就是一个害怕焦虑和恐惧的人生。只有认真过好每个当下的时刻，才能说是认真过好了我们的人生。

　　记住，最重要的时刻永远只有一个，那就是现在。现在是我们唯一能主导的时间。最重要的人永远就是那个当下和你在一起、在你面前的人，因为谁也不知道将来你是否还会与他人共处。最重要的事，就是让你身边的人快乐，因为这就是人生所追求的。

——一行禅师《正念的奇迹》

　　如何做到活在当下？就是全身心地做好自己现在要做的事情。比如你要洗碗，那就全身心地去关注自己怎样洗碗；如果你在吃饭，就认认真真体会每一口饭的滋味；如果你在陪伴孩子，那就全然和他在一起，陪他笑、陪他闹，而不是边听他说话边看手机，看似是陪伴实则是敷衍。

　　不要将注意力集中在未来需要做的一百件事情上，而要将注意力集中在此刻可以做的一件事情上。

——埃克哈特·托利《当下的力量》

　　当我们心不在焉的时候，总是容易出各种状况。比如，边吃饭边看电视，嗓子被鱼刺卡了；边吃饭边说话，咬舌头了；边看手机边下台阶，崴脚了。生活里有很多没有活在当下的事故，新闻三天两头地报道：有的人过马路还低头看手机，被汽车撞得粉身碎骨；有的人边散步边看手机，不慎掉进河里；上海有个人刚下飞机，边走边掏手机，被自己的行李箱绊倒，脖子被卡在隔离栏杆上不幸去世了。没过好当下的他们，何来明天？

　　必须要说说手机的问题。有很多朋友都有这样的苦恼，对未来惶恐不已，但是还没有力气做好现在的事情，于是就用手机打发大把的时间。要么打游戏，要么刷朋友圈，要么泡在群里聊天。但越打游戏，就会越觉得生活无聊，越刷朋友圈就越会让自己心浮气躁，越泡在群里越焦虑。

所有游戏的设定都是即时满足，只需要几个步骤，就可以看到成果。游戏之所以让人沉迷，就是因为可以马上获得成就感。但是越能够在手机里满足，就越难面对生活里的无助。生活里几乎所有的事情，都是需要花费时间经营之后才能看到成就。人类进化的历史就是一部延迟满足的历史，是从几万年前的采集食物时代最终被农耕时代替代的历史。采摘时代，就是及时满足的时代，采了果子当下就可以吃。而农耕时代，就是典型的延迟满足，需要春天播种，秋天才可以收获。越不费力就可以获得的快乐，就越没有动力和毅力去应对生活的繁杂。这种对比会加剧内心的痛苦。

朋友圈是一个制造自卑的游戏。几乎每个人在朋友圈里晒的都是诗和远方，生活都是高大上的，但是那些都是别人美化过的生活的样子，没有几个人把自己真实的生活如实呈现出来。看了太多别人生活的美好和幸福，就更不愿意低下头来面对自己的现状。日子还是自己的日子，但是被别人对比之后，会觉得自己的日子更加惨不忍睹。

虽然我搭建了平台让病友们讨论病情，这些是为最初不懂的小白病友们服务的，但是长久在里面待着，对心态调整无益。我发现有个显著的现象，就是本来自己啥不适都没有，但是听这个说咳嗽嗓子疼，他就觉得自己嗓子疼，听那个说骨转移了，他就觉得自己骨头疼。这些都是严重的心理暗示，典型的焦虑表现。大家又都怕自己的病被耽误，所以有个风吹草动就惶恐不安。这种现象，在医学院学医的人最有感触，一个学期下来，书上所有的病，感觉自己都得了一遍，其实这都是自己的心理暗示搞的鬼。

如果想远离焦虑，第一件事情就是远离手机，回到真实的生活中，接纳自己目前的生活就是在谷底，踏踏实实地做自己康复需要的功课。我曾经连续两个星期连轴转地疯狂打游戏，但是越沉迷就越颓废，精神状态反而越来越糟糕。觉察之后，我就果断地远离手机世界，现在也在每天控制手机的使用时间，如无必要，不看手机。

在你洗碗时，洗碗应当是你生命中最重要的事。当你喝茶时，喝茶就是你生命中最重要的事。在你如厕时，如厕就是你生命中最重要的事。

——一行禅师《正念的奇迹》

当一个人全然活在当下时，他的心是最平静的，能量是最高的，创造力是最强的。活在当下的时候，就是身心合一，全然关注此时此刻所做的事情的时候。而关注当下可以让你扔掉那些不着边际的苦恼，回归生活本身。

当思想根本不受控制，总是在胡思乱想，要么焦虑要么恐惧的时候，我们怎么把思路拉回来呢？一个简单有效的方法是：通过专注于呼吸，将注意力从思维直接转移到对身体的自我觉察上来。

在进行自我觉察时，我们只需专注于呼吸，观察自己以自然的节奏吸进、呼出、吸进、呼出，并不需要刻意控制自己的呼吸，就能够和自己的身体有深度的连接。

在我们的身体中，只有呼吸是同时被交感神经和副交感神经控制的。平时我们在忙着做事情的时候，根本注意不到呼吸一刻未停过。但是在我们需要的时候，我们也可以通过呼吸，调整自己的身体节奏。

深呼吸也是一个很有效的放松方法。深呼吸可以激活人体中的副交感神经系统。当交感神经系统被激活时，会促进机体的能量消耗，同时通过释放压力激素，在降低消化系统活动的同时，使呼吸与心率加快、肝脏释放葡萄糖，使身体做好运动准备应对压力，这就是人们经常感受到的压力紧张状态，时间长了，就会容易疲劳、消化系统出现问题等；而在副交感神经系统被激活时，则会使能量得到保护，身体得到放松，因为副交感神经系统有合成代谢功能，可以促进细胞重新获得能量。副交感神经激活后，可以释放乙酰胆碱，降低心率、呼吸频率、肌肉紧张度以及其他功能，从而降低机体的新陈代谢活动，恢复体内平衡，让机体放松下来。

当我们把注意力集中在自己的呼吸上时，等于是专注于与身体生命能量紧密相连的要素。而且呼吸是一种非常基本的节奏。应对焦虑最好的办法，就是把意识放在自己的呼吸上。

——提摩西·加尔韦《身心合一的奇迹力量》

与内在身体永远联结的关键，就是时时刻刻去感受它。你对内在身体投入的意识越多，你内在身体的振动频率就会越高。在这个高能量的层次中心，消极心态再也不会影响到你，并且你还会吸引能反映这种高频率振动的新情境。当全神贯注于此时此刻，意识、行动和一个人本身达成完美统一的时候，才能说意识真正平静下来了。就是通常说的"物我两忘，天人合一"。此时会产生一种来自内在的宁静，这种宁静可以带来喜悦。它是一种自然而然的状态，不是努力就能够获得的。这种喜悦也是其他事物和生活条件不能给予的。

快乐通常是靠外界的物质满足的，一旦快乐得到满足之后，就会有新的需求，因此快乐不能持久。还常常会因为害怕失去带来快乐的物质而产生恐惧。喜悦是由内心的宁静产生的，是自己带给自己的，没有人能够拿走，而且可以持续保持很久。内心越宁静越会产生喜悦。

即使此时你觉得非常痛苦，也别让痛苦利用你的思维，控制你的思想。观察这种痛苦，只需要观察它，在身体内直接感受它的能量，不带任何评判。全然关注意味着全然接受，当你进入无抗拒的状态时，你才会找到内在的宁静。

简单来说，就是全神贯注地、心无旁骛地、聚精会神地去做眼前的事情。把全部的心神都锁定在当前的事情上，就是活在当下。我感受过最神奇的"当下"的力量。那种感觉我甚至无法用语言准确描述，只能说是真的很神奇，非常空、非常静，但是非常强大、非常满足、非常愉悦。

我在几年前参加过朋友的一个读书会。会长给提前到场的朋友们准备了小楷描红的《心经》让大家在读书会开始前打发时间。我以前对书法很排斥，总觉得是给老人玩的，而且我也没有接触和了解过《心经》。那次我是出于好奇和无聊开始坐下来写字。当时我甲亢，写字时手抖得厉害，第一个字的每一横和竖都是刺着毛毛边的，像个大毛毛虫。于是我就一心想把字横平竖直流畅地写在描红的字框里。那时我对《心经》不了解，繁体字没断句我也读不顺，所以我写字的时候，连默念都没有，就是非常纯粹地写字，或者准确地说是"填空"。于是我全神贯注，一笔一画，写了20多分钟，直到读书会开始。当写字结束的时候，我突然感觉到了一种巨大的"空"和巨大的"静"以及巨大的"满足感"。我第一次有这样一种神奇的体验，那种感觉极其独特，特别迷人，令我非常震撼。要知道我当时正处在中度抑郁和焦虑时期，刚开始进行沙盘疗愈，处于一种烦躁和焦虑的状态。但是从那次经历之后，我发现原来我叫以做到宁静。我爱上了写字，有段时间疯狂地写《心经》和《兰亭集序》。除了写字，我逐渐开始全神贯注去做缝纫、做烘焙、做手工的时候，也都感受到过这种宁静和喜悦。后来我发现，不管是东方还是西方的心灵修行的学说里，都非常重视当下的感觉，而书里说的当下的感觉就是我当时写字时的那种感觉。全神贯注地关注当下，可以让我产生深深的宁静和喜悦，焦虑和烦躁真的就跑掉了。

在站桩、正念、冥想、瑜伽、打坐等很多种活动中，都有关于呼吸心法的训练，都可以帮助大家找到那种活在当下的感觉。推荐大家去体会和尝试一下。找一些自己喜欢的兴趣爱好，静下心来，把时间"浪费"在这些美好的事物上，书法、绘画、弹琴、歌唱、养花、钓鱼、烘焙、编织、剪纸、黏土手工等很多很多有趣又健康的活动，既能使自己获得心灵的滋养，又可以获得生活的愉悦，对身心的修复都大有裨益。与其把大量的精力用来担心复发和恐惧未来，不如把现在的生活过好。

不管未来如何，我们只有当下，且在当下。活好当下，才是生命的真谛。

甲癌与家庭

甲癌是一块优质的"试金石"，我们刚好可以通过它，检验自己的爱情和婚姻。经历过甲癌还能够在一起的幸福，才是真的幸福。

关于隐瞒病情的思考

晓红：我女儿今年夏天检查出左侧甲状腺乳头癌，拿到报告那天感觉天都要塌了！后来在医生的建议下，在女儿还不满15岁的暑假里，做了甲状腺手术，左侧全切，右侧次全切。我们瞒着女儿只说是甲状腺结节，做个小手术而已，当时的情形我们实在不知道该如何向女儿解释她的病情，更怕跟她提及那个字，怕她承受不了。手术后女儿情况还不错，每天两粒优甲乐，除了脖子上那条疤痕外几乎没有其他改变。可是我心里一直担心女儿知道自己的真实情况，很纠结，告诉她怕她经受不起这个打击；继续隐瞒，害怕她自己一点点发现真相，会不会对她造成更大的伤害，还请楼主给予指点，感谢！

小羊乖乖的母亲：海棠你好，我是小羊乖乖的母亲，现在代替小羊向你请教术后的一些饮食注意问题。我女儿刚刚做完手术一个月，她也是甲状腺乳头状微癌（0.6）伴1/8淋巴转移，她做了右侧全切和第六区淋巴摘除。术后我没有告诉她实际病理结果，告诉她是良性的，可是她就不注意自己饮食了。我不让她吃鸡肉、鸡蛋和牛羊肉，她很生气说我控制她的饮食和精神。我为了照顾好女儿都和单位请了长假了，但是她却觉得我限制了她的自由。我很纠结，不知道该怎么和女儿说才能让她明白。

朋：得病的是我老公，他27岁生日还没有到，可爱的女儿1岁1个月了，我老公本人还不知道他得的什么病。我不想说我有多痛苦，心里有多绝望，现在只想了解更多关于这病的资料。今天得知淋巴1/2转移的结果如雷轰顶，我们如今在一家县级医院治疗，不知道该不该转院，又该转到哪家？有没有网友跟我们的情况类似？现在又是什么情况？治好这病的希望又有多大？

群里经常有家属参与讨论的。患者本人对病情一无所知，反而是家属负责一切康复事宜。不管是家长对孩子，还是夫妻之间，还是孩子对父母，这样对患者隐瞒病情的人，有相当大的数量。他们的理由，都是担心患者心理承受能力差，怕他们想不开。这些患者家属的心情和做法可以理解，但是值得商榷。

我从几个方面说明一下为什么不建议家属对患者本人隐瞒病情。

第一，瞒不住。

很多家属在发现患者得甲癌后都采取隐瞒的态度，想替患者一力承担痛苦，真的是用心良苦。不过甲癌因为生存率高、生存期长，患病之后，需要常年坚持吃药、坚持检查、坚持检测，所以这个事情，一做就是十年、二十年、三十年。在这个漫长的时光中，一直隐瞒下去，是根本不可能做到的（除了低幼患者之外）。即使是老年患者，也是有分析能力的，在一次又一次的治疗当中，即便是猜，也都能猜出八九不离十，患者早晚会有知道真相的那天。隐瞒一段时间是有可能的，但是想隐瞒一辈子，太难了。

第二，延误病情。

隐瞒病情会造成患者依从性差，患者不配合检查，不理解治疗过程中产生的副作用，甚至拒绝治疗，无形中给治疗增加了难度。

患病的是患者本人，患者自己的身体感觉是非常灵敏的。前面也反复提到了，患者需要不断地对自己的身体保持觉察，他需要从自己的日常起居和生活细节中去改善和修正自己。一个对病情严重程度毫无认知的人，改变和调整的意愿、力度必然都更差。患者只有知道自己的病情，才能加以重视。而被隐瞒病情的患者，往往对病情没有透彻了解，所以经常会大意。有的被家属反复催促监督吃药、检查和治疗的时候，会产生严重的抵触心理，反而不利于监测病情。有的家属焦虑，既不停地催促患者检查，又不告诉患者实情，给患者施加严重的心理暗示，反而导致病情发展。

在2017年11月11日我们举办的首届全国甲癌医患交流见面会上，与会的16位患者代表中有七八位病程非常长的老病友，他们都是比较严重的大面积肺转骨转患者，癌龄10年到20年以上。他们的病情报告中，都提到了同样一件事，就是家人隐瞒病情。因为家人隐瞒病情，导致他们几年内没有按时吃药、按时复查，病情没有得到很好的监测控制，才有了比较严重的远端转移。等到发现的时候，悔之晚矣。原本可以治愈的病情，生生变成了只能勉强带癌生存的窘境。

我自己的病情也是这样的。如果我知道自己是癌症，打死都不会自己随意停药半年多的，而且也一定会按时进行复查的。

另一种情况，就是家人的心理素质并不好，只是勉为其难地在硬挺，好心帮倒忙。

有一位大姐，她爱人的身体都已经基本痊愈了。在定期复查观察阶段，医生让他每半年复查一次。但是这位大姐本人有严重的焦虑情绪，对死亡和癌症有严重的恐惧心理，导致她要求患者每个月去检查一次。甲癌患者除了调药期间需要验血比较频繁之外，基本上半年一次检查就可以了（进行靶向治疗的晚期患者除外）。可是患者本人并不了解病情，也不了解甲癌，频繁的检查结果使他的指标突然急剧增长，但是根据他的病情根本不应该出现这种情况。大姐跟我打了一个多小时的电话，我听完她所有的讲述，发现只有一个原因，那就是大姐给了患者严重的心理暗示。按照通常的常识来说，病情轻的人，不需要每个月都去验血，只有病情发展重的人，怕被耽误，才有必要每个月去验血。对于一个对自己病情毫不知情的人来说，真是不知道给自己加了多少莫名其妙的心理压力呢。而严重的心理压力是导致病情发展的重要因素，这是经过医学科研确认的。这位大姐的隐瞒，不仅对患者没帮助，反而是帮了倒忙。

第三，错过了，可能也没机会再开口。

其实我父母何尝想耽误我对我隐瞒病情呢，只不过是那时候我太小，还没有行为能力。但是问题是，当我长大了，18岁以后，我父母也已经失去了向我说明病情的动力了。现在回想起来，我能感到父母无数次在和我聊起病情时的欲言又止。但是当时自己根本没办法捕捉到这些细微的情愫。等我发现远转复发第二次手术以后，有段时间也是对父母有不满的，责怪他们为什么对我隐瞒那么久。但是后来我换位思考了一下，就想通了。

我们假设一下，如果你当时对患者隐瞒了病情，之后看他恢复得很好，又一如既往的活力四射的时候，你突然毫无征兆地告诉他："来来来，现在看你活蹦乱跳，我告诉你吧，你得的是癌症。"保证你张不开口。当你看到他恢复得很好的时候，你一定会心里暗暗地庆幸自己向他隐瞒了病情，你会坚定地认为自己做对了，你替他承担了压力，会感觉非常有成就感。你会更愿意继续保守这个秘密。没有人大脑抽风似的看到他很好的时候突然再给他一个晴天霹雳。这件事会一直被压下去，无限循环，直到事态发展到某一天你无法隐瞒的时候。这一天，要么是他自己发现了化验单，要么就是他的病情发展到了无法控制不能隐瞒的时刻。如果仅仅是他发现了化验单，他或许还会感谢你的好意。他可能领悟到，哪有什么岁月静好，都是别人在替你负重前行。这样的结局，也还算是温暖。但是如果是病情因被隐瞒而没有好好吃药复查导致远端转移病情严重，患者就没那么容易原谅你了。我见过不少被父母隐瞒十几年的患者，他们对父母的做法都有深深的不满，都觉得被耽误了大好的治疗时机。他们总是问我："为什么我都成年了父母还不肯告诉我？我不能原谅他们，你能吗？"每个人对生命长度的渴望都很强烈，被错失治疗良机的失望，很难抚平。此时带给患者的是深深的遗憾，带给隐瞒者的是满满的愧疚。这个结果是所有人都不愿意看到的。

第四，影响家庭和谐。

在《风舞胡杨》一书里，我跟大家分享过，有个"皓烟情冢"大姐，为他爱人隐瞒病情10年。患者的父母姐姐都不允许大姐说明真实病情，又必须定期催促爱人检查，导致患者认为大姐对他施加管控，每到检查的时候都拖着不去。不仅最后病情发展到远转，还和大姐离婚了。患者认为大姐对他没信心不信任。不管从患者角度还是大姐本人角度来说，这样的结局，都让人唏嘘。隐瞒病情导致的家庭不幸，实在不是大姐最初隐瞒的初衷。像大姐这样情况的人，不是个例。

没有人喜欢被欺骗，不管这个谎言有多善意。如果在家庭里，始终有一个人是被隐瞒和欺骗的，他就会感觉到在这个家庭里被疏离、被孤立。这个感觉，对身心健康的影响是不可忽视的，对患者本身的康复是有不良影响的。夫妻之间，对于隐瞒者来说，如果长时间的付出和承担没有得到正面反馈，会有很多委屈和怨言，家庭和谐必然受到影响。所以，长期隐瞒下去，所有参与隐瞒和欺骗的人，都会被消耗大量的精力。而且一旦开始了隐瞒游戏，就需要不停地撒谎来填补漏洞。这是一件非常消耗心力和感情的事情，是非常不划算的。

我的好朋友康姐的父亲患前列腺癌。当时也是不愿意让老人承担严重的心理压力，她和她的哥哥姐姐一大家子的人，齐心合力地编织了一个巨大的谎言隐瞒老人家。于是在后面三四年的治疗中，每次问诊时都要提前找医生做同谋，对老人编一套说辞，把老人打发出门之后，他们再反过来找医生问实情。每一次检查报告，都要做假，把癌字换掉或者遮挡重新复印。老人又是一个爱钻研的人，经常在网上查资料跟自己的病情对照。每每提出疑问之后，他们都要找一套说辞圆谎。几年下来，康姐他们这些家属每个人都身心疲惫。到了后期，一些治疗必须做的时候，他们都犯了难，因为一旦告诉老爷子要做什么治疗，他就知道真相了；可是不告诉他，他又坚决不配合。为了这个事，老人总是和他们争吵，康姐在背后不知道哭了多少次。等病情发展到了非常晚的时期，在琢磨如何向老人挑明真相的时候，已经不知道该如何开口。她此时深深地后悔对老人病情的隐瞒，不停地对老人撒谎和愧疚使她觉得错失了很多本可以和父亲温馨相处的宝贵时光。

我父亲肝癌生病是第一时间知道病情真相的。那时我们全家只有一个念头，就是全家人共同努力，齐心协力抗癌。我们一家人都坦诚相对，拼尽全力，问心无愧。所以那几年，虽然我们都有巨大的心理压力，但是家里和谐的氛围，却给了我们极大的力量和温暖，是我们家最最宝贵的一段经历和财富。没有比全家人团结一心、共同承担更美好的事情了。现在虽然父亲故去了，但是想起我们和父亲一起度过的那段抗癌时光，依然觉得非常美好和有力量。

第五，告诉病人真实病情，是对患者最大的尊重。

不管他的真实病情进展如何，不管他还有多久的生存期，作为患者，都有权利知道他的真实病情。不管是想积极治疗，还是想带癌生存，还是选择放弃，患者都有权利为自己的人生做决定，别人都应该尊重患者的意愿。我们活在这个世界最重要的体验，就是过自己能够掌控的人生，成为自己想成为的那个人。所有别人认为的正确与否，都是别人的，不是自己的，都只能拿来做参考，而不能被别人来决定。这件事，其实和自己选择考什么样的大学，学什么样的专业，跟什么样的人结婚，都是一样的。在其他人生大事上都是本人做主，为什么到了需要救命的事情上，患者本人却没有决定权了呢？只有自己做出的选择，才能证明自己是人生的主人。自己的选择，才不会后悔，承受能力才最大，明白自己想要什么，康复的动力才最大，即使是放弃，也不会有遗憾。

我好友的妈妈患骨癌。他们全家都对妈妈的病情进行了隐瞒。他们家的经济基础很好，所以对治疗不遗余力，所有的新治疗方法、新药品，都用了一个遍。直到妈妈去世，妈妈都痴痴地认为自己可以治好。妈妈去世好几年了，但是对妈妈隐瞒了真实的病情这件事一直让朋友深深地愧疚。他说他不知道最后妈妈还有什么事情想要去做，还有什么未了的心愿。因为他们的隐瞒，妈妈连梳理自己人生的权利、满足自己在这个世界上最后愿望的权利都被剥夺了。每每想起，朋友都泪水浸衣。

第六，医学研究，告知病情并不影响康复。

这是最重要的一点。很多人担心患者的心理素质不好，知道真实病情之后承受不了。但是大量的医学调查显示，知道真实病情的患者，并没有因此而做傻事。那些家属以为的，都只是他们的自以为是。病人根本没有家属想象的那样脆弱。确实是有个别病人得知自己患癌症以后，表现得非常惊恐、忧虑，对人生绝望，但是大多数病人知道病情后，都是可以正确面对的。求生是人的本能。精神崩溃的人并不多，而且经过一段时间的调整之后，都能够接受现实正确面对。迫切的求生欲望能帮助病人积极治疗和按时复查。

有位"菠萝医生"曾经做过一个小实验。在两篇科普文章后面，分别做了次问卷调查。在一堆问题中各隐藏了一个看似不相关的问题。第一份问卷："如果亲人查出癌症，你会告诉他/她真相吗？"第二份问卷："如果你被查出癌症，你希望知道真相吗？"2000多份答案，结果很令人震惊。在亲人得病的时候，74%的人选择向亲人隐瞒，只有26%选择告诉患者所有信息。但是换成自己生病的话，高达85%的人都希望能知道所有信息，自己的身体自己能做主！

尤其是对于甲癌，生存期很长，患者更有时间对自己的心态进行调整，因此不建议对甲癌患者隐瞒病情。当然对于低幼的儿童来说，适当的隐瞒还是必要的。但是当孩子成年之后，还是越早让孩子了解病情，对孩子的长远康复越受益。

甲癌对家庭生活的影响

小易：请问，切除甲状腺以后，性情会大变吗？怎么感觉我老公手术前后脾气见长啊，耐性也缺失，不太会控制情绪了。

北斗：会有不同的，除了身体不适，和药、药量有关。

小易：你们切过的也有这样的反应吗？

紫怡：也许因人而异吧，我也有这方面问题的，甲状腺术后的直接反应。

圆圆：有关系，我也暴躁了很多，不过靠自身调整也是可以的。

紫怡：自己察觉努力控制吧，家人多包容体谅。

圆圆：现在努力控制自己的脾气。

紫怡：对的。

圆圆：万事想开点儿，就什么都OK了。

紫怡：有时暴躁有时抑郁，不是想不想得开的问题。甲状腺是控制内分泌的主要器官，缺失后会造成激素分泌紊乱，体内激素水平的不平衡，会带来情绪问题。

圆圆：是的，会的，前两天情绪低落，觉得不知道自己在干些什么，感觉做的工作都毫无意义。晚上面对孩子又脾气暴躁。只有自己努力去调整。

紫怡：术后靠药物调节内分泌，药量多少也直接影响激素分泌功能。甲亢甲减都会有明显的症状表现，情绪也就跟着起起伏伏。没办法，自己意识到，努力控制不至于造成严重后果就好。家人多包容理解，关爱体贴很重要。

圆圆：嗯嗯。

小易：是自己控制不住的那种暴躁吗？我觉得我老公对我、对孩子都脾气暴躁了很多，以前不大发脾气，现在经常发，跟他理论他还不服气。是病理性的，还是觉得自己生病了就不想控制呢？这样对家里人伤害也很大，感觉三天两头地吵架，孩子被弄得经常哭，我很苦恼。

大虎：我老婆也这样。去医院查了下发现是优甲乐吃多了。

紫怡：情绪失控到严重影响正常生活及家人感情，就需要寻求医学上的帮助了，定期复查看甲功综合指标，及时调药或挂心理、精神科门诊，请医生专家帮助治疗。

清飞：海棠，病患是不是容易情绪失控？孩儿爸患病5年，脾气越来越差，一发脾气都是歇斯底里的样子，不知道是怎么了。

海棠：有这方面原因，他自己心态失调。建议他去找心理咨询师疏导一下。另外优甲乐吃多也容易失控，去验个甲功，如果有药物性甲亢，就适当减点儿药。

清飞：甲功没问题。他现在又特别爱喝酒，酒量越来越差，一喝就醉，醉了甚至发展到动手打人。酒一醒说之前的事什么都不记得。但情绪失控的时候很恐怖，跟疯子一样。家里人快崩溃了。

海棠：带着他找心理医生吧。他调节心态的能力太差了。

安然：你让他看看海棠写的书，我想应该有帮助。我刚开始的时候也想不通，现在什么都看开了。

雨后的宁静：确实需要看心理医生，心态严重失衡。

清飞：我老公，35岁。我很难受，更压抑，不知道该坚持还是放弃。一次次争吵，一次次动手，一次次忏悔流泪，我不知道过的什么日子。

真爱：你要放弃？你可不能这样想！

安然：那你找心理医生给他调整一下心态，不要轻易放弃。

清飞：我很累，心累，心里难受。不管怎么付出，看见的只是他越来越大的脾气，越来越不管家里人死活。说到这个话题，他就脾气更大，口头禅就是你们不要惹我，我要怎么样就怎么样。天天喝酒，劝都不能劝，多说一句，他就瞪大眼睛，捏起拳头，恨不能打死人的模样。现在更像是一个酒鬼。

水立芳：割了甲状腺，喝酒不利吧？手术后多久了？你老公是不是对这病没有太了解，很悲观，才借酒消愁的。

奶茶：@清飞　我老公也这样，脾气很差，动不动就吼我，也瞪眼睛捏拳头。

安然：身体不好，酒不能喝多了，男人怎么那么脆弱呢？多让孩子感化一下他们。

清飞：不是因为病，他要是在乎病，就不会不忌口、光喝酒，我更觉得他是心理问题。

安然：我现在想到我上有老下有小，就要打起精神来。

真爱：在这方面男人真还不如女人！可能我说得有些主观！他还没体会到，等他明白了他会后悔的。

清飞：我伤透了。

真爱：他太惜命了！忘掉了活着的目的了！你千万不要和他一般见识！

清飞：孩子也怕，我也害怕，不敢说话，不敢生活在一起。

真爱：怕什么？可能找个方式让他发泄发泄，他就会好起来的！

清飞：怕他发病。他知道喝酒后会失态，可是他就是要喝，还要喝醉。喝醉之后为所欲为，醒来之后不停道歉，周而复始。

真爱：其实他心里是很难受的！

清飞：难受我们可以一起面对，非要以伤害家人为发泄的手段吗？他难道不是心理扭曲？

真爱：他太可怜了！

清飞：他不可怜，都是家里人太惯了。从他生病开始，全家人就都围着他，百依百顺，事无巨细都为他打点，他已经忘记了面对年迈的父母他有尽孝的责任，忘记了他是一家之主的责任，忘记了他作为父亲的责任。不管是否生病，正常人面对生活也会遭遇不顺和难题，难道都这样自我放弃、为所欲为？我不知道他是借病故意为之，还是他已然有了心理疾病。

星辰：男人是一家之主，得了病会很自卑，觉得自己没用了，会让人瞧不起，觉得这样活着还不如死了好些。说真的，我当时都有这想法。病人一般都很小气，尤其是男人，心里会特难受的，希望女士们多一些关爱，少一些激怒。

星辰：你的这番话说得很在理，但是如果从你口里说出也许会激化矛盾。如果从其他人口里说出也许会对他有很大的帮助。

真爱：星辰，你说得很对！

雨后的宁静：清飞，男人说喝醉不记得的事情都是假的，只不过借酒发疯。个人见解。

清飞：谢谢大家开解。

星辰：我是过来人，只不过我看得开点儿。

真爱：你手术多久了？

星辰：三年多了。

米粒：@清飞 哎哟！一睡醒看到你说的这些事，我只想说不要把他的脾气推托到生病这件事上来，就算他不生病他这种经不起打击还喜欢喝酒的人也会这样子的。这种人天生就喜欢给自己的无能找借口，一定要让他戒酒，不戒酒就不要跟他过了。你说你不在乎他身体不好，你就见不得他喝酒，让他在酒和你之间做选择吧！喝酒耍酒疯的人太可恶了，这样下去以后酒精中毒跟个神经病似的还怎么过日子啊！

清飞：米粒，谢谢你，我现在就是对他充满恐惧。

虽然不建议向患者隐瞒病情，但是很多病友术后调整不好自己的心理状态，尽管病友们不像"清飞"的老公那么极端，但是时常出现情绪起伏，是非常常见的。术后心态调整的好坏对家庭的影响很大。

手术后因为甲状腺全切服药，又必须服到亚甲亢的状态，过量服药本身就容易导致脾气暴躁。手术之后的愈合期，由于身体疼痛，脾气也会比较差。但药物和手术引起的情绪波动仅仅是一个方面。导致患者脾气暴躁的，还有很多因素。如果患者长期情绪失控，不仅仅是他自己身体康复不好的问题，还会对整个家庭带来影响。

前面也分析过了，患者生病之后到逐渐接纳癌症，有一个漫长的心路历程。这个历程里有愤怒和悲伤这个阶段。尤其是患癌的初期阶段，对甲癌的不了解，有巨大的心理压力，又有严重的时间紧迫感，所有这些感觉，都对病人自己的心理状态有非常大的影响。此时的他不是愿意去对家人发脾气，更多的原因是他无法处理自己混乱焦灼的内心秩序，所以往往把无处安放的情绪都一股脑发泄给了家人。坚强些的，能比较快地调整好，而脆弱的人，可能就会从此一蹶不振，感觉万念俱灰、生活惨淡，加上还有身体上的不适，情绪更容易失控。

心理学上有重大事情量表，考量了三个因素。一方面是自己的主观因素，另一方面是亲人好友的社会支持系统，此外还有利用社会支持系统的情况。很多病友的社会支持系统不好，或者因为种种原因，不愿意使用社会支持系统。所以他的这种压力，更无处排遣。

如果他的朋友比较多，可能他就不会把所有的情绪都通过家人这一个出口发泄。他可能今天找这个朋友聊聊，明天和那个朋友玩玩，这些压力就可以及时地宣泄出去了。但是如果他不愿意让朋友们知道自己患癌了，不愿意使用他的社会支持系统，那么他更多的情绪就只能靠向家人宣泄，缓解内心的压力了。如果不巧此时家人的支持也不给力，婚姻关系质量不高，或者顾及父母长辈年纪大不能告知患癌的真相，那么患者可能只能把巨大的压力硬压下来。这样做看似坚强，但是对患者度过应激期没有太大帮助。而且长期抑郁的情绪反而会更容易导致甲癌的复发。倒是敢于向家人宣泄自己情绪的人，可以比较快地走出愤怒这个阶段。敢于向家人宣泄，也是因为他内心有比较大的安全感，觉得可以向家人暴露自己脆弱的一面。这个角度来看，患者的情绪能够有个出口，可以更好地帮助到他。

在搭建病友交流平台的前几年，我经常半夜三更收到一些素不相识的病友发来的长篇文字。他们都说对未来有非常多的恐惧和焦虑，但家里种种原因，不能把自己的情绪宣泄出来。他们能想到的就是给我写信，信的内容都是大量的情绪宣泄，而不是具体问题的求助。我成了那个听"国王长着驴耳朵"的大树洞。直到这些情绪严重影响到我自己的康复，我才逐渐不再接受这些信息了。一个从未谋面的陌生人，反而成了他们最适合的倾听者，可见他们有多压抑和苦恼。我也很为他们身边竟然没有可以理解他、倾听他的人感到遗憾。

几年来，在病友们大量的倾诉里，很多人的表现完全像是个孩童，只想找个人撒个娇，要个抱抱。他们发来的文字，没有任何条理，节奏短而快，大量的情绪符号，满屏的大哭表情，显然不是成年人思考问题的方式。他们只想找个情绪垃圾桶宣泄一下。在患者经历的这个时期，需要家人包容和理解患者的情绪起伏，看到他们的无助和惶恐。他有很多慌乱和不得已，有很多无处安放、不能处理不能面对的东西在内心波澜壮阔，而他毫无应对能力。请家属理解，患者此时正经历着巨大的身体和心灵的创伤，这令正经历煎熬的我们悲伤不已。

每个人都需要时间和时机来整理、面对自己的内在。悲伤的尽头是接纳与转化。一个人若能明白悲伤背后蕴藏着的巨大礼物，那悲伤的使命就完成了，他也会越来越不容易产生悲伤了。通常在经历着悲伤的时候我们会做什么？疗伤、独处、求助或者自怜、整个人没有力量，也没空思考其他的。很多人都不喜欢悲伤，但每一次悲伤之后，我们的内在都会进行一次蜕变和升级。我们会经由悲伤，变得越来越强韧，越来越接纳，越来越成熟。

患者不需要家属或者朋友太多的安慰。那些"别想那么多了，该怎么治怎么治"或者"别胡思乱想，你睡一觉就好了""开心点儿，振作起来"或者"坚强点儿，至少你还……"等等的安慰，其实对于患者来说毫无营养。最没用的是大道理，最不需要的是安慰。安慰者是用居高临下的同情心在说话，缺乏的是同理心。道理每个人都懂，我们只是不知道该如何面对突如其来的命运转折。家属和朋友们关心的是"怎么做你就能不痛"，而患者在意的是"我的痛你懂不懂"。患者更需要的是共情。如果没有人能够理解他当下的处境和心情，这种不被人理解的孤独更会加重心灵的痛苦。

愤怒的背后是很多的需求，愤怒隐藏了他的匮乏和软弱。如果家属能够看到他的暴脾气背后的情感需求，就能很好地理解患者，倾听患者的心声，理解他需要什么才能真正帮到他。如果患者想倾诉，就认真地听他说，期间可以用"嗯""嗯"来回应。面对患者的悲伤的倾诉，不要急着做任何评论，认真地耐心地倾听，是治愈悲伤的良药。最常见的问题是患者的话还没有说完，家属就回答"我懂我懂，你的意思是……"，然后接着说"我觉得你想得不对……"或者"你别这么想……"过早脱口而出的"我懂"，看起来是听懂了对方的倾诉，其实只是"条件反射"地输出同情。如果不知道如何回应，在他说话的时候眼睛看着对方，同意的时候点点头，只要默默地听就可以了。很多事情，只要说出来，伤口已经好了一半。当患者还没有走出情绪旋涡的时候，默默地陪伴就可以帮助到他。当他的情绪被足够接纳，他的愤怒和悲伤就会越来越少。

不要去劝说一个正在悲伤中的人尽快走出悲伤，悲伤是他必须要经历的阶段。作为家属，只需要陪着他、倾听他，对他说：如果你难过就尽情哭出来。看着他哭个够，就是对他最好的安慰和爱。相信他在充分的悲伤后会接纳那个巨大的失落，并开始新的生活。

治疗一个人痛苦的最好的方法，往往不是设法消除痛苦，而是应该与他一起承受。我们必须学会聆听和分担他们的痛苦。你会惊奇地发现，你愿意承担的痛苦越多，感受到的欢乐也就越多。

——斯科特·派克《少有人走的路》

我们手术之后，几乎都会经历情绪起伏的阶段。这个阶段的长短，因人而异，但是通常有几个月就可以缓解。但是也有很多人，因为甲癌的出现，情绪上一蹶不振，好几年都缓解不了。

有的患者因为对健康的担心达到恐惧的程度，所以会产生歇斯底里的反应；还有的患者会对疾病有夸大的倾向，被夸大的疾病体验像恶魔一样控制着他，因不能自行摆脱而感觉极其痛苦。在有些患者身上，躯体疾病同样伴有急性精神症状，如幻视、谵妄等。另外，各类有害的因素也会在身体不适时加倍影响心理活动。如含酒精的饮料，平时喝可能只是改变人的情绪，令人兴奋一些，但是在身体有病的时候，它可以加重情绪的变化，甚至出现意识障碍。所以经常出现患者借酒消愁但是越喝情绪越失控的情况。养病期间，患者应尽量远离酒精饮料。

生病之前的人生经历非常波折的人，从甲癌的负面情绪中走出来得就比较快。越是生病之前的生活一帆风顺的人，越难应对甲癌带来的巨大考验。对于这类患者来说，甲癌对他就是一个巨大的应激性创伤事件。在心理学上，对于出现巨大灾难之后引起的强烈内心刺激，有一个专有的名词，叫创伤后应激障碍，简称PTSD。

在1976年发生唐山大地震的时候，大家对PTSD认识不足，所以把精力都放在震中伤员的抢救上，没有关注到幸存者的心灵创伤。在唐山大地震救灾结束之后的几年里，出现了大量幸存者和救灾人员自杀的案例。这时人们才发现，有大量幸存者不能从突如其来的地震和失去亲人的悲伤中走出来，救灾人员无法磨灭他们脑海里满目疮痍的一幕。因此在"汶川"大地震发生时，国家在第一时间派遣了大量心理咨询师志愿者为幸存者进行心理疏导。巨大灾难后的心灵重建对幸存者非常重要。在日常生活中，对于普通人而言，父母亲人的亡故、离婚、失恋、高考落榜、下岗等人生重大事件都会使一些人产生剧烈的心理起伏而产生PTSD。如果甲癌患者术后心理感觉极其痛苦，且无力进行自我调整，就需要请心理咨询师帮助他走出PTSD。

很多人对寻找心理咨询师求助有误解，不管是家属还是患者本人都很排斥，好像一说要找心理咨询师，这人就是精神病了。心理咨询属于健康心理学的范畴，心理咨询师的工作对象是健康和亚健康的人，是为这类健康和亚健康的人在心理出现困惑苦恼无法进行自我调节时给予帮助的。医院的精神科医生，才是治疗心理异常的患者的。

当患者在情绪上有持续的痛苦，不能很好地应对甲癌带来的心理压力时，向心理咨询师求助是明智的。就像平时身体感冒发烧了，自己不能修复的时候求助医生一样，心理出现了问题，不能自我调适的时候，找心理咨询师是帮助自我尽快调整的正确方式。而且越早接触，越早受益，越能尽快摆脱痛苦。有的患者一直到压力大得难以承受，出现了行为泛化和躯体症状之后再去找心理医生求助，到那时也许心理咨询师就帮不了了，只能找精神科医生治疗了。而且即使心理咨询师能够帮助，修通阶段也需要比较长的时间。有的患者还需要长期服用抗抑郁的药物，给本身就麻烦的甲癌康复增加新的困难。因此，如果患者有进行心理咨询的需求，请家属给予理解和支持。进行心理疗愈需要患者自己决定并且有意愿。如果患者自己没有这个想法，只是被家人劝说去咨询，咨询的效果也不会好。

当然也可以找朋友们去倾诉，但是朋友们因为都不够专业，只能是说一些安慰的话。而找心理咨询师可以非常准确快速地找到心理问题的根源，并且给出正确的修通方法。我在治疗初期也是面对压力的时候找朋友们聊天，我的社会支持系统很强大，但是后来仍然发现朋友们能够起的作用非常有限。当我压力太大时，朋友们根本无能为力。当我开始进行心理疗愈之后，心态调整迅速进入了正轨，以至于后来再出现心里想不开的时候，我只想找心理咨询师而再也不想找朋友解决了，因为既耽误了朋友的时间，又对自己没有太大帮助。

飞羽：生这个病的人想离婚，病友们支持不？

泡泡：要看为啥离婚。

飞羽：3年病史，老公受不了我的脾气性格。

飞羽：32岁，因为生病迟迟未生育，夫妻感情不和，经济能力不行，物质基础薄弱。

泡泡：是因为生病另一半嫌弃吗？还是因为自己控制不住自己的情绪？

飞羽：我是控制不住自己的情绪，然后对另一半各种不满意，他也受不了我。

频繁地向家人发泄情绪，对家人的影响很不好。没有人愿意长期和一个情绪不稳定的人生活在一起。坏情绪会加重家人对未来生活的惶恐。由于带癌生存时间长，甲癌是一个需要长期消耗精力的病，如果总是处于这种负面情绪笼罩下，无形就会加大亲人的心理压力。一眼看不到头的压力，每个人承担起来都需要勇气。父母可以担待，但是配偶愿不愿意总是这样迁就，就很难说了。有不少病友的情况跟飞羽差不多，患病后婚姻的质量严重受到影响，还有离婚的或者发现配偶出轨的，和患者长期不能调整好自己的情绪很有关系。可能患者毫无觉察，但配偶已经感觉压力巨大。像"清飞"的老公那样三天两头地借酒发泄，使"清飞"非常痛苦。如果"清飞"选择离开，真的无可厚非。加上甲癌患者本身性格就有短板，情绪管理能力比较差，所以学习调整情绪，尽快调整心态，就是重要的一门功课。因为不仅对患者自己的身体康复很重要，对整个家庭的维系和改善也很重要。

插曲：刚刚确诊甲状腺乳头状癌，未婚，结果出来后，男友的态度马上冷淡了，我就提了分手。人真的现实，也挺讽刺。我现在根本就不想去手术，相反手术后种种影响生活的事情，我宁愿选择现在对生活毫无影响。

　　有很多未婚的病友，在结婚前查出来甲癌，婚都结不成了。有的是主动选择分手，有的是被分手了。我们听到都觉得有些遗憾，但是也能够理解。生活的压力那么大，在还有选择的时候，为什么，或者说凭什么要选择一个需要长期负担精神压力和物质压力的人一起生活呢。我们要理解选择分手的人，我们不是他，不能体会他当时的那些痛苦，不能体会他面临失去我们或者失去钱的这种恐惧。也许在他看来，失去钱的恐惧或者失去未来的恐惧远比失去我们更严重。他们也有很多无奈。不要去考验人性，如果我们生活里能够有选择，就不要把这种困境留给别人，不要让人家去经受这种考验，不要去要求别人。我们要尊重那些选择分手的人的选择，也更感激那些不离不弃留下来愿意陪伴我们走下去的人。
　　被分手也未尝不是一个好的结果。如果现在都不愿意陪伴你，那么即使将来结了婚，还有很多需要两个人一起去闯关的时候，他也未必肯陪你。所以，趁现在放他自由，也给自己一个机会重新选择。离开错的，才能遇到对的。甲癌就是一块最好的"试金石"，经历过甲癌还能够在一起的幸福，才是真的幸福。别灰心，别放弃，仍然有爱我们的人在不远处等着我们呢。
　　美女小文身材高挑气质优雅，家境和工作也都很好。她本来和男友交往多年感情甚好，准备谈婚论嫁，但在查出甲癌不久，男友就迫于父母的压力和她分手了。多年的感情，说扔就扔掉了，男孩儿走得毫无眷恋，令人唏嘘。分手不到半年男孩儿就另择佳偶，而小文曾经一度很感伤。后来小文每次相亲，都在第一时间告诉对方，她是甲癌患者，同时也坦然相告甲癌的生存率和对生活的影响，是否继续相处请对方自己斟酌。真爱总会迟到，但是永远不会缺席。小文遇到了她的真命天子，这位先生深深爱着小文并真正地接纳甲癌。这位先生从相貌到气质，从家境到学识，从性格到工作全方位碾压前男友，甩他十八条街。现在的小文幸福地生活着，前不久还生下了漂亮的宝宝。婚后每次分享的生活细节，都是满满的幸福浪漫，真是羡煞旁人。小文曾笑着说，当初的自己真是井底之蛙啊，感谢前男友"当年不娶之恩"。

并不是每个人都那么功利，还有很多人是知道了对方患甲癌而依然选择与其共度此生，共同"历劫"的。常州的女孩儿一帆，她的男友是甲癌患者。她和男友都是三甲医院的医生。即使是医生，对甲癌也有成见，她的家人同事和领导都劝她分手。一帆一度为此事和母亲闹得非常僵。但是在多次向我咨询了关于甲癌的生存期、生存状况和对生活的各种影响之后，一帆还是不想放弃那个优秀的男孩儿。最后她终于冲破阻力毅然和男友结婚并生下了健康的孩子。当我知道他们结婚的消息时，由衷地祝福他们，感谢她对甲癌患者的爱。

患者自己需要对自己的未来有信心，才有可能拥有好的婚姻。如果自己都觉得自己是"废人""残疾人"，抱有低人一等的心态也不可能获得和你真正匹配的良人。白云的女儿26岁还没有男朋友。白云很着急女儿的婚事，她认为自己的女儿得病了就是巨大的"短"，所以只要有个人肯娶她，就谢天谢地了。白云想让女儿赶快找个人嫁了，但是女儿说她不愿意委屈自己。我支持女儿的看法，甲癌并不是巨大的缺陷，仍然可以结婚生子，什么都不影响的时候，为什么要委屈自己呢？如果你自己都对自己的未来没有信心，如何让别人对你有信心呢？如果你自己都觉得自己是有巨大缺陷的人，那不懂的人就更认为你有重大问题，当然更不愿意选你为伴侣了。只有自己对自己的病情了解并且清楚明白有底气的人，才能让别人对和你一起生活更有信心。能不能拥有幸福，很大程度上也在于能不能对自己有正确的认知。

红云：一个熟人家的儿子，甲癌术后三个月离婚了。无孩儿。据说女方妈以三天没吃饭相逼。唉，女孩儿不想离。

小丫头：发现这个病之后，当时我不知道是恶性的。因为我妈不让婆家人告诉我。我刚手术出院到家，什么也不知道，婆家人还有前夫就合起伙来对付我，各种冷落，言语虐待，后来还诬告我骗婚，因为他们想立马无条件跟我离婚，别被我牵连，只是他们的行为太恶劣了！后来两家人就闹僵了，两年后才办理离婚手续。

小王：自从我得了这个病，就离婚了！没离以前常年在外地。

新秩序：常年分居感情肯定不行。

小王：不是，主要是得了这个病。

新秩序：这病和结婚离婚没太大关系吧？

小王：当初她哭了，说以后怎么办！为了不影响到别人，我主动提出来了。所有的东西都给她，但是不能再婚。

新秩序：怎么像过家家似的啊，还以后怎么办，也不影响寿命啊。还所有的东西都给她，是不是傻啊！男人只有手里有经济实力才能决定命脉，什么都给别人了，自己啥都不是。

小王：这哪个说得到嘛！

新秩序：还不能再婚，都离你而去了，身体是人家自己的，她能做得到吗？

小王：主要是儿子也跟着她。

新秩序：和别的没关系，主要还是感情上的事。

小王：她们女人哪知道啊！只从手术室得知活检是癌，大家都哭了。

新秩序：可以解释沟通清楚啊。

星空闪烁：典型的谈癌色变。

小柠檬：那你离婚离个啥，她又不再婚，怕传染不成？想不通，要是离婚找个身体健壮的可以照顾家庭，我倒可以理解的。

星空闪烁：婚离了，到时活到了99，那离婚不是成笑话了。

"红云"的朋友和"小丫头"的经历让人唏嘘，生活中这样的事情时有发生。谈癌色变，把癌症患者当成瘟神，恨不得立刻远离，生活里有不少人对癌症患者有歧视。碰到谈癌色变立刻要甩包袱的另一半，给患者本来就不幸的人生更添了一道惨淡的况味。命运有时就是这样无情，总是要雪上加霜。其实归根结底，还是人们对"甲癌"不了解造成的。

当时看到"小王"的决定，我们都笑了。真的是典型的"谈癌色变"加"盲目冲动"。不过像"小王"这样的病友也不在少数。他们都有一颗善良的心，生怕自己患病耽误了对方的人生，所以都想舍弃自己的幸福，成全爱人的幸福。但是如果婚姻质量很好，仅仅因为患甲癌而离婚则毫无必要。

甲癌是对患者自己的精神压力比较大，对别人消耗很小的疾病。通常手术后三天基本就不需要卧床，手术后七天就可以出院。碘-131治疗隔离也不需要太长时间，仅仅是需要定期到医院进行复查。这些检查或复查等，通常患者自己都可以独立完成。甲癌并不是那种一病不起、需要有专人伺候、严重影响生活质量的疾病，既没有那么可怕，也没有多么消耗别人，所以完全不需要因此而离婚。分化型甲状腺癌的死亡率也很低，大都可以带癌生存很多年，基本上不存在"我很快死了你怎么办"的顾虑。甲癌其实对配偶生活的影响并不大，基本都可以扛过来。不愿意扛的，很可能不是因为甲癌，而是之前已经存在种种原因，觉得患者不是最佳伴侣。甲癌不过是一个冠冕堂皇的借口罢了。

美国心理学家维拉德·哈利提出，每个人心中都有一个情感账户。我们在日常生活中通过言行互动来"存款"和"取款"。给予对方关心、支持和接纳就是存款，而向对方求助、请求支持，就是取款。罹患甲癌，显然是一项大笔的"取款"行为。但是如果在此之前，患者夫妻感情甚笃，患者的"爱的存款"余额充足，那么即使出现了一次大数额的"取款"行为，爱的账户仍然不会亏空，家庭关系不会轻易受甲癌的影响。但是如果患癌之前，两人的情感账号就不断出现赤字，那么此时这笔数额巨大的"取款"很有可能就是压垮骆驼的最后一根稻草，感情的分崩离析不可避免。

抗癌过程，同时也是一个巨大的"存款"过程。我们越能够坚强勇敢地迎接癌症和生活——沉着、冷静、勇敢、坚韧、乐观、豁达——就越能够增加配偶面对未来的信心。他们还会因我们的勇敢坚强而更加愿意对我们付出"关心和爱"。"天助自助者"，越是不过分依赖别人，就越能够获得别人的尊重和支持；而越是一蹶不振，每天恍惚度日、以泪洗面，或总是情绪起伏剧烈，就越增加配偶的压力和对未来的惶恐，越加快另一半逃离的脚步。

婚姻是两个独立灵魂的相互陪伴。如果其中一方长期需要另一方照顾、迁就、安慰，两人变成类似"父女""母子"的关系，这就严重影响家庭和谐了。患病初期撒撒娇没有问题，但是如果长期不能调整自己的，不能让自己独立，总是依赖另一半，家庭必然会出现危机。人家找的是伴侣，而你却常年当小孩儿，时间久了，对方一定会疲惫的。越早精神独立，对婚姻的不良影响越小。

顶顶：昨晚听完海棠姐姐的讲座，难以入眠，4点多才睡，6点半起床去上班。做事刚回来。我们作为家属，做到不离不弃，尽最大的努力，尽量让他们过得好。用力赚钱就好。愿群里的朋友早日康复。支持您！

　　"顶顶"的留言，代表了更多甲癌患者家属的心声。他们都非常伟大，不惧困难，不离不弃，愿意与我们同患难、共生死。有了家人的鼎力相助，甲癌患者的康复之路可以走得更顺利。

　　广州的"海洋"大哥，病情比较严重。在北京入组了靶向治疗。每半个月就要到北京检查一次。吃了靶向药之后，副作用严重，手足脱皮特别厉害，脚上都是露着肉。大哥说他每走一步路，都像是走在玻璃碴子上，寸步维艰。为了让大哥少受点儿罪，每次往返京广，都买的飞机票。大哥原本有自己的工厂，但是患病四五年的时间，无法打理，只能把工厂转让了。所幸"海洋"嫂子有个小型的公司，可以勉强维持生活。"海洋"嫂子说起治病的波折，也是充满无奈。每半个月一次的治疗，使他们根本没有办法安心工作，日常的消耗越来越大，但是收入却在不断减少，生活压力巨大。大哥好多次都想放弃治疗了，但嫂子都在坚持。嫂子跟我说只要她还有一点儿能力，都尽量让他坚持治疗，尽量活下去。钱没有了以后可以挣，人没有了就没有家了。当时在场的每个人，听到"海洋"嫂子的话都为之动容。

　　甲癌患者的大多数家属都是像"顶顶"大哥、"海洋"嫂子这样的。正是有他们的牺牲和奉献，甲癌患者的治疗才可以很安心、很顺利。他们真的很伟大。

　　都说患难见真情，甲癌算得上是一个不大不小的磨难。甲癌是一块优质的"试金石"，我们刚好可以通过它，检验自己的爱情和婚姻。

　　跟大家分享我表哥表嫂的故事。他们的经历书写了真正的患难见真情，他们的故事打动了我身边的每一个人。

　　我的表哥在我复发手术两年之后发现患神经内分泌癌骨转移。

这个癌和乔布斯患的癌种一样。我表哥运气不好，是骨转移，发现的时候，腰椎、胸椎和颈椎里都是癌细胞。即使癌症不致命，他也会高位截瘫。从第一次手术之后，表哥就基本上失去下半身知觉了。从第一次手术之后他就带着尿袋，再也没能摘下来。中间有2年康复得不错，他可以拄着拐杖走几步路。但是很快癌细胞侵犯，再次手术后他又一次瘫痪了。从这一次开始，他就再也没能站起来。到2018年国庆节前去世，7年的患癌史，他足足躺了5年多。这5年多，每一天都需要人照顾。喂饭、翻身、大小便、换药、治疗，所有的事情，都是我表嫂一力承担。在此期间我大舅（表哥的父亲）、我父亲、我二舅、二舅妈接连去世，亲人们都自顾不暇，也没有更多精力帮我表嫂分担。

表嫂极其能干，不但把表哥照顾得很好，还把家里的大事小情打理得井井有条。表嫂不仅照顾我表哥的饮食起居，还在不断地学习医学知识，后又自学中医。表嫂能够跟医生商量着给表哥进行个体化的化疗方案，治疗结束后自己用中药配伍给他调理身体。几十次的化疗，表哥都扛过来了。肿瘤内科的病友走了一拨又一拨，表哥成了科室里的"寿星"，全仰仗表嫂的照顾。长期的卧床，表哥的身体两侧都长了碗口大的褥疮，随时面临感染和白血病的风险，肺部也因为卧床而不断有水肿，有时咳嗽得快能要了命。这些都是一点儿小疏忽就能致命的问题。可是在表嫂的精心护理下，表哥度过了一次又一次的难关。为了缓解表哥的各种不适，表嫂又自学针灸。晚期肚子腹水的问题，都是表嫂用针灸解决的。在表哥漫长的卧床的日子里，表嫂从未想过放弃。担心保姆不能很好地照顾表哥，就让刚大学毕业的女儿放弃工作，母女俩悉心照料表哥，让表哥虽然不能行走，但是仍然过得很愉快。

表哥在事业风光的时候，就对表嫂很呵护。在卧床不起的时候，还是想尽其所能地呵护表嫂。表嫂自学针灸的时候，表哥担心表嫂把自己扎坏了，就让表嫂在他的腿上练手，说反正他不觉得疼，扎坏了也没事。表嫂对我说起表哥，总是说："你表哥人太好了，他太善良了，我找不到一点点理由放弃。但凡他有一点儿不好，我可能也没有力气支持下去了。"就这样，在表嫂一次又一次的努力下，一次又一次地从死神手里把表哥拉回来。直到最后，表哥消耗尽了身体的最后一点儿物质基础，没有任何办法能挽留的时候，在睡梦中，握着表嫂的手安详地离开了。

表哥曾经跟表嫂说："这辈子我让你受累了，辛苦你了。下辈子，我变成牛马让你骑。"表哥在临终前还对表嫂说，他在奈何桥，哪里都不去，就等着表嫂，下辈子不管表嫂在哪都要找到她跟着她照顾她。

哥嫂都是平凡人，过的都是最朴实最家常的日子。在平凡的日子里相互扶持，在艰难的日子里不离不弃，世上最好的感情莫过于此。虽然表哥的身体经历了常人难以承受的痛苦，但是他也是非常幸福的人。没有这番苦楚，他又怎么能知道，自己拥有妻子这么深的爱呢。"愿得一心人，白首不相离。"他们的这份感情，足以让表哥心满意足，不虚人间此行。

能被表嫂无怨无悔地悉心照顾是表哥的福气，但表哥也是一个值得被细心呵护、值得被爱的人。在生活里，我们不能要求别人一定要如何对待我们，但是我们可以要求我们自己——要求自己做得够好，让别人觉得照顾我们是值得的。尽管甲癌患者的病情和表哥的病情比起来轻得多，只有极少数极晚期的患者才可能面临生死，但是不妨碍我们从现在开始为自己的未来逐渐去"存款"，使自己成为一个值得被爱的人。

让别人觉得你是值得的。在你生命弥留的时候，在你最需要人关怀的时候，在你人生最后的阶段，他愿意为你卖房子，愿意为你熬夜，愿意为你打地铺，愿意为你去熬药，愿意为你去炖一锅汤，愿意为你洗洗手、洗洗脸、净净身，愿意为你端屎端尿，愿意为你翻翻身，愿意为你擦一擦、揉一揉，愿意让你到生命最后的时候，用最温柔的形式，以令你最有尊严的方式离开这个世界，因为你值得！

我觉得真正的成功不是名和利的成功，真正的成功是你在生命最后的时候有人愿意温柔相待，让你有尊严地离开这个世界。我们都为此而努力吧！

给儿童患者父母的建议

甲癌群里最揪心的人，就是儿童患者的父母。看着孩子生病，心疼又心痛，恨不得折自己的寿命替代孩子受苦。孩子的命运多舛，家长的内心也是极度煎熬。

物质方面，营养匮乏是一个主要原因。很多孩子挑食、偏食，加上家庭中饮食结构不够合理，导致身体素质的下降。因此，父母要在孩子的饮食营养上面下功夫，纠正孩子不合理的饮食习惯，保证充足的营养，改善孩子的体质；远离高糖食品，远离高脂肪类食物，远离深度加工的食品，远离快餐饮食；增加饮食中食物的种类，尤其是要保证新鲜的蔬菜水果及高品质蛋白的摄入。

和大量的儿童家长沟通过之后，我发现有的家庭中夫妻关系紧张，家庭氛围不宽松、不融洽；有的是父母有一方非常爱发脾气，或者性格极其强势，追求完美主义，或者是有典型的甲癌患者性格；有的是对孩子的教养学习方面有过高期待，导致孩子的压力极大；还有的是离开父母，跟随爷爷奶奶或者姥姥姥爷生活的留守儿童，他们有和父母严重的分离焦虑。孩子们大多爱哭，比较敏感、自卑或自尊心强，性格倔强执拗不服输。

因此，在儿童患者的家庭中，改善父母的婚姻关系，改变家长的教养方式，改变家长的脾气，是预防甲癌复发的重点。

茉莉花：手术后孩子脾气仍然不好，手术前也不好，也怨我总喊她，弄得她也爱喊、脾气大，都怨我。现在还是有心结，加上六年级负担重，我有时忍不住也发火。这跟我有很大的关系，是我该好好反思了。我一定改。

孩子的问题都可以归结为家长的教养方式的问题。家庭是一个系统，所有不健康不合理的问题，都会让系统里力量最弱的一方来承受。儿童成了承担家庭问题的人，而他们又没有能力进行反抗和调节，所以多以身体疾病的方式呈现出来。

孩子是修复家庭关系的天使，儿童患者承担了很多超过自己身体承受力的压力。如果夫妻关系紧张，孩子会通过生病的方式避免父母离婚。因为孩子生病了，父母会齐心协力照顾生病的孩子而顾不上考虑离婚。孩子在牺牲自己保全家庭。如果父母对孩子比较严苛，孩子会通过生病的方式获得更多的关注和关爱，减少父母对他课业上过多的关注。

同时，如果父母难以处理自己在生活中的焦虑和压力，就会将这些焦虑投射到孩子身上，对孩子百般挑剔，孩子做什么都不顺眼，其实这是父母对自己的严重不满意不接纳。如果孩子婴幼儿时有严重的分离焦虑，他会认为自己不够好不值得爱而不停地自我责罚，会压抑自己的情绪，委屈自己讨好他人。

因此，请家长们尽其所能为孩子营造一个宽松愉悦和谐的家庭环境和家庭氛围，家长们也需要不断地改善自己的性格和脾气，学习正确缓解生活压力和疏导情绪的方法，这些都能帮助孩子尽快康复避免复发。

甲癌是典型的情志病。父母的教养方式对孩子的情绪表达、性格形成至关重要。如果情绪不能够得到合适的宣泄，压抑到身体里，就会导致疾病。小孩子都爱哭，但很多父母都禁止孩子哭。我们来聊聊哭对小孩子性格脾气的影响。

每个孩子小的时候都会哭，哭是与生俱来的反应。哭是生命力，是天性，是孩子情绪的自然流露。对于婴儿来说，哭是他的表达。他困了饿了、拉了尿了都是用哭来表达的。他用哭让父母知道，他需要被照顾。他没有头脑的分析，只要感觉不好就直接哭。他不开心，他就哭了。

但是逐渐地，随着他的成长，哭被教化了。相当多的家长认为哭不好，就不让孩子哭，千方百计地堵住孩子这个表达情绪、表达感受的通道。

通常有两种方式把这种通道堵住。一种就是孩子一哭，家长就哄，对孩子进行各种满足。于是哭就变成了孩子控制父母的一种手段，用哭来满足自己的行为。他要控制别人来满足自己，但他的情绪通道被堵住了，因为比起宣泄不开心，他更关注哭能不能起作用。但等他逐渐长大，他会发现别人不会像父母那样一哭就满足他。当他的需求没有被满足时，他就会各种不舒服。凡控制必被反控制，这种模式在成长中就逐渐变成了，外界的一切都会影响他的情绪，满足了他就高兴，满足不了他就不高兴。这样孩子的心理模式就逐渐变成了一个被外界控制的牵线木偶。他的情绪会随时被外界影响而爆发或者压抑。

另一种是，哭是不被欢迎的。孩子一哭，父母就打就吼就烦躁抓狂。孩子本来有情绪，但是越哭越挨打。于是孩子认为哭是不受欢迎的，哭是身体里不好的部分，他就要把"哭"这个行为拿掉。

于是在父母不断地训练下，孩子不哭了。他要么不敢哭，要么不许哭。当他这样长大之后，他也同样不许别人哭，或者听到别人哭他就受不了。他受不了别人哭是因为自己曾经不敢哭不能哭现在看到别人哭而不平。但是他越接受不了别人哭，他看到爱哭的人就越多。只要看到有人哭，他就抓狂。

当哭被当成一种手段的时候，情绪的通道是堵住的。大量不能宣泄的情绪就会通过身体表达，疾病因此而产生。总是情绪起伏和压抑情绪都会导致甲癌的复发。因此我们要把情绪宣泄回归到哭泣本来的作用。哭仅仅是一种情绪的表达。家长要允许小孩子哭，允许孩子用哭来表达他的不开心不高兴。同时家长要交给孩子正确的表达情绪的方法和健康的交流沟通的方式。

我们的很多父母，也是同样被他们的父母这样教化和对待的，可能也不会运用正确的交流沟通的方式。因此，当他的孩子在哭的时候，他们也用了同样的教化方式。家庭的行为方式就是这样被一代又一代习得的，于是形成了代际遗传。爸爸妈妈脾气不好、家庭关系处理不好，孩子脾气也不好、长大后家庭关系也处理不好。父母要从自己身上做功课，改变自己表达情绪的方式方法，改善和提高家庭里的沟通质量。这样做，受益的不仅仅是孩子，而是整个家庭。

我父母对我哭的方式是第二种，我明明不开心，但是不许哭，越哭越挨打。我到现在都还记得小时候的疑惑："我很难过，为什么不让我哭啊？我没有错啊，为什么我哭了要挨打呢？"但是没有理由，没有解释，必须要把眼泪咽回去，只能默默地在心里难过，咽下了很多很多委屈。所以我5岁就发现脖子里长了很多的疙瘩。长大后父母还总是说我小时候太爱哭。现在学了心理知识我才明白，我是把很多情绪压抑到自己的身体里，心灵没有出口，只能通过身体来表达了。

同样，在我儿子小的时候，我最受不了的也是他哭。他一哭我就抓狂，我的脾气就非常厉害。可是我越讨厌孩子哭，我儿子哭得越厉害，动不动就想哭，看上去非常脆弱。我根本不知道，我是在无意识习得性地模仿我的父母，传承他们的教养方式。当我知道原因之后，我逐渐跟自己和解了，也能接受孩子的情绪了。我改变了，孩子的脾气和性格也逐渐改变了。

再聊聊分离焦虑。分离焦虑，指的是孩子害怕和主要照顾者分离或者落单，从而表现出的恐惧和戒备反应。分离焦虑一般起源于6—8个月，高峰期会在14—18个月，之后的频率和强度就会逐渐下降。

当我们还是婴儿时，母亲就是我们的世界，与母亲的分离感觉就像是与这个世界、与生命的分离。

母婴连接的早期中断——婴儿长时间的住院、母亲不合时宜的出差、母婴之间长期的分离，他们所造成的影响对于婴儿来说可能是灾难性的。

与母亲早期的分离会严重影响我们在亲密关系中的稳定感。

——马克·沃林恩《这不是你的错》

母亲与婴儿的共生关系，对一个孩子的人格发展、心理状态、情绪状态和行为模式，起着至关重要的、决定性的影响。母亲对孩子的关注、孩子对母亲的依赖，是一个人一生中一切人际关系发展的基础。在孩子出生第一年里，母亲一直在孩子身边是非常重要的，这关系到孩子的心理健康。心理学家海因兹·科胡特说，在一个母亲注视他的孩子时，她眼中的光芒得以让孩子感受到确认与安全，并能够健康成长。这之后孩子人生中无次数分离，都是以这个阶段与父母的分离互动为蓝本来复写的。此时期孩子获得的依恋，以及处理分离的经验，将成为他的"内部工作模式"，影响他们的一生。如果孩子得不到关注和固定抚养人的稳定回应，就无法形成对某个个体的固定依赖，那么他的心理发展就会出现无法弥补的缺陷或问题。这也是为什么不建议甲癌患者在她的宝宝很小的时候，任意延长碘-131治疗后自我隔离时间的原因，那会对孩子的一生造成严重影响。

分离焦虑没有顺利度过的孩子，会缺乏安全感。有的人穷其一生都在寻找生命中的重要他人，以求修通这个发展缺陷。青春期孩子很多问题也是来自分离焦虑的创口没有愈合。

当孩子不能指望父母来满足他们的需要时，他们就无法培养出安全感、信任感和自信心。信任是重要的发展任务。解决信任难题将是毕生持续的康复任务。

——卡瑞尔·麦克布莱德《母爱的羁绊》

父母既是孩子生理需求的满足者，也是孩子心理能量的提供者，同时父母还是孩子的镜子，孩子会通过此来检阅自己的成长，发现自身的力量。因此，经历过严重分离焦虑的儿童甲癌患者，最需要的就是得到父母的无条件的支持和鼓励。

没有度过分离焦虑的孩子往往不敢否定父母的期待而压力巨大。请父母给予儿童患者足够的力量，满足他对自我的确认以修复分离焦虑。请告诉他在生活里无论怎样父母都不会丢开他，会和他站在同一战线，共同面对生活学习的任何结果。给予孩子支撑就是完全支持、全然地接纳，允许孩子试错，对孩子降低压力、降低期待，让孩子以放松的状态，没有顾虑地往前走。

母亲真正的本质在于关心孩子的成长，这就意味着也关心母亲和孩子的分离。母爱不仅应该允许这一分离，而且还应该希望并促成这一分离。对正在成长的孩子的爱，这种忘我无私的母爱也许是爱的最困难的形式。检验这一点的试金石是看一个母亲愿意不愿意忍受同孩子的分离，以及在分离后能不能继续爱孩子。

——艾·弗洛姆《爱的艺术》

孩子小的时候父母要处理好分离焦虑。进入青春期的孩子，父母仍然要做好与孩子的分离。一方面需要建立好与孩子的亲密关系，帮孩子建立好稳定而安全的依恋；另一方面，也需要在"当离开时必须离开"，并妥善处理好孩子的分离焦虑情绪。很多父母的错误做法，要么是不舍得放手让孩子独立，各种阻拦和各种替代，要么是在孩子想要重回父母怀抱的时候，给以嘲讽，或者批评指责。前者会让孩子成为一个小宝宝，永远无法真正独立，后者同样会让孩子终其一生，寻找早年丢失过的关注、肯定与爱，并反复将自己的亲密关系亲手推入艰难的境地。

青春期的孩子特别渴望独立和尊重。但是很多家长习惯了孩子小时候时对他的控制。当孩子开始表达他自己的主见的时候，家长往往难以接受。所谓的"叛逆期"只是父母觉得孩子不听话了。但是一直听话的孩子，内心是没有力量的，是被人操控的木偶。过多的管控，对青春期的孩子的人格独立不利。家长要学习尊重孩子的想法。所谓尊重，就是把他当成独立的个体，允许孩子对你的意见和要求说"不"。如果家长说的所有的话孩子都只能说"是"，不能说"不"，那就是控制而不是尊重。这个阶段孩子大了，很多事情，不是父母要求他做就会做的，只有父母和孩子的关系融洽，父母的话才能起作用。和孩子关系的改善，首先是从尊重开始。因此第一要务是父母改变和孩子的相处模式，进而才能改善孩子的脾气秉性和生活习惯，才能更好地帮助孩子控制病情。

有些父母，在孩子生病之后，就对孩子无限度地迁就。家里他是老大，因为他生病了，就什么都依着顺着，该管的舍不得管，其实对孩子并无好处。一个家庭，如果父母不像父母，孩子不像孩子，家庭的序列就是混乱的，这样对孩子的个人成长和性格形成都非常不利。

家庭关系里，夫妻关系永远是第一序列。亲子关系不能超过夫妻关系的序列。

在家庭排列系统的很多案例里，妈妈都把家庭序列搞乱了。妈妈的关注点完全在孩子身上，生活重心里只有儿子，没有丈夫。丈夫在家庭中的位置可有可无。最后家庭无长幼尊卑，儿子一会儿当儿子，一会儿要当"丈夫"，孩子的压力就变得巨大。孩子替代了本该属于丈夫的位置，这会让孩子的自我认知发生混乱，会严重影响孩子的身心健康。这样的孩子，将来在工作中无法尊重领导，也没办法认清自己在集体中的位置。丈夫被推得越来越远，在家庭中没有了应有的位置，成了隐形人，极易出轨。这样的家庭结构极其不稳定。

还有的是男士把家庭序列搞乱了，把和母亲的关系放在第一序列，把和妻子的关系放在可有可无的位置。这样婆婆就抢了妻子的家庭序列，夫妻关系必然受到影响。这个问题在中国是有极深厚的渊源，要求男人不能"娶了媳妇忘了娘"。其实根本原因是母亲没有及时跟孩子做好分离，导致长大后，本该独立生活的男人，仍然要依附在母亲这里。但家里只有一个女主人，这个女主人应该是妻子，不应是母亲。夫妻关系是每个家庭的第一序列。母亲过度参与会带来恶性循环，妻子得不到丈夫应有的关心，于是把注意力转向孩子。于是这个家庭就成了各自的孩子找各自的妈。孩子重复父亲的人生命运，同时摆不正自己的位置，拎不清自己的关系。一代又一代，家族的命运就是这样传承下来的。

只有家庭序列正确了，摆正各自在家庭中扮演的角色位置，家庭系统才能健康，家庭才能轻松和谐。家庭的和谐才能给孩子真正创造出康复的空间和条件。

只有付出和接受保持在不平衡的状态下，父母和孩子之间的爱才能获得成功。在父母和孩子之间，和爱相关的第一个系统法则就是父母付出，孩子接受。付出和接受之间不可调和的失衡，是孩子们必须面对的第二个"爱的法则"。父母和孩子之间的爱要服从家庭里的层阶，就是要求他们一直保持这不平等——父母付出，孩子接受。爱的第三条法则就是，当孩子是孩子，父母是父母时，也就是说，在家庭内根据时间和功能而确定的层阶受到尊重时，爱才是最完美的。

——伯特·海灵格《谁在我家》

即使是普通的家庭，父母帮助孩子顺利度过青春期都是一个挑战，也并不是每个家庭都能做得很好。对于甲癌儿童患者的父母，无疑挑战更大。因此，需要家长们学习一些相关的课程和知识，先从自己入手，改善自己，才能更好地帮助孩子。

对于青年甲癌患者，需要了解的是，不管原生家庭和父母是什么样，我们都无法改变；不管年少时经历了什么，我们都已经留下了创伤。我们还在用父母对待我们的方式对待我们自己，我们用同样的方式责备和惩罚我们自己。是时候停止这一切了。因此，从发现患病的那一刻起，就是我们开始自我疗愈的时刻。

获得解脱的能力就在每个人自己的身上，它们等着被挖掘。

创伤经验常常是非陈述性记忆的方式存储下来。如果我们真的想要实现我们的全部潜能，不想再一直被困扰，我们首先必须修复和父母的关系。

我们和父母之间未处理好的部分不会自动消失，它们会成为我们日后关系的模板。

——马克·沃林恩《这不是你的错》

这个世界上，最难的是为人父母。其他的工作，都可以有培训、有考核，通过了才能上岗。只有为人父母，没有培训，没有考核，没有经验。每个人都是摸着石头过河，或者沿袭着家庭和家族传承来教养孩子。因此，永远没有得一百分的父母。所以不管父母曾经在年少时对我们做过了什么，都不要去抱怨他们。因为他们也不知道该如何更好地对待自己的孩子，而且他们小的时候，可能也没有被温柔地对待过，他们已经尽其所能去做他们认为的最好的父母了。青年患者要帮助自己改善和缓解病情，需要改善和父母的关系。这是我们的重要功课。

我们与父母的关系质量能够影响我们未来的健康。在一项研究中，被试被要求用下列等级来描述他们与父母的关系："非常亲近""友好温暖的""可以忍受的"或"紧张冷淡的"。在报告他们与母亲的关系是可忍受或紧张的被试中，有91%的人在中年时被诊断有严重的身体疾病（例如癌症、冠心病、高血压等）。相比之下，那些报告与母亲关系温暖亲近的被试只有45%的人（不足一半）有此类问题。被试报告与父亲关系可忍受或紧张的人中，有82%的人在中年是有严重的身体疾病，而与父亲关系较好的人中只有50%出现身体问题。如果来看那些与父母双方关系都很紧张的被试，会发现结果十分惊人——100%的人都有严重的身体疾病。而与父母双方关系良好的人只有47%出现身体问题。

患癌症的概率与被试感知与父母的亲密程度有很高的相关。

——马克·沃林恩《这不是你的错》

我经历过严重的分离焦虑。我从生下来，就被放进"保温箱"里待了三天才活下来。我很小的时候父母闹离婚，爸爸有六个月没有来看过我。妹妹出生，我又被送到姥姥家生活了一小段时间。我年少时，妈妈经常出差。我有严重的分离焦虑，总是有严重的被抛弃的感受。

印象最深的是小时候妈妈去上班，她从来不跟我打招呼，总是悄悄地走。我总是玩着玩着发现妈妈不见了，就拼命找。看到妈妈骑车子走了我就拼命去追，喊着"妈妈"哭着追好几条街，可是我追得越快，妈妈就骑得越快，直到我筋疲力尽，再也跑不动了，我才哭着、满是绝望地走回家。其实我只是希望她能在走的时候，抱抱我，告诉我她去上班，一会儿就回来。一个好好的告别，远比这样偷偷溜走，让我安心。可惜我从来没有得到过。因为妈妈发现我哭得厉害、追得厉害，就更是不敢好好地和我告别。

长大后，这些严重的被抛弃的感受，深埋在我的身体里，浸透在我的日常生活里的每个角落。我害怕被抛弃，所以聚会的时候，不敢早到。如果我第一个到了，而没有其他人，我就心慌，心跳加快。我就怀疑是自己记错了地方或者时间。但是如果核对完时间地点都没错，就是看不到人，我就有说不出的恐惧。那时候我根本不知道为什么恐惧，只是觉得难受。为了避免发生这样的情况，我总是踩着点到。这样才能保证我到了之后能看到人，我才能有安全感。所以我经常"一不留神"就迟到。我还害怕最后一个走，当聚会结束后，如果大家都走了，留下我最后一个，那种心慌的感觉就又涌上来了。这些感受都是无意识的、莫名其妙的，根本不知道为什么。直到我学习了心理学，知道这些是对分离的恐惧之后，我才逐渐觉察和明白自己的这些感受。我也才能明白，为什么我儿子练完跆拳道换衣服总是很慢，大家都走了剩下他最后一个的时候，我就发脾气。以前只当是因为孩子磨蹭我生气，后来才明白，是因为他的慢引发了我害怕被抛弃的恐惧。

我还害怕主动与人交流，害怕等待回应。如果我主动发出了问候，而没有得到及时的回答，就会有严重的自我攻击。我的朋友关系里，都是朋友们主动找我玩。他们来找我，我特别开心，但是让我主动找别人，我就总是担心被嫌弃，连主动搭讪都是一件让我手足无措的事情。这让我的社交极其被动。

分离焦虑带给我的恐惧几乎涵盖了我生活的每个角落和生活细节。曾经的我，就仿佛是一个身上长满了苍耳和蒺藜的人，随时沾染不良的情绪垃圾。直到我开始自我觉察，抽丝剥茧，一点一点发现隐藏在那些恐惧情绪背后的真相，我才获得了解脱。很多多年固有的行为模式也都发生了改变。聚会早到我也不害怕了，也敢主动地找朋友联络了。这个过程，就像是给被五花大绑的我一点一点地松绑，重获心灵自由的感觉真的太好了。没有了这些莫名其妙的恐惧，或是即使是有情绪升起我也能很快觉察自我疏解，当然就心情愉快了。没有那么多随随便便的情绪波动，身体好转就是必然结果。

我也曾经对妈妈有很多不满，总是期待妈妈能满足我的渴望，妈妈做不到的时候我就非常失落。但是我越是对妈妈不满，就越在无意识认同她，我就越像她。直到我开始个人内心成长之后，我开始自己满足自己的心灵需求，不再对妈妈有不切实际的要求和想象，不再抱怨妈妈的时候，我的改变才真正地发生了。

不对过去追悔，自己为自己的人生负责，才让我彻底从过去的创伤经历中走出来。这个过程，要面对曾经的痛苦和创伤，那些已经结痂遗忘的沉渣，要再次看到、再次面对，是痛苦的。但是长大后的我们，重新安抚一下曾经的委屈的懵懂小孩，就是对自己最大的呵护。有了这个过程，我们才能真正成为为自己的人生负责的有担当的成年人。和父母和解，和过去的经历和解，是自我疗愈的第一步。

　　希望每个儿童患者的家长，可以从宏观的角度去帮助孩子，从身心发展全方位的角度帮助孩子健康成长。父母的责任艰难而沉重。天底下最伟大的就是父母，为了孩子，可以付出一切。祝所有的儿童和青少年患者都能早日康复！

岁月的彩蛋

　　每一次痛彻心扉的哭泣都酝酿着成长的
力量，每一个锥心刺骨的领悟都激励着生命
的成熟。甲癌正是成长的高压"催化剂"。
甲癌最大的"善意"就是帮助我们修正人生
旅程的方向，并且给你时间去践行。让我们
接纳甲癌，淬火重生吧。

抗癌是个系统工程

哎呀：姐，我发觉你说的我全中！没有好好睡觉，好好吃饭，好好管理自己的情绪！唉，怎么能做到呢？

有很多朋友会发出和"哎呀"一样的感叹，道理她都懂，就是做不到。"知道做不到，等于不知道。"知行合一是最难的。

有太多太多的人习惯了生活里"等靠要"，什么都想别人给自己弄好了，需要自己做事的时候，都是拖延症晚期，好歹遇到点儿困难就畏缩逃避。大把的人过着凑合的生活，连减肥控制体重都不是谁都能做到的事情。健康人这样做当然没问题，但是现在在癌症面前，拼尽全力都未必有把握赢的时候，还一点儿都不肯努力，那还有谁能帮助你呢？即使全力以赴，也未必每个人都可以大获全胜，但是至少我们努力过、拼搏过、战斗过。即使真的不能改变局势，我们也可以无怨无悔，笑对人生。人生不就是一场充满挑战和体验的旅程吗？难道连跟癌症或死神抗争一下的想法都没有就束手就擒、坐以待毙吗？你甘心吗？

死亡是最精准的生命教育。为了好好活下去，相信每个人都会为此做出努力。活下去的愿望越迫切，改变自己的动力越强大。尽管人性的原罪就是偷懒享乐，但是生活总是给勤劳勇敢的人更多命运的馈赠。哪怕做不到全部，但是只要某个方面有改善，都可以最大限度地推迟复发早日康复。就拿改善脾气来说吧，越早疗愈成长创伤，开始内心的成长，收获的人生红利就越大。一般来说，内心成长的时间需要是年龄的1/10。40岁的人大约需要4年的时间，50岁的人大约需要5年的时间，年轻人只需要一两年或者几个月。性格的改善带来的好处数不清。不仅自己内心愉悦富足，还可以带来和谐的家庭环境，同时改变家庭系统的走向，福泽后代，值得我们付出努力。不断完善自己的哲学体系，不仅会对甲癌康复有益，更是会给你的工作和生活带来新格局。视野和格局的改变将全然影响你的人生走向。凤凰涅槃，浴火重生，都是要经历人生的不断蜕变实现的，没有人是睡着觉舒舒服服成长的。每一次痛彻心扉的哭泣都酝酿着成长的力量，每一个锥心刺骨的领悟都激励着生命的成熟。经历过痛苦，才能逆风翻盘。甲癌正是成长的高压"催化剂"。让我们接纳甲癌，淬火重生吧。

抗癌行动是一个庞大的系统工程，是一个全方位无死角的考验，决策力、行动力、学习能力、公关能力、统筹能力、适应能力、抗压能力、毅力、意志力以及哲学体系、人生观、价值观等诸多方面都在这个过程中受到考验和挑战。而且接受考验的不只是患者一个人，整个家庭的生活质量、生活节奏都会随之调整。这是一场旷日持久的兵团大作战。

在这个过程中，任何一种能力的缺失或者匮乏，都会让人感觉阻力巨大，步履维艰。越是能够从容的整合这些能力，越能比较从容地应对。这是甲癌给我们出的一道"综合论述题"，需要我们在答题过程中，充分调动自己的主观能动性，充分发挥自己的能力、意志、资源等各种有利因素来完成这道考题。

甲癌是一个伴随终生的疾病，与癌抗争，与癌共舞，就是一个终生的任务。因此，我们既不能总是战战兢兢、诚惶诚恐，又不能讳疾忌医、养虎为患。我们不需要"时刻准备着"，但是要"一直准备着"。我们是一群在"钢丝"上舞蹈的人，保持各方面的平衡很重要。

　　"踩钢丝"最重要的，就是内心要稳。一个慌乱的人，是不可能稳稳当当地走下去的。所以，我们需要有全局观、整体观。要对甲癌的特性有基本的了解，要对自己的身体状态有基础的觉知，要对自己的治疗有清醒的思考，要对自己的人生有清晰的方向。只有如此，我们才能比较从容和镇定。"静能生慧"，内心安定，智慧就自然而生了。

　　在治疗和康复期间，如何做好自己改善体质、修正作息等的功课，如何做好自己长期抗癌的心理建设，如何调整自己的价值体系和人生规划，如何维持家庭婚姻的正常运转，在漫长的"治疗"或者"带癌生存"的阶段，最大程度地保证自己的人生不被甲癌弄"走样"，是一个艰巨的任务。我的经验告诉我，这所有功课里面，最重要的是重建自己的"哲学体系"，重塑"人生观、价值观、世界观"。我们需要认真地思考"我为什么活着？""我活着的价值或意义是什么？"和"我要怎样活着？"这些人生追问都可以帮助我们在面对抗癌的纷杂中，帮助你理清头绪，抓住重点，做好选择和取舍。尽量用整体观看待甲癌的治疗，尽量把自己的选择放在整个人生的长度去进行考量，可以最大程度地提高生活质量。我们不仅仅要活着，还要尽可能高质量地活着。

　　在奇葩大会上，高晓松曾经问上海"醒来"死亡体验馆的馆长丁锐："什么人最怕死？"丁锐说："没有充分地为自己活的人最怕死。"是的，没有弄明白自己为什么活着，活了半天过的都不是自己想要的生活的人，当然最怕死。因为他没有为自己活够！生而为人，在这趟注定单程的旅程中，如果始终不知道自己为什么而活和怎样活，该是多么遗憾的人生啊！甲癌就是一个"当头棒喝"，让我们在过去一直懵懂的生活中，踩住刹车，好好思考当下的自己是否真的好好地爱惜过自己，是否认真地为自己而活，然后及时调整方向，奔向真正属于自己的人生旅程。甲癌最大的"善意"就是帮助我们修正人生旅程的方向，并且给你时间去践行。

所有的方法和理论，都是人们认识事物的一个方面。就好比同样是攀登一座山，有的人是从南边爬，有的人是从北边爬，有的人从东面爬，有的人从西面爬，最后的目标是一样的，都是登顶。但是他们途中走的路线不同，风景不同，使用的登山工具不同，遇到的困难不同，解决问题的方法不同。而且这四条线路中有可能有相互重叠的部分，有一段必经之路。当然，各条线路也分别还有其他线路不可替代的部分。所以你到底选哪条路上山，无所谓哪个更好哪个更坏，取决于你的工具和身体能选哪条路和你更愿意接受哪条路的风景。同一个研究方面，不同的着眼点解决办法不同，各自有各自的优点。选择你需要的或者信赖的理论体系的那种方法就好。因此，不管是西医还是中医还是其他所有关于康复的方法，都没有好坏之分，每个方法都有其适用范围和适用人群，每种理论也都有其局限性。

我们不可能指望从任何某种单一的方法里找到解决一切问题的答案。那么选择哪种方法，到底每个人适合什么方法，都是因人而异的。有些时候，别人推荐的未必是适合自己的，有时候自己觉得不能接受的也许是自己的认知偏见，是否真的有效，都需要自己亲自去尝试去体验。

我写书的目的是想帮助大家少走弯路，但是在我的实践中，我也发现，有些弯路必须要走，由于认知的局限和思维的局限，当时觉得是直路的时候，后来才发现是弯路。不管是弯路还是直路，带给我们的都是实实在在的人生体验，这种体验，无人能够替代，都能帮助我们加深对生活的理解和感受。

践行，是所有功课最终的落脚点。从找医生接受治疗，到在生活里的每个细节里改善生活习惯，从自己一个人对抗身体的疼痛，到家人一起走过漫长的抗癌岁月，这段人生中所发生的一切，都需要我们一步一步地走过来，一天一天地挨过来。康复之路，没有捷径。在抗癌和康复的过程中，所有的事情，都需要自己亲身实践、亲自体验，不断摸索、不断试错、不断改进，锲而不舍，不厌其烦。

勇于承认自己过去生活的错误，勇于迎接甲癌治疗的痛苦，勇于面对改变自己的挑战，勇于不断学习完善自己，即使没有完全治愈甲癌，你也将获得一个有意义、有价值的人生。

接纳甲癌，改变自己，未来可期！

与大家一起共勉，加油！

岁月的彩蛋

星云：问大家一个问题，什么是人生的宽度？

平凡：质量。如果数量是长度，那么质量就是宽度。

蓉晨：长度就是生命的时间，宽度就在于生命的意义。

之语：棒！说得太好了！

蓉晨：俗话说，不能决定生命的长度就拓展它的宽度。不在于路程有多远，路途精彩也是一样的。

纤尘：高水平回答。

蓉晨：好久以前就看到的话，与大家共勉。

平凡：明天和意外不知道哪个先来。

之语：过好当下。

平凡：对！

你的微笑：要把癌症看成是发生在自己身上最好的一件事情。癌症让自己看到了生命的可贵，癌症让自己更爱自己的家人，癌症让自己明白了人活着到底是为了什么，癌症让自己更注重健康，去改变一些以前都不愿改变的生活恶习。癌症还让我得到了最低生活保障，反正我是这样想的。

记得以前没有生病之前我从来不会去停下闻闻路边的花儿香不香，看看景色美不美，也不会感受到爱的力量是无形的、强大的。总觉得人活着就是要轰轰烈烈地干出一番大事业，挣很多很多的钱才算是人生的头等大事，整天都在努力工作着。现在想的完全不一样了，现在觉得自己以及家人都能无病无痛地健康活着才是幸福，哪怕穷困潦倒也没关系。生这病确实改变了我许多，我觉得整个人的性格都变了，变得好容易被感动，更注重人与人的精神生活了。

Nice：虽然刚刚手术13天，脖子和肩膀还不太舒服，还是很认真地坐在电脑前看完了帖子。38岁的我，事业家庭都很美满，人长得比较年轻，心态更年轻，从没觉得自己是中年人，也从不肯服输示弱。生病后觉得人生进入了新的阶段，有了很多新的感悟。读书时的密友是同学和师弟师妹们，追求文艺时的密友是那些有个性和思想的文艺青年们；现在生病了，跟健康人说自己的病，时间长了肯定是令别人厌烦的。久病床前无孝子，以后最亲近的可能就是你们这些病友了，在与魔鬼的战斗中，我们心有灵犀互相扶持生死与共！

其实这个手术让我大受震动，感觉我的心打开了一扇窗。能够禁锢自己的唯有你自己。我现在都还在反省自己以前思想上和生活工作上的很多东西，反省对家人的点点滴滴。如果说我的人生已经走了一半，那么下半段我准备换个活法。目前饮食结构不再以肉食为主，也不知道为什么，对肉食不是很感兴趣。烟酒也都不碰了。

要好好对待身边的人，再换一个工作，去全新的领域做自己开心自己有激情真正想做的事。

Freedom：我们要自信起来，没什么事情是过不去的，我们要勇敢坚强起来！自信的自己是最美丽的！怕被人说，怕被人笑话和嫌弃，其实是自己不能真正面对自己的不足和这道疤痕。没什么的，不管接受不接受，客观存在的就是客观存在的，我们不能改变已经存在的和发生的事，但我们可以改变自己的心态，乐观勇敢地向前！不是吗？

自从生病以后我就是想着怎么才能走出原来的不开心。我不想花时间跟不值得的人和事生气，我应该花时间做有意义的事，比如，怎么能让身边的人开心，怎么更好地照顾父母培养孩子，怎么能让自己的心静下来，原谅那些伤害过自己的人，宽容不善待自己的人，远离不爱自己的人，等等。

自知：咱们甲癌患者应该是最幸运的人了，有机会接受一个对生命节奏的提醒，又有机会去思考去面对，还有机会把剩余的人生过好。想想各种意外的人，或者浑浑噩噩到白头老病于床的人，我觉得我更清晰地知道一辈子不是永恒，该干的事情抓紧干，但不纠结剩下多少了……只要剩下的更有意义，更好！

养病先养心，心态调整好，积极配合治疗，生活不完美，但我们可以活得更好！这几天年末了大家都做年终总结，我的一个体会是，这个病让我更有"上帝视角"，更能跳出以前浑浑噩噩的状态，更积极地面对人生。当然奖金也多一些，因为工作更努力了呀！

大马：刚开始，一听癌症，先吓个半死。当时老婆刚怀孕，想想未出生的孩子，就是无比痛苦。工作压力又大，人直接崩溃了。

悠悠：问题来的时候，刚开始肯定会有不敢面对的感觉，但是难过彷徨无助毕竟是暂时的，后面是好好规划一下，拥有更美好的人生。

大马：好好一副牌，被我打烂了。

月儿：我也是烂牌，烂牌有烂牌的打法，好过没有牌的人。活着总比那什么（指"死"了）强，互勉。

悠悠：我左肾也全切了。你要像我，13年甲癌，15年肾癌，还被医生说骨转移要切脊柱，终身瘫痪，估计就真是要吓得起不来了。其实甲癌真的没什么的，我现在去复查，医生从来不关注我的甲癌，只看我的肾癌，你就可以知道甲癌真的不算事儿。

悠悠：我去看过心理医生，说我比正常人还正常人呢。

大马：我不是怕死，是压根觉得活着没意思。月儿你严重吗？

月儿：我挺严重的，严重到不想活的程度。

悠悠：啊？为什么这样子？甲癌真的不算啥事，你们别太自我暗示不可救很可悲，真正死于甲癌的没多少人。

大马：你有过麻木颓丧到丧失痛感跟味觉的时候吗？脑子好像有人用砂纸不停地磨，而你又无法休息的感觉。

悠悠：至少你们不像我，还有肾癌，担心复发转移走得快吧？

大马：严重的时候，能顺利死掉都不错了。

悠悠：不太懂为什么会这样，我只是知道肾癌术后钻心疼痛，伤口里火烧火燎，或者像大刀在搅动，术后1个月复查原位有肿块，医生说可能原位复发了，感觉很无助很绝望，觉得活得好辛苦！但是这些情绪我都不会太久，第二天就是想着怎么去看病检查治疗了，所以很快能调整过来。

大马：因为你不是抑郁症啊，哈哈。

月儿："抗战"英雄！

悠悠：没有没有，只是既然病了，也是只能面对，而且更加珍惜生命和生活，发现生活中的小美好吧。

有梦：话是这么说，做到真的不容易。

悠悠：我也会有情绪小失控，不过会尽量快地调节过来。

有梦：我现在也在向这方面努力。

悠悠：不知道是不是因为手术结扎的原因，在甲癌术后我的左手就再也抽不出血也不能打吊针和推药了，所有的抽血、吊针，还有增强核磁、增强CT、骨扫描的那种又粗又长的针都只能靠我的右手。曾经我是一个连打屁股针都会怕疼的人，可是在活着面前，这些都不再令我那么害怕了。因为我知道我必须要坚强，我是我爸妈的独生女，我不能让他们感受到白发人送黑发人的痛苦，我是我女儿唯一的妈妈，我还想看着她上完中学，读完大学，看着她为人妻为人母……

不过我觉得我还是属于不幸中幸运的，虽然我得了两个癌症，可我都不是中晚期患者，我还能收拾好心情像现在一样和你们谈笑风生。我把癌解读成"爱"，我是一个更早感受"双爱"的人，也是一个更早懂得珍惜生命的人。共勉吧，我曾经面对了很多很多的困难，但是生活既然是这样，只能选择更加坚强。这是我前段时间参加演讲写的稿子中的一部分，我是这样自我催眠的，希望能帮到更多彷徨中的病友们。

月儿：感动得热泪盈眶！谢谢你，我感受到你的正能量和爱了！

悠悠：嗯，相比于我，你们真的算是很轻微很轻微的，生活还有那么多的快乐，生命中还有那么多爱我们支持我们的家人、朋友、亲人、同学，我们也别放弃自己。

晨曦：谢谢你，满满的正能量，阳光心态！向你学习！

蓝惜：谢谢浑身充满正能量的悠悠，让我忘记自己的病，快乐地工作，快乐地享受生活。

风和日丽：我很久都没回来看过群，可能在我的潜意识里一直想要忘记自己是个甲癌患者，今天看到群友们相互关心和鼓励，真的好感动，我要常常回来，每天冒个泡，因为我们是一个特殊的大家庭，更需要相互之间的理解和友爱，给予彼此更多的正能量。

鸽子：真佩服你们啊，可惜我年纪轻轻就患病了，已经5年了，但还不到30岁，领导就觉得这么年轻就得拼事业，特别闲的岗基本也不会让你干。我是女生，在××上班，但是复查又不好了。本来心挺大的。

婷儿：我们差不多，我也在××工作。手术快5年了。还没有30。去年结婚，今年生了孩子。这几年发生的事情太多，特别是生病的打击。但是仍觉得生活中有太多需要珍惜和感谢的人和事。既然不能改变，就接受。尽可能活成自己想要的样子。

我本善良：时间如白驹过隙，手术已经快8年了。癌症的帽子已经由当初的惶惶不可终日变得淡然自若起来。

大马：接受了，接纳了，就会淡然。

我本善良：8年了，至少有10个同事没有癌症却戛然离世。

大马：我惊恐了好几年。

我本善良：我现在也淡然了。

XF：1989年半切，2013年全切，29年了。该吃就吃，想玩就玩，高兴就好，喜则补之。

大马：从发现开始，内心潜意识都是死亡，5年了。直到抑郁，开始疗愈，我就接受了。人生磨难，就是告诉你，你的情绪、生活方式出问题了。再不改，它还会用更多的方式告诉我们。

我本善良：我术后就辞去领导职位，混了好几年。

大马：我也辞去了一把手的职位，我是××的。

我本善良：朋友们都知道我性情大变，却不明白所以然。由原先的追求完美、雷厉风行变得逍遥自在。

大马：是的，我也是，一个样。其实雷厉风行是装出来的，内心的脆弱压抑太久了。

大马：正是事业起飞之时，说起来还是蛮可惜的。

XF：与生命相比，其他都是浮云。

聆听：对，想想我们也是因祸得福了呢，甲癌提醒我们要好好珍惜生活，把以前看不开的都看淡了。

大马：是的，这就是觉察。接纳不好的，阴阳才能平衡。

聆听：我家门前是条樱花大道。一到花季好多外地人都会慕名来赏花，我生病前从没发现过它的美。

大马：因为你以前没有活在当下，感受不到当下。焦虑恐惧会让人情绪出问题，管理情绪的甲状腺问题就来了。

聆听：忙碌中来不及思考自己想要的是什么。

小王：像前辈看齐，尽量淡定。

大马：没有聆听内心的声音，自我压抑得太久。内心的模式没改变，淡定也枉然。

聆听：每个人的明天都是未知，快乐地过好当下每一天就好。

月儿：即使日子不多了，生活中照样有人让你活不舒服，躲还躲不了。

大马：你接纳了，就会放下了。

XF：多找点儿自己喜欢的事做做，每天开开心心。病后又捡起喜欢的篆刻，虽无成就，也算是自娱自乐。

从上面的留言和对话中，大家可以看到老病友们对甲癌的深刻认识。他们接纳了甲癌，接纳了患癌之后的生活，而且越来越发现生活的美好和宝贵。他们都改变了自我的认知模式，开启了人生的新篇章，学会了更好地爱自己，更真诚地对待家人和朋友，更认真地对待生活，从而更能感受大自然的美好，更能体会什么是真正的幸福。所有这些，都是这个"恐怖"的甲癌送给我们的生命礼物。甲癌假"死亡之手"让我们看清生命的真相和意义，这是多么难得啊！

病友们在术后几年里，有的成了驴友，有的成了瑜伽达人，有的成了游泳健将，有的加入跑马的行列；有的练写字，有的学画画，有的养花，有的雕刻，有的成了烘焙爱好者……正是因为甲癌，让我们更加认真地生活。"莉莉"术后开始练瑜伽，几年之后，她已经可以做很多高难度的动作了。"洋洋"看了《风舞胡杨》之后考虑如果买不到某些药需要出国，他就开始每天坚持学英语，一年之后英语口语水平大大提高。"2W"自从患病之后，开始跑马拉松，从一个高血压高血脂180斤的大胖子，愣是跑成一个身材苗条的帅小伙，而且还在跑马的过程中遇到了真爱，娶了一个同样喜欢运动的漂亮姑娘，还生了一个健康的宝宝。很多人在甲癌之后的生活，反而开了挂，越来越精彩。

和大家分享一下我从2010年发现复发之后这10年来的改变吧。

一路走来的这10年的时间里，在前面的5年，是抗争的5年，我充满斗志，和"癌症"抗争到底，这是必须的，也是必要的。但是在碘-131治疗失败之后不吸碘的这三年时间里，我所有努力的目标，就是无限期推迟靶向治疗，维持病情稳定。我做到了。我相信，假以时日，我的癌症指标还可以进一步降低。在这个过程中，我接纳了甲癌，接纳了甲癌带给我的一切生活改变，同时我开始反思和修正自己的错误。我从和甲癌的正面抗争变成了想办法和甲癌携手共赢。

截至本书出版前，我的Tg指标已经从100ng/mL降到了33.76ng/mL。颈部结节和肺部结节情况稳定，继续观察即可。通过改善肠胃温度，我的荨麻疹已经基本痊愈，我现在可以正常吃面食。通过改善肠胃吸收功能，我的补钙效果也大大改善。已经不用吃AT10了，每天2粒罗盖全，1粒钙尔奇D（600mg），2粒钙镁合剂的柠檬酸钙（每粒300mg），就可以把钙维持在2.1mmol/L左右。更年期激素紊乱症状也正在逐步缓解。

在这10年里，我始终保持不变的就是学习。10年来的大量阅读让我重建了自己的思维架构，重塑了自己的哲学思想体系，重塑了自己的人生观和价值观，深刻思考了生命的意义。所以几百本书的阅读，让10年之后的我更有决策力和判断力，思考问题也因为有知识和理论的支持变得更有深度，同时通过实践体验还获得了更多生活的智慧。我还在2020年1月被石家庄市委宣传部评为"省会阅读达人"。

最近这五六年的时间，我开始学习情绪管理和心理咨询的功课，除了考取了国家心理咨询师资格，还让我改变了自己的脾气秉性，我的心智也变得成熟豁达了。不仅我的脾气改变了，我和家人的互动都改变了，孩子的性格也因为我的改变而受益。

我在进行沙盘疗愈的同时进行着许多心理流派的学习和成长。在这个过程中，我无数次痛哭流涕，并经历了心灵成长过程中必须面对的心理退行的阶段，但我顽强地走了出来。

这个部分对我的最大的帮助，就是增加了个人的内在力量，扩展了心理容器，修复了很多的童年创伤，重塑了我的行为模式，同时改变了性格和脾气。可以说是"脱胎换骨"的改变。我已经快2年没有过剧烈的情绪起伏了。现在我的心境越来越平和，越来越自在包容。

我一直秉承"谁痛苦谁改变，谁改变谁受益"的理念，让自己努力直面生活里的各种痛苦，并且在痛苦中学习成长和成熟。我觉得这6年里做得最正确的一件事，就是把沙盘坚持做下来了。这些方面的改善，给我带来的是未来生活的幸福红利。目前我的生活状态和幸福指数，是10年前做梦都想象不到的。

　　现在的我，过的是5年前无论如何都想象不出来的美好生活。那时的我，根本不相信一个人可以不用生气，就能与人有效地沟通，表达自己的需求。从小到大的耳濡目染和我自己的成长经历，使我根本做不到不发脾气。那时还天真地认为自己就是这样的一个人。在学习过程中，我曾经有过一个阶段，就是平时已经改变得很好了，但是一遇事就打回原形。不过那时就已经对自己的改变相当满意了。在那个阶段也有过就此停下、不去继续改变的冲动，觉得生活已经很好了，偶尔发一次脾气也不是事，可以接受。但我还是选择了继续成长，即使后来经历了心理退行也没有放弃，当走出"退行"阶段之后，我迎来了又一次重大的飞跃，把生活带入了新的历程。

　　所以在我看来，2016年即使是出版了《风舞胡杨》，也不是人生的巅峰，因为我还在心灵的低谷，我还没有能力照顾好自己的内在情绪。但是现在的我，到达了人生的新阶段、新高度，已经达到了好好爱惜自己的第四个层次，正在向第五个层次迈进。现在的我，内心轻松自在、平和喜悦，这个感觉真的太棒了，真的是过去的生活经验里根本无法想象的美好！

　　当然，这个过程中并不是一帆风顺的。任何事物的发展，都是螺旋式上升、波浪式前进的，是不断"扬弃"的发展过程。我的情绪管理改变的过程，就是完全遵循了这样的变化规律。改变自己的性格，需要面对自己过去人生中的痛苦，并不是每个人都有勇气的，也并不是所有人都能有勇气和毅力坚持下去的。在内在小孩成长的课程中，也有大量的人，学了几次课程，感觉太痛苦就放弃了。但是我坚持下来了，我坚信改变发脾气这个坏习惯，是帮助我"彻底"康复的关键，多痛我都能承受。量变累积带来质变，使我的人生到达新的层次。

此外，我还在这10年中，学会了做饭，学会了简单的营养知识，还学会了简单的中医等健康知识。现在我是家里的家庭医生，孩子有个头疼脑热的，我都可以用中医和营养的办法，帮助孩子快速恢复健康，而不用受打针吃药输液之苦。我妈妈多年的骨质疏松和糖尿病，我用补钙和补充营养素的方法给她调好了。妈妈拄了10年的拐杖扔掉了，风烛残年老态龙钟的样子消失了，精神面貌整体发生了改观，像年轻了10岁。妈妈特别开心，总是跟我说她迎来了人生的第二春。我还在这10年里，给自己培养了很多的爱好，黏土手工、缝纫、烘焙等，丰富了生活情趣，提高了生活品位。

通过这10年的积累，现在的我除了拥有强大的学习能力，还掌握了一大堆生活的小妙招，有各种应对事情的方法。生活中出现各种状况，如果我有办法解决，我就用曾经学到的各种方式解决，如果某些方面是我没有接触的，那我就开启我的学习能力去学习它。网上大量的信息和知识以及地面的各种课程，都可以让我迅速了解它。对于我不能改变的事情，我就迅速地面对它，接受它，适应它。于是，生活的幸福感更高了。

也非常感谢我家先生的鼎力支持，只要是我想去做的事情，他都全力支持，并且默默地做好经济后盾。在我脆弱的时候，他是我的精神支撑，给我解压，给我打气，毫无怨言。在进行心理学习的过程中，我才发现原来一直是我任性不懂事、不满足，总是动不动发脾气，是个一直没有长大的小女孩儿。这么多年一直是他在包容我、理解我、体贴我、呵护我。我由衷地感谢和感恩，今生遇到他是我这辈子最幸运的事情。先生在这几年的时间里，也和我承受着同样的压力。他发展了"钓鱼"这个爱好缓解压力。几年时间，不仅他的钓鱼水平了得，我也被他手把手培养成了一个"女钓手"。夫妻一起去钓鱼，也是我家的特色活动。我曾经一个下午钓过60多条小白条，很是得意呢。

在这10年里，儿子也从小不点儿长成了少年。曾经我对未来的很多焦虑情绪都投射到了他身上，让他承受了许多不该承受的压力。进入青春期之后，他成了"叛逆小孩"，有段时间我们的关系非常紧张。但是在我不断学习和反省中，亲子关系完全得到改善。现在学习中的课业压力、青春期成长的烦恼，他都与我沟通，我的成长不仅帮助了我自己，也让我成了他的情绪疏导师。儿子的脾气和性格也因我交流方式的改变而改变，这是最让我惊喜和欣慰的事情了。他看到了我的努力，所以他也在不断进取，他考上了重点高中，马上就要参加高考了。我们整个家庭在这场旷日持久的战争中，都赢得了属于自己的人生礼物。

在这10年里，我经历了叔叔、大舅、父亲、二舅、表哥等亲人患癌去世。每一次经历，都让我深深地感慨自己的幸运。都是癌症，亲人们都在几年内去世了，而我已经有三十年的癌症史了。都是癌症，表哥卧床不能自理，而我还可以活蹦乱跳、行走自如。和他们比起来，我的缺钙、我的过敏、我的更年期反应，都已经微不足道了。我深深地觉得，我太幸运了，甲癌对我太好了。

当别人对我说，我很坚强的时候，我并没有觉得自己多么与众不同，但是经过这10年来的大量对比，我确实比其他人坚强一点点，勇敢一点点。我之所以取得现在的成绩，源自我敢于面对自己失败的手术经历，并且没有沉溺其中自怨自艾，而是找到了它对我自己和对别人的意义，从而能从困境总解脱出来。我的做法，无意中帮助了别人，也成全了自己。

说到坚持和自律。这点我非常骄傲。这10年来我没有放弃过自己的追求，当我想学习某样东西的时候，我基本没有半途而废过。上过的课程，从来没有无故缺席过，甚至连迟到都很少。我渴望自己成长和改变的时候，多难我都没有放弃过，哪怕哭得肝肠寸断。

过后想想，该面对的该去改变的都还是去做了，我很少去逃避。所以这10年来我没有止步不前，我总是在不断成长、不断努力、不断改变。然后换来今天的这个状态，我很满意现在的自己。

我做沙盘的时候发现，我总是对新鲜的沙具感兴趣，而且几乎都是第一时间就把他们放到我的沙盘里了。在生活中也一样，我对新鲜的事物很悦纳，不保守，不封闭。对于新的思想和观念，也会积极地去体会和感受，所以我可以让自己的信息更多元化。

同时我也勇于实践。对于新的治疗方法，康复理念，我会积极尝试。由于大量的阅读，我的知识系统丰富，能够比较容易地理清内在的逻辑关系，找出问题的漏洞，从而帮助我更好地规避风险和接近真相。

一步步走来，有幸运也有努力，我很欣慰自己没有辜负自己的生活，没有蹉跎宝贵的时光。

感谢甲癌让我成长成熟，感谢甲癌让我更懂得生命意义，感谢甲癌让我生活得更加幸福。但我更感谢我自己，从来没有放弃过对生的渴求，也从来没有放弃过改变自己的勇气。

这就是甲癌送给我的人生大礼，一颗埋在岁月里的"彩蛋"。甲癌的善意我收到了，它促使我不断反省自己的错误，改善自己的不足，让我往后余生，过上"不可逆转"的好日子。

甲癌给我们带来了苦难，甲癌让我们的生活发生了翻天覆地的变化，但是如果能够充分认识到甲癌的另一面，我们的生活就可以获得救赎。甲癌不是敌人，他是帮助我们改善自己的朋友。

我们不需要感谢苦难，苦难就是苦难，但是我们要感谢那个在苦难中不抛弃不放弃勇敢坚韧的自己，感谢我们可以经历生活的任何磨难而依然保持对生活的热爱。或者可以说，正是因为有了这些磨难，才让我们更加热爱生活。

放下对抗甲癌的执着，接受生活的改变，承认自己过去的错误，改变不良的习惯，重新调整生活的重心，放慢生活的节奏，倾听自己内心的声音，落实到生活的每一个细节，我们可以过上越来越好的日子。

我可以，我相信，我们大家一定都可以！加油！

写在最后

看到这里，我希望亲爱的病友们能长长地吁出一口气，擦干眼泪说，哦，原来甲癌是这样的，不是想象中的那么可怕啊。哪怕只在某一个小角度或小的视角上帮助病友们了解了甲癌、缓解了焦虑和心理压力，我就很满足了。

时任河北教育出版社副总编辑的郝建国先生在和我约稿时，想让我总结一下大家的苦恼和困惑。但是越总结归纳，我就越觉得仅仅是总结出烦恼是不够的，我还需要找到一条出路。同时，我也在自我怀疑，为什么大家要相信我总结的呢？最根本的是，只有我的身体在不断康复，真的找到一条康复之路，才能真正帮助到大家。于是我果断中断写作，全身心地投入对自己康复的疗愈中。当我从这些身体和心灵的困境中都走出来之后，才又拿起笔完成它。

在写作期间，正值我进入名副其实的"更年期"。由于8次1500毫居的碘–131治疗对卵巢的损伤，加上自身的身体情况，42岁的我，比别人提前5—10年进入人生的下一个阶段。更年期来得这么突兀、红尘激情无法挽留和激素水平的断崖式下降都让我非常痛苦。总是莫名其妙地潮红出汗时带来的"羞愧感"极其难受。晚上一阵一阵的汗让我不停地盖被子掀被子，睡觉更像是在翻烙饼，无法安然入眠。尽管已经在两年前我就知道要进入更年期了，但是当这一天真的到来，真的经历这个过程的时候，仍然不免失落和难过。经历过短暂的适应之后，我接纳了自己的这个阶段。卵巢损伤是我接受大剂量碘–131治疗时就知道的治疗后必须面对的结果。但是我当时选择了治疗，这就需要我的卵巢为我的治疗买单。因此，在确认自己就是在经历更年期后，我不为晚上无法好好睡觉而困扰了，而是在不管几点，只要因为出汗睡不着，我就起来写作，3点醒了就3点写，4点醒来就4点写。这本书的大部分是在这样的凌晨完成的。经历了这样的大半年，我的头发白了很多。我的医生朋友告诉我，从中医角度看写作是一件"呕心沥血"的事情，是对气血和心力的巨大消耗，头发白是外在的表现。我确实是感觉身体比以前又疲劳很多，于是我又一次为中医对身体的精准认知而折服。我也准备这本书完成之后，进一步好好地保养身体，把流失的气血补回来。

在写作过程中，我一直在问自己，为什么是我来写这样一本书。我这样回答我自己：我是一个有30年癌龄的患者，30年的带癌生存史、8年的补钙史、2次手术、8次碘-131治疗的经历让我有足够多的治疗吃药经验。我有从生命长度理解甲癌的视角，我有足够多人生阅历理解甲癌带来的生活影响，我有从治疗低谷到出现指标逆转的康复经验。此外，我有几万患者平台给我的大数据总结归纳，我了解大家都想了解什么、苦恼什么、困惑什么，这些是医生帮不到病人的。我还了解甲癌相关的医学知识以及心态调整的心理学知识并有一定的写作能力，我能理解甲癌的治疗并把晦涩难懂的医学名词用简单明了的话表达出来。这是一件舍我其谁的工作。当我认识到这些之后，我有了更大的责任感。曾经因甲癌受过的苦、流过的血和泪，都成了有意义有价值的了。如果可以帮助更多甲癌患者少受苦、少流泪、少走弯路，那么我因此而受的苦就是值得的。也许从5岁患癌，就是我此生的人生使命。如果因此让大家更了解甲癌、更积极地生活，那么我的人生就是有价值的人生。因此，为甲癌付出，虽呕心沥血，我亦义无反顾。

在写作中我又发现，每当我需要一些素材的时候，就能及时在群里看到我需要的"聊天记录"。而病友们的对话又经常在提醒我需要写下某些角度的内容。所以，这是所有为甲癌吃过苦受过罪的甲癌病友们共同完成的一本书，只是经过我的手整理出来而已。每一个甲癌患者都是这本书的功臣，是每一个甲癌患者流过的血和流过的泪共同孕育了这本书。这让我在写作时"有如神助"，越写越多，从原定20万字增加到33万字。我希望能尽我所能为甲癌患者代言，表达患者心声；也希望能尽我所能，帮助更多甲癌患者走出治疗和心理困境。

当然，与甲癌患者日常生活息息相关的困惑还有很多很多，比如术后增加信仰、生活里对癌症患者的歧视和误解、就业难题等，书里的内容仅仅是这些繁杂苦恼的一部分。所以我常用"戴枷的行者"来形容甲癌患者。作为长期生存的癌症患者来说，还有很多很多困难在等待着我们。我们仍然是艰难地行走在人世间的一群特殊人群。希望社会各界能够对甲癌患者给予更多的关爱和理解。

但是我仍然有很多惶恐。我非常担心病友们对内容断章取义。我要再强调一遍，即使分化型甲状腺癌里大部分亚型都发展缓慢，但是仍然有侵袭性非常高的弥漫硬化亚型、高细胞和柱状细胞等亚型发展比较快，需要积极治疗。即使是大部分肺转移患者肺部没有不良反应，但是仍有少部分患者会出现肺水肿而呼吸困难。骨转移患者里也有个别因转移位置不好而出现瘫痪或者骨折等导致行为受限。每年也仍然有人因甲癌综合征去世。甲癌尽管发展得慢，但是仍然具备癌的侵袭性、转移性等危害。所以，每个人都需要切实地根据自己的病情实际情况进行适合自己的治疗和定期的监控。是否需要手术、是否需要碘-131治疗、是否需要带癌生存、是否需要靶向治疗，都需要与医生充分交流，并且充分评估风险之后谨慎决策。同时，越是疾病进展快的患者，越需要加大从根本上改善体质提高身体免疫力的功课。本书不治病，是帮助大家从宏观的角度、从整体观上理解和认识甲癌及甲癌的治疗。因此，切莫断章取义而对甲癌忽视和怠慢。我亦不承担因此疏忽治疗引起病情发展带来的法律责任。

因和陈晓红教授、邵玉军教授是朋友，就直接邀请他们审核了本书并写序了。我的内分泌科医生河北省肿瘤医院内分泌主任王原教授，审核了本书，但因工作繁忙而没有时间写序。热心的陈晓红教授觉得要有内分泌科的专家推荐才够完美，就推荐了内分泌科张景义教授写序。这样，头颈外科、核医学科和内分泌科三位专家的序言使本书金碧生辉。在此对几位专家教授表示由衷感谢！同时也非常感谢李勃老师和王译老师为本书的心理学部分进行指导！

祝每一位读者都健康平安，幸福喜乐！